Richard Lamerton

Sterbenden Freund sein

Helfen in der letzten Lebensphase

Mit einer Einleitung herausgegeben
von Paul Türks

Aus dem Englischen von Ursula Schottelius
und Markus von Lutterotti

Herder
Freiburg · Basel · Wien

Titel der englischen Ausgabe: Care of the Dying, Penguin Books, revidierte Auflage 1988. Die deutsche Ausgabe ist leicht gekürzt. Kapitel 9 wurde für die deutsche Ausgabe neu geschrieben.

Herstellung: Freiburger Graphische Betriebe 1991
Umschlaggestaltung: Joseph Pölzelbauer
Umschlagmotiv: Edvard Munch, Tod im Krankenzimmer (1894/95), Oslo, Nasjonalgalleriet
ISBN 3-451-04004-3

Inhalt

Einleitung

von Paul Türks

Im Jahre 1977 zeigte das deutsche Fernsehen den berühmt gewordenen Film „Noch 16 Tage", den Reinhold Iblacker über das Hospiz „St. Christopher's" in London gedreht hatte. Dieser Film wird immer noch in den Verleihstellen oft gefragt. So war es kein Wunder, daß auch bald die Kreisbehörde eines Wohlfahrtsverbandes bei der Bundesregierung anfragte, wo es Geldmittel für den Bau und Betrieb einer solchen „Sterbeklinik" gebe.

Schon bei dieser Anfrage erwies sich der Ausdruck „Sterbeklinik" als fatal. Ist doch ein Hospiz weder eine Klinik, noch liegt ihr Sinn im Sterben. Bevor die Bundesregierung die Anfrage beantwortete, hörte sie die Meinung der Kirchen, der Krankenhaus-, Krankenkassen- und der Wohlfahrtsverbände, schließlich auch die Meinung bedeutender Fachleute. Das Ergebnis war für die Idee der Hospize niederschmetternd: 92% aller Befragten lehnten diese Einrichtungen strikt ab. Damit schien die Frage nach der Notwendigkeit von Hospizen in Deutschland erledigt.

Dennoch aber kam das Problem nicht zur Ruhe: Das Thema „Wo und wie sterben heute die Menschen in Deutschland?", die wachsende Zahl von Veröffentlichungen über Sterben und Tod, vor allem der große Einfluß der Forschungen und Bücher von Frau Dr. Kübler-Ross, aber auch der zunehmende Einfluß der Propaganda für Euthanasie (Prof. Hackethal und die „Gesellschaft für humanes Sterben") zeigten, daß viele Bundesbürger sich sorgten, wie man bei uns in Würde sein Leben beschließen kann.

So machten Berichte über die Hospize in England und die Hospizbewegung, die das Fernsehen oder die Zeitungen brachten, immer mehr Eindruck. Trotz der negativen Entscheidung der Regierung gab es gutbesuchte Tagungen und Gesprächskreise über Hospize, Schmerztherapie und Sterben in Würde. Damals war Dr. Richard Lamerton, der lange Jahre mit Frau Dr. Cicely Saunders gearbeitet hatte und langjährig die medizinische Leitung von

St. Joseph's Hospice in London hatte, in Deutschland und hielt mehrfach gutbesuchte Vorträge über dieses Thema.

Da die meisten seiner Hörer kamen, weil sie aus ihrer Praxis die Not der Betroffenen – der Kranken und ihrer Familien – kannten, entstanden bald in den verschiedensten Ecken Deutschlands und größtenteils unabhängig voneinander Initiativen. Sie kamen meist „von unten", da die „zuständigen" Stellen keine Fördermittel zur Verfügung stellten. Deshalb waren die ersten Lösungsversuche meist sehr pragmatisch: Man ging von der eigenen Situation – Krankenhaus, Altenheim – aus und versuchte, die Erkenntnisse der Hospizbewegung in England hierzulande zu verwirklichen.

Dabei entwickelten sich bald zwei verschiedene Ansätze, wenn man eine gewisse Schematisierung erlaubt: Die einen suchten, ein Hospiz als Bettenstation oder Bettenhaus zu errichten, wie es vielfach in England und USA besteht. Da vor allem ein einzelstehender Neubau sehr teuer ist, versuchte man, eine kleine Station in einem Krankenhaus oder Altenheim als Hospiz abzutrennen. Die anderen bauten einen ambulanten Außendienst auf, der mit von ihnen geschulten Kräften die Terminalkranken zu Hause betreut und sich auch um ihre Familien kümmert. Ist eine stationäre Unterbringung vorübergehend notwendig, nimmt man dankbar die Hilfe eines Krankenhauses in Anspruch. Da dieser zweite Weg sicher kostensparend ist, wird er heute vor allem auch in den USA immer häufiger beschritten. – Natürlich zeigt die Erfahrung in England und in den USA, daß eigentlich zum Hospiz ein Außendienst gehört, der die Kranken und ihre Familien betreut, und daß andererseits ein guter Außendienst auch die Unterstützung durch eine stationäre Einrichtung braucht.

Es ist nicht abzuschätzen, wieviel in dieser Zeit des Suchens und der ersten Schritte die deutschen „Hospizhelfer" der Hospizbewegung vor allem in England verdanken: Dort konnte man sehen, um was es ging, Erfahrungen in Praktika sammeln, Mitarbeiter schulen. Damals begann sich auch der alte Name „Hospiz" in Deutschland durchzusetzen, als man immer mehr begriff, daß Sterben zum Leben gehört und daß Hospize Wegstationen sind, wo man in einem wichtigen Abschnitt seines Weges Hilfe und Beistand findet. Damals hat Prof. Christoph Student in seinem sehr wichtigen Artikel „Hospiz versus Sterbeklinik" (Zeitschrift „Wege zum Menschen" 85) den Sinn der Hospize klargemacht. So konnten dann auch wie selbstverständlich die ersten Versuche der Hospizarbeit in Deutschland entstehen, von denen nur einige hier erwähnt werden können. Im Jahre 1983 wurde in der chirurgischen Abteilung der Universitätsklinik in Köln (Prof. Pichlmair) eine Station mit fünf Betten als Hospiz eingerichtet, die mit der späteren Erweiterung eines Außendienstes von der Deutschen Krebshilfe finanziert wurde. (Inzwischen ist ein Neubau mit ca. 20 Betten geplant und seine Finanzierung ebenfalls durch die Krebshilfe gesichert.) P. Zielinski, der seine Erfahrung der Hospizarbeit in England machen konnte, hat sich vor allem um dieses Hospiz verdient gemacht.

Wenig später hatte die Planung eines Hospizes in Aachen begonnen. Sie ging aus von der katholischen Priestergemeinschaft „Oratorium des hl. Philipp Neri", die als Träger eines Altenzentrums seit Jahren die Not jüngerer unheilbarer Kranker kennengelernt hatte, die nicht mehr in der Klinik bleiben dürfen und nicht nach Hause gehen können. Das Hospiz in Aachen konnte im November 1986 mit 53 Betten eröffnet werden und ist seitdem ständig belegt. Der Aufbau eines Außendienstes ist geplant.

Ein Jahr später wurde dann das Franziskus-Hospiz in Recklinghausen eröffnet, dessen Planung auf die Leitung des nahegelegenen St.-Elisabeth-Krankenhauses zurückgeht: Sr. Reginalda, Herrn Hohmann und Pfarrer Overkämping. Es bietet acht Plätze in einem früheren Wohnhaus. Um die Kosten zu bestreiten, hat dieses Haus einen eigenen Plan entwickelt, der gut funktioniert.

Hospize sind entstanden, weil in den modernen Industriestaaten des Westens mit den großartigen Fortschritten der Medizin ein menschenwürdiges Sterben immer schwieriger wurde und die Verdrängung von Sterben und Tod immer mehr um sich griff. Inzwischen zeigt die Erfahrung in England, daß Hospize die Situation der Sterbenden und ihrer Familie erheblich verbessert haben. Die Rückkehr zu einem natürlichen und menschlichen Verhältnis zu Sterben und Tod ist eines der Ziele der weltweiten Hospizbewegung. Ihr Ziel ist nicht, überall sozusagen flächendeckend Hospize zu errichten und damit einen neuen Typ medizinischer Versorgung aufzubauen. Demgegenüber kann man sogar überspitzt sagen: Hospize haben ihre Aufgabe erfüllt, wenn sie sich überflüssig gemacht haben, eben weil man wieder überall – in

Krankenhäusern, in Heimen, vor allem aber zu Hause – in Würde und menschlich sterben kann.

Daß die Entwicklung in diese Richtung geht, zeigt ebenfalls die Erfahrung in England. Während in London Anfang der siebziger Jahre nicht mehr als 10% zu Hause starben, waren es zu Anfang der achtziger Jahre bereits mehr als 30%. Die Hospizbewegung weiß, daß die meisten Menschen ihr Leben dort beschließen möchten, wo sie es gelebt haben: zu Hause. Das hat aber auch einen besonderen Wert nicht nur für den Sterbenskranken, sondern auch für seine Familie, seine Angehörigen. So schwer auch manchmal die Begleitung eines Sterbenskranken auf seinem letzten Weg sein kann, soviel sehr persönliche Erfahrung schenkt sie auch dem Begleiter. Es ist erwiesen, daß für Angehörige, die ihren Kranken bis zuletzt begleiten, der Prozeß der Ablösung und Trauer meist ohne die häufigen Schwierigkeiten, wie Schuldgefühle und Trauer, überstanden wird.

So ist es ganz natürlich, daß neben den festen Einrichtungen, die man „Hospize" nannte, und vielfach von ihnen ausgehend, auch die ambulante Versorgung von Sterbenskranken und ihren Familien ebenfalls mit dem Namen „Hospiz" versehen wurde. Da in der Hospizarbeit die Bedürfnisse des Kranken oberste Richtschnur sind, wurde von Anfang an der Wunsch mancher Sterbenskranken, wieder nach Hause zu gehen, gefördert. So entstand bei vielen Hospizen bald ein Außendienst, der sich um die Betreuung der Sterbenskranken und ihrer Familien kümmert. Die interdisziplinäre Gruppe der Betreuer im Hospiz steht auch dem Kranken und seiner Familie zu Hause zur Verfügung, und zwar rund um die Uhr.

Da der Bau und der Betrieb eines Hospizes eine große finanzielle Belastung sind – zumal die Regierungen immer noch keinerlei Hilfe für Investitions- und Betriebskosten geben und auch die Krankenkassen in Deutschland bisher radikal die Anerkennung der Kosten im Hospiz ablehnen –, sind überall in Deutschland spontan und z. T. unabhängig voneinander Gruppen von Helfern entstanden, die sich um Sterbenskranke daheim bemühen. Es gibt zahlreiche Schulungsmöglichkeiten für solche Gruppen. Da viele eng mit bestehenden Hospizen, Kliniken und Heimen zusammenarbeiten, finden sie leichter die Möglichkeiten einer vorübergehenden stationären Unterbringung, falls dies notwendig ist. Diese

Betreuung durch ambulant arbeitende Hospizgruppen breitet sich in den letzten Jahren vor allem in den Vereinigten Staaten aus.

Bei Sterbenskranken begegnet man immer wieder zwei Grundängsten. Da gibt es die Angst: Wenn ich sterben muß, werde ich unter unsäglichen Schmerzen leiden, die mich ganz hilflos und würdelos machen. Die andere Angst sagt: Wenn ich zum Sterben komme, werde ich ganz allein sein. Auf beide Ängste hat die Hospizbewegung eine klare Antwort gefunden. Die moderne Schmerztherapie hat erreicht, daß bis auf einen geringen Rest alle Schmerzen unter Kontrolle gebracht und erträglich gemacht werden können. Und das Team der Betreuer, zu denen neben Ärzten und Schwestern auch Psychologen und Sozialarbeiter gehören, weiß, wie man die verschiedenen Ursachen des Schmerzes (des sozialen, seelischen und geistlichen Schmerzes) angehen kann. Und was die Angst vor dem Alleinsein beim Sterben betrifft, so gehört es zu den Grundsätzen der Arbeit im Hospiz, den Sterbenskranken bis zuletzt zu begleiten und ihm auch die Nähe seiner Angehörigen und Freunde möglich zu machen.

Ein kanadischer Krebsforscher sagt: Hospiz ist „ein bestimmtes Konzept medizinischer, pflegerischer und spiritueller Fürsorge, einer bestimmten Einstellung zum Tod und der Fürsorge für den Sterbenden. Er beschreibt eine besondere Art des Sterbens. Mit der tödlichen Krankheit wird so umgegangen, daß die Patienten bis zu ihrem Tode angenehm leben können, umsorgt von Familie und Freunden. Und die Angehörigen werden in der Phase der Trauer weiterhin begleitet." Ein amerikanischer Arzt meinte neulich, daß gerade in der Hospizarbeit wieder die alte ärztliche Kunst zur Geltung kommt. Da sind die kunstvollen Geräte der modernen Medizin weniger wichtig. Wichtig ist neben der fachlichen Tüchtigkeit des Arztes auch dessen menschliche Nähe und Hilfe. Ein großer amerikanischer Arzt formulierte es so: „Heilen – das können wir selten; lindern – das können wir oft; aber trösten – das können wir immer."

Es ist das Verdienst der Hospizbewegung, daß immer mehr Familien den Mut haben, ihre Kranken nach Hause zu holen und sie dort bis zum Ende zu pflegen und zu begleiten. Die meisten von uns wissen, daß es nichts Besseres gibt als das Zuhause. Meist hat man dort an die dreißig Jahre gelebt, sich seine Welt aufgebaut mit Erinnerungsstücken und einer Einrichtung, an der man hängt. Dort haben die Kinder gelebt, dort gibt es den Hund und die Katze, die zum Haus gehören. Gäste hat man bewirtet, mit Freunden unvergeßliche Stunden erlebt. Wie froh war man oft, wenn man abends oder nach einer Reise oder gar nach einer Zeit im Krankenhaus dorthin zurückkehren konnte. Vor allem sind dort die Menschen, mit denen man die schönsten und vielleicht auch harte Zeiten geteilt hat: Ehepartner und Kinder. Für viele gibt es niemand, der einen besser kennt und den man lieber an seiner Seite hat auf dem letzten Weg als Ehepartner, Kinder und Freunde, mit denen man vertraut ist, die einen fast wortlos verstehen.

Wenn dann zur liebevollen Nähe daheim auch die fachlich qualifizierte Hilfe eines ambulanten Hospizteams kommt, dann braucht der Kranke keine Angst zu haben, daß er wieder mit Blaulicht in die nächste Klinik gebracht wird, wo ihn seine Enkelkinder und sein Hund nicht mehr besuchen können und wo wieder alles von neuem mit einer langen Diagnose beginnt.

Natürlich muß eine Familie sehr realistisch und konkret die Pflege eines Angehörigen daheim planen und organisieren. Vorher muß man sich mit „Fachleuten" – dem Hausarzt und der Sozialstation – beraten und sich auch einigen, wer denn unter den Betreuern die Ansprechperson sein sollte. Über die praktische Vorbereitung einer Pflege Sterbenskranker daheim gibt es inzwischen auch bei uns sehr brauchbare Literatur.

Entscheidend ist allerdings etwas anderes, das grundlegend für unser Helfen sein muß. In der Hospizbewegung geht es, wie schon gesagt, um die Bedürfnisse unseres Sterbenskranken. Was braucht er auf seinem letzten Lebensweg? Wie kann ich helfen? In Indien hat Mutter Teresa von Kalkutta darauf Antwort gegeben: Ein Sterbender braucht „Hände, die zum Dienen bereit sind, und ein Herz, das lieben will". Diese Antwort ist auf der ganzen Welt verstanden worden, und das unerschrockene Handeln dieser kleinen Ordensfrau wurde mit dem Nobelpreis geehrt. Die ganze Welt weiß, daß wir heute genau das brauchen: „Hände, die zum Dienen bereit sind, und ein Herz, das lieben will".

Einführung

Die Pflege unheilbar kranker Menschen muß besser und kompetenter werden. Dieses Buch will dazu beitragen. Nicht nur, daß unsere Erfahrungen bei der Hospizpflege Sterbender mit denen unserer Kollegen in den Pflegeberufen verglichen werden sollen, wir hoffen auch, daß dadurch die öffentliche Forderung nach guter Pflege bei unheilbaren Krankheiten Unterstützung erhält. Wenn die Erwartungen der Menschen in bezug auf eine bessere Pflege höher werden, dann muß auch die Ausbildung der Ärzte und in den Pflegeberufen dem höheren Standard entsprechen.

Zweifellos gibt es Spielraum für Verbesserungen bei diesen Berufen, aber ehrlicherweise muß gesagt werden, daß bei der Pflege Sterbender schwierige Situationen entstehen können, die uns verständlicherweise in Verwirrung stürzen. Wie viele Ärzte wissen z. B., daß die häufigste Ursache von Erbrechen bei einem Patienten mit fortgeschrittenem Krebs Verstopfung ist und daß Erbrechen nicht sein muß, auch nicht bei Kranken, die an Magenkrebs leiden, vorausgesetzt ihr Stuhlgang funktioniert? Und obwohl Gemeindeschwestern angehalten werden, Trauerbesuche bei den Angehörigen zu machen, muß man sich fragen, wie viele es tatsächlich tun. Oder wie viele von denen, die tatsächlich hingehen, wünschten, sie wären der Situation gewachsen und könnten normale Trauer von pathologischen Warnsignalen unterscheiden?

Wie geht man mit einer Familie um, die darauf besteht, einem sterbenden Patienten nicht zu sagen, wie es um ihn steht, selbst wenn man ahnt, daß er darum weiß und ein ausführliches Gespräch und Beruhigung sehr nötig hätte?

Wir haben festgestellt, daß sowohl Arzt wie Krankenschwester mindestens ein Jahr brauchen, um wirklich das Gefühl zu haben, eine solche Situation meistern zu können, sogar dann, wenn sie schon lange bei sterbenden Patienten gearbeitet haben. Wäre es nicht hilfreich, jemand zur Verfügung zu haben, der in der Betreuung solcher Patienten besonders ausgebildet ist?

Meine These, ganz abgesehen davon, daß jeder an seiner eigenen Verbesserung arbeiten sollte, ist die: Unseren sterbenden Patienten wäre am meisten gedient, wenn für ihre Pflege Fachkräfte mit spezieller Kompetenz ausgebildet und in allen Sparten des Gesundheitswesens eingesetzt werden könnten.

Zweifellos werden viele in den Heil- und Pflegeberufen Tätige gegenüber einem solchen Vorschlag zunächst einmal skeptisch sein und erklären, sie bräuchten keine Hilfe. Hebammen hatten es mit der gleichen Art von Widerstand zu tun, sie haben es aber geschafft, die Welt zu überzeugen, daß zwar jede alte Schwester ein Baby auf die Welt bringen kann, daß die meisten Frauen aber heutzutage vorziehen, einen Spezialisten in der Nähe zu haben. Das gleiche gilt für uns selbst: Irgendwie würden wir es zwar fertigbringen zu sterben, aber es wäre doch ein großer Trost, jemand in der Nähe zu haben, der Bescheid weiß, der seiner selbst sicher ist und Erfahrung hat in der modernen Pflege von Sterbenden.

In Großbritannien, wo ich meine Erfahrung im Umgang mit Sterbenden gemacht habe, auf die ich mich in diesem Buch beziehe, hat sich zum Glück allmählich ein Kreis besonders ausgebildeter Schwestern, Ärzte und Sozialarbeiter herausgebildet. Diese begrüßenswerte Entwicklung bedeutet, daß wir heute den Gesundheitsbehörden die Fragen stellen können, ob sie wirklich ihren Verpflichtungen gegenüber den Patienten nachkommen, wenn sie z. B. nicht in jeder Gemeinde und in jedem Allgemeinen Krankenhaus eine Schwester auf diese spezielle Weise ausbilden lassen.

Dieses Buch will zeigen, daß ein so ausgebildetes Personal für den Durchschnittsbürger am Ende seines Lebens einen großen Unterschied für die Wahrung seiner Würde und seines Wohlbefindens ausmachen würde.

1. Was not tut

Es stimmt nie, daß für einen Patienten „nichts mehr getan werden kann". Sicher, es kann die Situation eintreten, in der es zwecklos ist, weiter lebensverlängernde Medikamente zu geben oder chirurgische Eingriffe vorzunehmen. Aber auch dann sind immer noch Zuwendung und Freundschaft gefragt, auch dann noch kann man Erleichterung verschaffen und trösten. In den Augen des Personals gilt ein im Krankenhaus sterbender Patient leider nicht selten als ein persönlicher Mißerfolg, andererseits konnte der Patient nicht zu Hause bleiben, da die Pflege für die Familie zu schwierig gewesen wäre.

Wenn ein Mensch im Sterben liegt, wird die aktive Behandlung der Krankheit immer unwichtiger im Vergleich zu seinen wirklichen, menschlichen Bedürfnissen. Im Falle eines fortschreitenden, unheilbaren Leidens werden die letzten drei Lebensmonate allgemein als die Phase des „Sterbens" angesehen. Es ist jedoch schwierig, einigermaßen genau abzuschätzen, was die noch verbleibende Lebensdauer eines Menschen sein wird.

Bei guter Pflege kann ein Kranker ohne Schmerzen sterben. Schmerzen und alle anderen unangenehmen Krankheitserscheinungen, die vor dem Sterben auftreten können, lassen sich heute weitgehend lindern oder beheben. Übelkeit z. B. und Atemnot können zumindest so weit gemindert werden, daß sie nicht länger das Bewußtsein des Patienten beherrschen. Wenn also das Ende von körperlichen Schmerzen begleitet ist, werden wahrscheinlich die erst in neuerer Zeit entwickelten Methoden der Schmerzbekämpfung noch nicht richtig angewandt.

Wenn wir um Rat gebeten werden, wie Patienten mit stark wucherndem Krebs zu behandeln sind – oft auf einer Station im Krankenhaus –, erleben wir immer wieder das gleiche frustrierende Bild überflüssiger Qualen. Dazu gehören gewöhnlich unzureichende Schmerzbekämpfung, Verstopfung wegen Darmverschlusses, Wundliegen und Mundfäule.

Diese körperlichen Leiden sind zwar schlimm genug, aber schlimmer noch ist das Gefühl, alleingelassen zu sein. Sehr oft werden dem Patienten Lügen über seinen Zustand erzählt, und der Familie wird geraten, ihm die Wahrheit zu verschweigen. Auf diese Weise hört jedes Miteinander auf. Im Krankenhaus kommt vielleicht noch dazu, daß der Kranke in ein Nebenzimmer abgeschoben, bei den Stationsbesuchen des Arztes ausgelassen und ruhiggestellt wird. Ich begegne sehr oft Patienten, die über ihre Diagnose und Lebenserwartung aufgeklärt werden möchten, und die nichtssagenden Versicherungen, die man ihnen gibt, nicht glauben, die jedoch sehr wohl bemerkt haben, wie sich z.B. die Ehefrau mit Tränen in den Augen hastig zurückzieht, und die empört sind, nicht wie ein verantwortlicher erwachsener Mensch behandelt zu werden. Schlimmer noch: Wie oft stehe ich vor einem ängstlichen Patienten, der ein schreckliches, tatsächlich aber sehr unwahrscheinliches Ende fürchtet, der Angst davor hat, daß etwas in ihm explodiert, daß er erstickt oder einen furchtbaren Todeskampf auszufechten hat. Er ist nicht zu beruhigen, weil ihn niemand reden läßt. Laien meinen oft, ein Krebstod müsse stets mit grausamen Qualen verbunden sein. Tatsächlich ist das fast nie der Fall. Durch offene Aussprache, gutes Zureden und das Versprechen, dem Patienten zur Seite zu stehen, könnten viele Ängste ausgeschaltet werden.

Diese Ängste sind die Nahrung, mit der die Euthanasie-Lobby ihr unheilvolles Feuer schürt. Sie sind im Grunde ein Armutszeugnis für die heutige Pflege von Sterbenden.

Auch Ärzte, Schwestern und Pfleger müssen lernen

Die Pflege unheilbar Kranker erfordert von Ärzten, Schwestern und Pflegern eine völlige Umstellung der Prioritäten. Ziel ist nun nicht mehr, den Patienten zu heilen. Statt dessen müssen sie bemüht sein, sein Wohlbefinden zu verbessern und sowohl seine medizinischen wie auch seelischen Bedürfnisse zu erfüllen.

Schwestern, Pfleger und Medizinstudenten überall auf der Welt müssen auf diesem Gebiet noch lernen. Der Student, die Studentin, die am Bett eines sterbenden Menschen kein Wort herausbringen, müssen erkennen, wie wenig sie die Bedürfnisse des Kranken kennen oder mit ihnen umgehen können. Wahrscheinlich werden sie am meisten von einer interdisziplinären Diskussionsrunde profitieren, denn bei der Betreuung Sterbender können Ärzte, Seelsorger und Seelsorgerinnen, Schwestern bzw. Pfleger jeweils sehr viel voneinander lernen.

Aber selbst was einfache praktische Angelegenheiten betrifft, ist die Ausbildung unzureichend. Fast alle Schwestern bzw. Pfleger, mit denen ich zu tun hatte, wissen aus Erfahrung, daß schmerzstillende Medikamente wie Pethidin und Fortal eine Wirkungsdauer von nur ungefähr zwei Stunden haben. Den Ärzten und Ärztinnen wird das jedoch nicht gesagt. An der Universität haben sie gelernt, daß die Wirkung dieser Medikamente vier Stunden andauert, also verschreiben sie nach dieser Maßgabe und entfernen sich. Nur die Krankenschwester ist da und sieht, wie die Schmerzen zurückkommen.

Alle im Pflegeberuf Tätigen sollten Fälle von Mundsoor gezeigt bekommen und lernen, wie man ihn erkennt. Desgleichen wie Verstopfung diagnostiziert und behandelt wird. Natürlich gehört zur Grundausbildung die Pflege von Mund und Darm, aber gerade letzteres wird immer wieder vernachlässigt. Genau 9% der letzten 1000 Patienten, die in unsere Pflege überstellt werden, litten an Verstopfung, die manuell beseitigt werden mußte. Im allgemeinen erging es Kranken, die zuvor von Schwestern des Sozialdienstes versorgt wurden, etwas besser, denn gerade die Patienten, die den ganzen Tag professionell im Krankenhaus versorgt werden, sterben am ehesten an Verstopfung. Immer mehr Menschen sterben im Krankenhaus, junge Ärztinnen und Ärzte, die gerade von der Universität kommen, werden den Anforderungen ihrer Arbeit erschreckend unvorbereitet gegenüberstehen. Denn die Pflege Sterbender und das, was dazugehört, kommen nicht in den Lehrplänen vor.

Die Notwendigkeit der Forschung

Obgleich es heute möglich ist, den Sterbenden ihre Leiden sehr zu erleichtern, bleiben doch noch viele unbeantwortete Fragen offen. Weitere Forschung ist dringend nötig. Es hat Jahre gebraucht, um im Kampf gegen den Schmerz erfolgreich zu sein, aber auch da kann noch viel verbessert werden. Andere Symptome bedürfen weiterer genau kontrollierter Versuche. Die Frage nach einer psychotherapeutischen Begleitung sowohl für Sterbende wie für Hinterbliebene wird erst weiter erforscht. Wir wissen noch nicht genug über den Prozeß des normalen gesunden Sterbens, geschweige denn über seine Pathologie.

Über die Pflege von Sterbenden muß ganz allgemein noch mehr Wissen erworben und vermittelt werden, bis wir eines Tages mit Francis Bacon sagen können: „Es ist genauso natürlich, zu sterben wie geboren zu werden."

Die Notwendigkeit von Hospizen

Viele Menschen sterben friedlich im Schlaf und benötigen wenig oder gar keine medizinische Betreuung. Über 60% der britischen Bevölkerung sterben im Krankenhaus. Im Staate New York ist diese Zahl auf 72% gestiegen. Wenn es sich um einen schnellen Tod nach Unfällen, Schlaganfällen, Suizid oder Herzattacken handelt, braucht das Krankenhauspersonal seine Prioritäten nicht zu ändern. Solche Pflege kann in der täglichen Arbeitsroutine bewältigt werden. Die Alten, die sanft in den Armen des „Freundes alter Menschen" (wie man die Lungenentzündung genannt hat) entschlafen, können gewöhnlich zu Hause betreut werden, durch den Hausarzt oder die Hausärztin und durch ein Team von Helfern – wiederum ohne große Schwierigkeit.

Aber es wird immer auch jene geben, die – wie König Karl – „eine übermäßig lange Zeit im Sterben liegen" und deren Ende sehr wahrscheinlich von Leiden begleitet ist.

Jeder fünfte von uns wird z. B. an Krebs sterben. Eine besondere Pflege wird nötig, wenn der Krebs sich als sehr schmerzhaft erweist (bei ungefähr 40% der Kranken ist er das nicht). Besondere Pflege in der Endphase ist auch bei Menschen nötig, die an bestimmten neurologischen Krankheiten leiden – wie motorische Nervenkrankheiten (amyotrophische Lateralsklerose) oder an der Huntingtonschen Chorea (Veitstanz), die bei allmählichem Fortschreiten zum Tode führen können. Auch Kranke, die an Nieren-, Herz- oder Leberversagen leiden oder an unfallbedingten Hirnverletzungen, bedürfen besonderer Pflege. Diese Gruppen sind aber im allgemeinen kleiner als die vorher bezeichneten. Die meisten Beobachtungen machte ich bei der größeren Gruppe, den Krebspatienten, obgleich natürlich die Diagnose Krebs nicht notwendigerweise das Todesurteil bedeuten muß: Alle Arten von Therapien sind heute möglich.

Die letzte Phase einer unheilbaren Krankheit ist für die Patientinnen und Patienten sowohl körperlich wie seelisch sehr belastend. Doch gerade dann erhalten sie oft weniger ärztliche und menschliche Zuwendung als sie brauchten. Kleine Krankenhäuser, in die Hausärzte der Umgebung die Kranken normalerweise einweisen, könnten dabei oft eine große Hilfe sein, besonders in ländlichen Gebieten. Um diese Lücke in der Gesundheitsfürsorge in den Städten zu schließen, wurden in Großbritannien Institutionen geschaffen, die man Hospize nennt. Kranke, die nicht der vielfältigen und teuren Einrichtungen eines Allgemein-Krankenhauses bedürfen und die nicht zu Hause gepflegt werden können, sind oft besser aufgehoben und glücklicher in solch kleinen spezialisierten Einrichtungen.

Untersuchungen in den sechziger Jahren, die der Hospizbewegung den entscheidenden Impuls gaben, brachten viel Leid und viele Ängste ans Tageslicht. Ein Fünftel aller in einem Krankenhaus sterbenden Patienten litt an starken, gleichbleibenden Schmerzen. Zwei Drittel der Krebspatienten, die zu Hause gepflegt wurden, hatten starke oder mäßige Schmerzen, und nur bei 44 Prozent wurden diese von einem Allgemeinarzt behandelt, der das Problem erkannte und sich die Zeit nahm, es richtig zu bewerten. Wenn man erreichen will, daß Menschen zu Hause sterben können, und zwar auf einigermaßen menschliche Art und Weise, ist eine zusätzliche, besonders spezialisierte Hilfe nötig.

Aber ein Allgemeines Krankenhaus ist meist nicht der beste Ort für Kranke, die im Endstadium einer besonderen Pflege bedürfen. Sehr oft finden sie sich abgeschoben in einem einsamen Nebenzimmer wieder, oder sie sind quasi ausgesetzt auf einer Station von dreißig oder mehr Patienten, die Operationen hinter sich haben oder deutliche Gesundungsprozesse durchmachen, während es mit ihnen nur bergab geht.

Es ist schwierig, auf einer vollbelegten Station – mit all ihren Anforderungen an das Personal – den Problemen der sterbenden Patienten Verständnis entgegenzubringen und die zur Schmerzstillung erforderlichen Medikamente systematisch zu verabreichen. Es ist unvermeidlich, daß viele Schmerzen, die gelindert werden könnten, übersehen werden. Was gebraucht wird, ist ein Team von Ärzten und Ärztinnen, Pflegern und Schwestern, die Zeit haben, sich neben den Patienten, die Patientin zu setzen und zuzuhören: Zeit, Symptome zu unterscheiden und auf persönliche Probleme einzugehen, Zeit, ihm oder ihr zu helfen, die eigene Lage zu verstehen und sich ihr in Ruhe zu stellen. Das trifft auch auf andere Mitglieder des Pflegeteams zu. Es muß unter ihnen ein einfühlsames Miteinander geben, zwischen Arzt, Schwester oder Pfleger, in manchen Fällen kommen auch Sozialarbeiter und Seelsorger sowie Physiotherapeuten dazu. So kann, bei wachsender Einsicht des Patienten in seinen Zustand, dieses Fortschreiten von allen, die mit ihm zu tun haben, voll begriffen und bedacht werden. Ein solches eng verbundenes Team entsteht seltener in einem Allgemein-Krankenhaus als in einer kleinen Einrichtung, wie es ein Hospiz ist. Eine „Station für unheilbar Kranke", die einem großen Hospital angeschlossen wäre, hätte auch Nachteile: Das andere Personal in dem Krankenhaus hätte nicht immer die verständnisvolle Haltung gegenüber den Sterbenden, wie sie von Menschen entwickelt wird, die gemeinsam in einer kleinen Institution arbeiten. Und beim chronischen Mangel an Pflegekräften, hätten die Stationen mit akut Kranken natürlich Vorrang. Für einen Patienten hätte die Verlegung auf eine solche Station die gleiche Bedeutung wie die Einweisung in ein Hospiz.

Da die Methoden einer guten Pflege für Sterbende zuerst in den Hospizen entwickelt wurden, werde ich zunächst beschreiben, wie sie funktionieren. Dann werde ich in den folgenden Kapiteln überlegen, wie diese Methoden in den allgemeinen Gesundheitsdienst integriert werden können, und schließlich darüber nachdenken, welche grundsätzlichen Folgerungen sich aus dem ergeben, was dort erreicht würde.

2. Die Hospizbewegung

Ziel der „Pflege von Sterbenden" ist es, dem kranken Menschen so lange wie möglich ein Gefühl des Wohlbefindens zu verschaffen, damit er, wenn er es will, frei wird, sich seelisch und geistig auf den Tod vorzubereiten.

Die Arbeit an dieser Zielsetzung führte zu der heutigen Hospizbewegung. Aber die dahinterstehende Idee ist weit umfassender. Zu unser aller Verständnis von Kultur gehört, und zwar seit Urzeiten, daß Gastfreundschaft eine Pflicht ist, die müden Reisenden und Kranken geschuldet wird. Das moderne Krankenhaus ist oft kein Ort der Gastlichkeit, und doch liegt darin sein Ursprung. Die kalte Geschäftigkeit, die Illusion von Effizienz, ein innerlich offensichtlich wenig beteiligtes Personal, das fasziniert ist von meiner Leberfunktion, aber nicht von mir, das sich um Gehälter und Freizeit streitet, während die Wartelisten immer länger werden – wie konnte sich das Hospital so weit von Hospitalität im Sinne von Gastfreundschaft entfernen?

Im Verlaufe unserer Geschichte ist die Liebe zum Nächsten, das Geben und Sorgen, das Beschützen der Bedürftigen immer wieder erwacht, und diese Prinzipien sind erneut formuliert worden. „Du sollst deinen Nächsten lieben wie dich selbst" (Mt 19,19), das findet seinen Widerhall früher oder später auf jedem Gebiet menschlicher Betätigung. Auf ihm baut sich unser Schadenersatzrecht auf, es ist der ökumenische Bestandteil unserer Religion – und die Grundlage der Medizin. Im 11. Jahrhundert reden die Johanniter, die Mitglieder jenes Ritterordens also, der die Krankenpflege der Pilger zu seiner Aufgabe gemacht hatte, in Jerusalem ihre Patienten als „unsere Herren, die Kranken", an. 1476 sah sich der italienische Humanist Marsilius Ficinus veranlaßt zu sagen: „Es ist die Pflicht eines Arztes, wenn er die Kranken besucht, sich immer zu vergegenwärtigen, daß ein Leben auf dem Spiel steht, so daß er sich nicht unterstehen sollte, etwas zu versuchen, ohne Zweck und Ziel begründen zu können." 1859 hören wir von der begnadeten Krankenpflegerin Florence Nightingale: „Es ist wirklich erstaunlich, wie viele Menschen so tun, als ob das wissenschaftliche Ergebnis allein zähle, als ob der kranke Körper nur ein Behältnis sei, um darin Medikamente zu verstauen, und eine chirurgisch zu behandelnde Krankheit nur ein interessanter Fall, den der Leidende zur besonderen Belehrung des Arztes entwickelt habe." Und die Gründerin der Hospizbewegung Cicely Saunders schrieb: „Was sterbende Menschen am meisten brauchen, ist ein Arzt, der in ihnen einen Mitmenschen sieht. Zumindest das können wir tun: bei ihm sein, ihnen beistehen" (Saunders 1976[2]).

Immer wieder wurde es notwendig, in die medizinische Praxis korrigierend einzugreifen, um zu verhindern, daß aus ihr eine bloße „Beschäftigung" für jene wurde, deren Pflicht es doch ist, wirklich zu pflegen und zu betreuen. Die Hospizbewegung unserer Tage ist so ein Korrektiv, aber sie gründet sich auf alte Traditionen und hat tiefe Wurzeln.

Das Wort „Hospiz" erinnert an das Mittelalter, als Hunderte von Hospizen über ganz Europa verteilt waren, wo die Reisenden Verpflegung, Unterkunft und geistliche Ermutigung erhielten, um sie für die vor ihnen liegende Reise zu stärken.

Mitte des 19. Jahrhunderts eröffnete die unvergessene Mary Aikenhead das erste moderne Hospiz in Dublin. Sie hatte einen Nonnenorden gegründet, die Irischen Schwestern der Barmherzigkeit, und eine der Aufgaben, die sie ihnen gab, war die Pflege und Sorge für sterbende Menschen.

Schon bald konnten die Schwestern viel berichten von dem Leid in Familien, die sich schrecklichen Problemen von Armut, Unwissenheit und Wohnungsnot gegenüber sahen. Daher entschied Mary Aikenhead, für diese Patienten sei ein besonderes Pflegeheim erforderlich, ein Heim, das ruhiger und kleiner sein sollte als ein Krankenhaus für akut Kranke, das aber die gleichen Einrichtungen für eine Pflege am Krankenbett haben sollte.

Diese große Dame stellte ihr eigenes Haus in Dublin als erstes Pflegeheim dieser Art zur Verfügung. Und sie war es auch, die dafür den Namen „Hospiz" fand. Da sie den Tod als den Beginn einer Reise ansah, als einen Durchgang und nicht eine Endstation, schien dieser alte Name, den die Rastplätze auf dem Pilgerweg in das Heilige Land hatten, sehr angemessen.

Zu Beginn des 20. Jahrhunderts eröffneten ihre Schwestern ein weiteres ähnliches Haus in London, das St. Joseph's Hospice. Und gleichzeitig begannen zwei andere Hospize die Arbeit, das eine geführt von anglikanischen Nonnen und das andere von der Methodistischen Westlondoner Mission.

Dieses letztere war das St.-Lukas-Haus für sterbende Arme (heute heißt es Hereford Lodge). 1894 schrieb sein Gründer Howard Barrett:

„Viele Leute, denen ich von St. Lukas erzähle, sagen: ‚Welch entsetzlich trauriger Ort! Fühlen Sie sich nicht schrecklich niedergeschlagen, wenn Sie dorthin gehen?'
‚Durchaus nicht', antworte ich vergnügt, ‚ich finde es wunderbar und herzerfrischend.'
Und das stimmt. Ich weiß, daß es weitere hundert und aberhundert Arme auf den eintönigen Straßen und Höfen Londons gibt, die in derselben schlechten Lage sind wie die, die wir hier haben ... Aber denen, die hier sind, können wir, solange sie leben, Ruhe und Frieden geben, wir können vielen ihre Schmerzen erleichtern, sie erhalten die beste Ernährung, die beste Medizin. Sanfte Hände betreuen sie, freundliche Stimmen reden ihnen gut zu und erzählen ihnen die Frohbotschaft von der allumfassenden Liebe und dem ewigen Leben. Grund genug, um jedermann heiter zu stimmen."

Während sich diese Entwicklung in Europa ausbreitete, hatte man auch in Amerika die Notwendigkeit erkannt. Dort kam es zu einer parallelen Entwicklung.

In nächster Nachbarschaft von Louisa Alcotts berühmten „Little Women" lebte in Concord (Mass.) die Familie des Millionars Nathaniel Hawthorne. Seine Tochter Rose wurde Zeugin, wie ihre Freundin, Emma Lazarus (die Dichterin, deren Verse auf dem Sockel der Freiheitsstatue stehen), an Krebs starb. Und sie fragte sich nun, wie es armen Menschen erginge, wenn sie die gleiche Krankheit traf. Sie gründete einen Orden von Dominikanerinnen, die sich der Pflege unheilbar Kranker widmeten. Ihr erstes Hospiz wurde 1899 in New York City eröffnet. Als sich der Orden später weiter ausdehnte – die ‚Servants of Relief' für unheilbar Krebskranke –, entstanden sechs weitere Heime in anderen Gegenden der USA. In den fünfziger Jahren gründete eine Gruppe New Yorker Sozialarbeiter die Gesellschaft ‚Cancer Care Inc.', die es sich zur Aufgabe machte, Menschen zu helfen, die zu Hause starben.

Der Hospizgedanke hatte jedoch seine volle Blüte noch nicht erreicht. Zwei Entwicklungen in den fünfziger Jahren brachten dann den nötigen Schwung. Die erste war die Errichtung der „Marie-Curie-Stiftung", die daranging, die Folgen bösartiger Krankheiten zu bekämpfen. Aus dem ersten Bericht, den die Stiftung vorlegte, ging die Notwendigkeit weiterer Hospize hervor.

„Für uns ist offensichtlich", heißt es da, „daß viele Familien, die einen krebskranken Angehörigen zu Hause pflegen, vor großen Schwierigkeiten stehen. Außer der professionellen Pflege für den Patienten könnten Wohnheime den Angehörigen viel seelisches Leid, Streß und Überforderung ersparen. Dadurch würden auch Krankenhausbetten frei. Wir stellten fest, daß einige alte Patienten nur widerstrebend ihre Wohnungen verließen, obgleich die Verhältnisse dort oft beklagenswert waren. Möglicherweise würden sie lieber in ein Wohnheim gehen als in eine öffentliche Institution."

Die zweite große Entwicklung in den fünfziger Jahren wurde durch David Tasma angestoßen, einem polnischen Flüchtling aus dem Warschauer Getto, der 1948 in einem Londoner Lehrkrankenhaus starb. Er besprach seine Nöte mit einer Sozialarbeiterin, und beide entwickelten die Vorstellung von einer besonderen Art der Pflege in einem Haus, das eigens dafür eingerichtet werden sollte. Gewiß sei medizinisches Fachwissen unerläßlich, aber mehr noch eine Pflege in einer Atmosphäre liebevoller Zuwendung. „Ich brauche das, was in Ihrem Kopf und Ihrem Herzen ist", sagte Mr. Tasma der Sozialarbeiterin, und er gab ihr eine Spende von £ 500,–; „um ein Fenster in Ihrem Heim zu sein". Die Sozialarbeiterin hieß Cicely Saunders. Dieser Auftrag wurde ihre Lebensarbeit. Sie war schon eine ausgebildete Krankenschwester, gab jetzt die Sozialarbeit auf und studierte Medizin. Danach kam sie an das St.-Joseph-Hospiz als erste vollberufliche Amtsärztin. Sie kam an das Hospiz mit der Überzeugung, daß Sterbende keine Schmerzen haben müßten, und sie machte sich daran, das zu beweisen. Aus ihren Ideen entwickelte sich ein ganzes System für die Pflege unheilbar Kranker.

„Eine Einrichtung für Patienten mit fortgeschrittenem oder unheilbarem Krebs", schrieb sie, „hat nicht das anspruchsvolle Ziel der Diagnostik und muß auch keine schwierigen Entscheidungen treffen in bezug auf Radikalbehandlungen. Sie hat kein Interesse oder keine Motivation für eine Heilbehandlung mehr, und nur selten geht es um eine Remission. Aber für die dort Arbeitenden ist es leichter, ihre Patienten als Menschen zu sehen, Zeit für die Angehörigen zu haben und sich auf die Erleichterung von Schmerzen, wann immer sie auftauchen, zu konzentrieren. Vor allen Dingen wird es ihnen leichter fallen, einem Patienten die Art gelassener Zuwendung zu geben, die er vielleicht gerade dringend braucht.

Jeder, der in einem solchen Heim arbeitet, kann als betroffener und interessierter Zeuge erkennen und beobachten, wie der Mensch auf seine eigenste Weise mit seiner Krankheit ins reine kommt und schließlich seinen eigenen Weg zum Ende findet. Alle müssen lernen, den Menschen beizustehen, daß dieser Teil ihres Lebens noch wirkliches Leben ist und nicht bloßes Existieren" (Saunders 1973, 125).

Dann folgten Jahre der Forschung auf dem Gebiet der Schmerzbekämpfung. Pläne für diese besondere Art von Heimen und für diese spezifische Pflege wurden ausgearbeitet. Dr. Saunders übernahm Mary Aikenheads Bezeichnung „Hospiz", und das St.-Christopher's-Hospiz wurde im Juli 1967 eröffnet.

Der Hospizgedanke verkörpert eine eher seltene Verbindung von Spiritualität und moderner Medizin, eine Verbindung, deren Einzigartigkeit man erst richtig versteht, wenn man sie in einem Menschen wie Cicely Saunders antrifft.

In St. Christopher's wurden die Fäden von Erfahrungen aus ganz Europa und Amerika zusammengefaßt und zum erstenmal zu einem System umfassender Pflege verwoben. Auf eine solche Ansammlung von Energie muß, wie auf das tiefe Luftholen vor dem Singen einer großen Arie, ein gewaltiger Nachhall revolutionärer Ideen folgen. Die Welt kam nach St. Christopher's, um sich inspirieren und ermutigen zu lassen. Aus allen Ecken des aufgeklärten Globus trafen nun Meldungen ein von Gründungen neuer Hospizgruppen, vom Kampf um finanzielle Mittel und dem Erlernen der Methoden. Die Nachrichten von besserer Pflege wurden in aller Welt verbreitet. Dennis Rezendes von der „ National Hospice Organization" in Amerika hat geschrieben:

„Im Laufe des nächsten Jahrzehnts wird das Hospiz-Programm nicht länger mehr eine Neuerung sein, sondern direkt in das bestehende System der Gesundheitsfürsorge eingegliedert werden. Jeder, der auf diesem Gebiet arbeitet, wird für die Pflege unheilbar kranker Patienten und ihrer Familien aufgeschlossen sein und über das nötige Wissen verfügen."

Dem Beispiel der Ärztin Sylvia Lack in New Haven folgend, die die „Hospice Inc." 1971 ins Leben rief, hat sich diese Art von

Dienstleistung in den USA in Windeseile ausgebreitet. Ursprünglich hatte sie nur die häusliche Pflege im Sinn gehabt, aber 1978 wurden Hospizstationen gebaut und im folgenden Jahr eröffnet. Das Hospiz von Marin und das San-Diego-Hospiz sowie andere kalifornische Gruppen begannen ihre Arbeit in häuslicher Pflege in den frühen siebziger Jahren mit einem „Palliative Care Team" im St.-Lukas-Hospital, New York. Dann finanzierte das „American National Cancer Institute" drei Hospizgebäude - in Boonton, New Jersey; Tuscon, Arizona, und unter den Fittichen der „Kaiser Foundation" in Los Angeles. Kurz darauf engagierte sich die „Veterans Administration" in der Hospizbewegung. Heute sind über zweitausend Gruppen in unterschiedlichen Stadien der Erfahrung oder der Planung auf dem nordamerikanischen Kontinent verstreut. Sie werden darauf achten müssen, nicht in Euthanasie-Gruppen hineingezogen zu werden oder in Verbindung gebracht zu werden mit geldgierigen Geschäftemachern, mit Leuten, die krankhaft vom Tod fasziniert sind, oder mit enthusiastisch daherredenden Psychologen, die aber nicht das tun, was allein nötig ist, nämlich: die Ärmel aufkrempeln, um Patienten zu pflegen.

In Europa stellen wir ein großes Interesse fest in England, Irland, Norwegen, der Schweiz und in verschiedenen anderen Ländern. Jedes Jahr entwickeln sich weitere Teams. Die britische Hospizbewegung ist immer noch die am weitesten fortgeschrittene. Meist geht es so vor sich, daß eine kleine Anlage auf dem Gelände eines Allgemein-Krankenhauses errichtet wird. Alle Einrichtungen können dort mitbenutzt werden, verwaltungsmäßig aber bleibt man unabhängig. Die „National Society for Cancer Relief" erstellt oft diese Anlagen, übergibt sie aber dann gewöhnlich dem Nationalen Gesundheitsdienst, der sie betreibt. Die Gefahren liegen darin, daß Bürokraten in einem unabhängigen Hospiz eine Erosion ihrer Machtfülle sehen und es auf die gleiche Weise managen wollen wie ein Krankenhaus. Das könnte sehr leicht den Geist eines Hospizes töten, der eher dem einer Freiwilligenorganisation ähnelt, die sich mehr auf selbstloses Engagement und freiwillige Unterstützung gründet. Außerdem besteht die Gefahr auf beiden Seiten des Atlantiks, daß sich zweitrangige Einrichtungen an die Bewegungen anhängen, weil sie von Anfang an mitgemacht haben, sich aber nicht im Einklang mit den letzten Entwicklungen der siebziger Jahre modernisiert haben.

Natürlich besteht die Hoffnung, daß die Betreuung von Sterbenden so gut werden wird und Studentinnen und Studenten sie so gründlich erlernen, daß Hospize überflüssig werden, weil Krankenhäuser und Hausärzte ohne Mühe die Probleme bewältigen. Aber wenn nicht besondere kleine Einrichtungen in jeder Gemeinde Maßstäbe setzen, würde ich mich sehr wundern, wenn sich wirklich eine solche revolutionäre Veränderung in der allgemeinen Einstellung vollzöge.

Sheila Hancock beschrieb die Erfahrungen ihrer sterbenden Mutter in einem Allgemein-Krankenhaus und was sie dort durchmachen mußte. Sie berichtet dann aber weiter von der Pflege, die ihr Mann in einem Hospiz erfuhr:

> „Für mich und meinen Mann war die Methode dort hundertprozentig erfolgreich. Die Erfahrung war eine völlig andere als die bei meiner Mutter. Ich habe gehört, daß immer mehr Menschen in Krankenhäusern sterben. Ich glaube, das wäre nicht der Fall, wenn bei einer Pflege zu Hause eine Unterstützung besser organisiert wäre. Denn ich denke, Angehörige sähen es lieber, wenn ihre liebsten Menschen bei ihnen sterben könnten – ich jedenfalls denke so. Ich glaube, sie brauchten meinen Trost und meine Liebe, die ich nicht von distanziertem medizinischen Personal erwarten kann. Aber man braucht Hilfe, glauben Sie mir, man braucht Hilfe."

Im Rahmen eines Hospizes kann das gesamte Pflegepersonal zusammenarbeiten, und Ärzte und Schwestern erlernen gemeinsam die Fertigkeiten, die dem sterbenden Menschen helfen. Sie können sich Zeit nehmen, zuzuhören, wenn es erforderlich ist, und der ganzen Familie beim Abschied beizustehen.

Es ist ganz unvermeidlich, daß das Team seine Erfahrung an andere wird weitergeben müssen. Zu der Pflicht jeden Hospizes gehört es, so beispielhaft zu arbeiten, daß andere Angehörige medizinischer Berufe sich daran orientieren können. Hospize müssen Lehreinrichtungen sein: Schwestern, Pfleger und Sozialarbeiter, Studentinnen und Studenten der Medizin und Theologie sollten dort für eine gewisse Zeit arbeiten können, und Vorlesungen und praktische Übungen sollten Teil der täglichen Arbeit sein. Die Betreuung und Pflege von Sterbenden kann man nur richtig lernen, wenn man sie von Grund auf lernt. Bücher und Vorlesungen können nie die tatsächliche Erfahrung am Krankenbett und die Zusammenarbeit mit jemandem ersetzen, der diese

Kunst beherrscht. Wenn Gruppen sterbender Patienten in einer Einrichtung zusammenliegen, besteht darüber hinaus auch Gelegenheit, ihre Bedürfnisse am intensivsten kennenzulernen und die beste Art der Betreuung näher zu erforschen.

Aber wir dürfen das ursprüngliche Konzept von Mary Aikenhead nicht aus den Augen verlieren. Sie sah in ihrem Hospiz nur eine letzte Rettungsstation, wenn ihre Schwestern nicht mehr mit den Problemen eines zu Hause liegenden Kranken fertig wurden. Die meisten von uns möchten lieber zu Hause sterben, wenn es irgend möglich ist, und dies zu ermöglichen, sollte auch das Ziel aller Gesundheitsdienste sein.

Ein voll ausgerüstetes Hospiz hat einen häuslichen Pflegedienst, der den Bedürfnissen der Sterbenden und Hinterbliebenen innerhalb der Gemeinde gerecht wird, indem man dem Hausarzt die notwendigen Fertigkeiten zur Verfügung stellt. Das St.-Christopher's-Hospiz ist als erstes zu dem ursprünglichen Konzept Mary Aikenheads zurückgekehrt (vgl. Parkes 1978, 19). Und viele andere sind dem Beispiel seither gefolgt. Ergebnis: ein Hospiz kann die Zahl der von ihm betreuten Patienten beinahe verdreifachen und dadurch den Bedürfnissen einer ganzen Stadt gerecht werden.

Die Leute stören sich oft daran, daß ein kleines Krankenhaus, das nur sterbenden Patienten vorbehalten ist, einen makabren Ruf in der Gemeinde hat und daß dies Ärzte daran hindern könnte, Patienten einzuweisen. Einige Hospize sind diesem Einwand begegnet, indem sie einige Langzeitkranke neben den Sterbenden aufgenommen haben, so daß es nicht länger zutrifft, daß „jeder dort Eingewiesene stirbt“.

Aber da ich in der Nähe von zwei Hospizen wohne, kann ich aus Erfahrung nur sagen, daß sich die Kunde von einer guten Pflege und einer fröhlichen Atmosphäre viel schneller ausbreitet als ein schlechter Ruf. Das ist einfach kein Problem, wenn ein Hospiz ordentlich arbeitet.

Es ist auch wichtig, die örtliche Gemeinde in die Einrichtung einzubeziehen, so daß die Menschen damit vertraut werden. Tage der Offenen Tür, ein Aufgebot an freiwilligen Helfern und soziale Zusammenkünfte unterstützen eine solche Integration. Das Hospiz St. Lukas betreibt so zum Beispiel ein Tageskrankenhaus als Teil des Hospizdienstes.

Was den Patienten selbst angeht, lösen sich alle Befürchtungen innerhalb weniger Stunden in nichts auf, wenn seine Schmerzen gelindert werden, wenn das lichte und heitere Ambiente des Ortes ihn umhüllt und er merkt, daß die Menschen sich wirklich um ihn bemühen.

Und wenn ihm allmählich klar wird, daß er sterben muß: Welch größeren Trost kann er haben, als Zeuge des leichten und friedlichen Todes seines Nachbarn zu werden? Schon oft haben mir Patienten gesagt: „Wenn ich so hinübergehen kann, dann habe ich nichts dagegen."

Die Anwendung aller modernen Techniken einer analytischen Diagnostik und wissenschaftlich begründete Verordnungen sind in einem Hospiz genauso wichtig wie die Qualität der Pflege. Es wird die ganze Breite medizinischer Möglichkeiten einsetzen – schmerzlindernde Chirurgie und Strahlentherapie, Zytostatika und Nervenblocker –, um den Patienten Erleichterung zu verschaffen.

Unsere Techniken müssen gut sein, aber auch wir müssen uns dem Patienten öffnen. Es kann sehr einsam in einem Krankenhaus sein, und keine noch so gute wissenschaftlich-technische Ausrüstung kann dem abhelfen. Aber eine einzige fröhliche Schwester kann es. Sie braucht kein Sokrates zu sein. Es geht nicht um den philosophischen Tiefgang ihres Verständnisses, sondern darum, daß sie versucht, dem Patienten ihre Zuwendung und Offenheit als Mensch zu schenken.

Eine Schwester, die selber im Sterben lag, hat dazu folgendes geschrieben:

„Ich weiß, Sie fühlen sich unsicher und wissen nicht, was Sie sagen sollen. Aber bitte, glauben Sie mir, wenn es Ihnen wirklich am Herzen liegt, können Sie es nie falsch machen. Geben Sie einfach zu, daß Sie mitfühlen. Das ist es, was wir suchen. Wir fragen vielleicht nach dem Warum und Wofür, aber wir erwarten keine wirklichen Antworten. Laufen Sie nicht weg, warten Sie – ich möchte ja nur wissen, daß jemand dasein wird, der meine Hand hält, wenn es nötig ist. Ich habe Angst. Vielleicht ist für Sie der Tod allmählich Routine, aber für mich ist er neu. Sie sehen in mir sicher keinen einzigartigen Fall, aber ich bin noch nie gestorben, und das erste Mal ist für mich durchaus einzigartig. Sie sprechen flüsternd von meiner Jugend, aber wenn jemand im Sterben liegt, ist er dann wirklich noch so jung? Ich würde gerne über sehr viel mit Ihnen sprechen. Es würde Sie nicht viel Zeit kosten, weil Sie ja sowieso ziemlich lange hier sind. Wenn wir nur ehrlich miteinander sein könnten, wenn wir beide unsere Ängste zugäben, einander berühren könnten. Wenn Sie wirklich mit mir fühlen, verlören Sie dann tatsächlich soviel von Ihrem kostbaren Professionalismus, wenn Sie einmal mit mir weinten? Nur so von Mensch zu Mensch? Dann wäre es vielleicht nicht so schwer zu sterben ... in einem Krankenhaus ... wenn ein Freund in der Nähe wäre."

Was ein Hospiz ausmacht

Zu Beginn des Jahrhunderts grassierte die Tuberkulose und brachte Patienten in die gerade gegründeten Hospize. Dann löste Krebs die Tuberkulose ab, und der Schwerpunkt der Arbeit änderte sich. Zweifellos wird es in der Zukunft weitere Änderungen geben, die Krankheiten und damit die Patienten, die betreut werden, werden sich ändern. Art und Umfang der medizinischen Spezialbehandlungen, die durch neue Aufgaben erweitert wurden und werden, sind im ständigen Wandel. Aber auch, wie die Prinzipien in die Tat umgesetzt werden, unterliegt einem Wandel. In einigen Gemeinden sind vielleicht freie, unabhängige Hospize ungeeignet. Kleine Krankenhäuser, die vielleicht noch durch den Kontakt zum Hausarzt einen „intimen" Rahmen bereitstellen, Abteilungen großer Krankenhäuser und Teams, die fast ausschließlich auf häusliche Pflege ausgerichtet sind, werden zweifellos Wege finden, eine „Hospiz-Betreuung" sinnvoll zu integrieren je nach ihren besonderen Umständen und Möglichkeiten. Unsere großen Krankenhäuser können – aus welchen Gründen auch immer – zu Dinosauriern werden. Doch die einfache Pflege, die zu der Hospizbewegung gehört, wird immer und überall benötigt werden, wo es Menschen gibt.

„Denn es ist jetzt völlig klar, daß bloße Architektur, wie gefällig auch immer, nicht ein Hospiz ausmacht; die wahre Hospizpflege kann nicht künstlich programmiert werden. Pflege ist Pflege. Es ist kein Gebäude, keine Subvention, kein Gesetz oder ein Komitee ... Ich höre von Hospiz-Komitees überall im Land, die andere Hospiz-Komitees studieren oder Planer von „außen" hinzuziehen – die wahrscheinlich detaillierte und teure Pläne für das Äußere anfertigen sollen anstelle dessen, was drinnen nicht funktionierte. Das ist keine Hospizarbeit. Das sind nur Manipulationen und Politik. Hospizarbeit beginnt nicht mit Diagrammen von adminstrativen Funktionen oder Listen von möglichen Baugeländen oder freiwilligen Spendern. Hospizarbeit beginnt mit der Frage: *Was braucht dieser Patient?*" (Sandol Stoddard)

Zurück zum Wortursprung: Das Lateinische hospitium in der Bedeutung von Herberge und Gastfreundschaft sagt für den Hospizgedanken das Wesentliche: Hilfe und Schutz für den Kranken in der letzten Phase seiner Lebensreise, der letzten Strecke seines irdischen Daseins.

Im 20. Jahrhundert wird diese Gastfreundschaft ganz konkret praktiziert. Da ist z. B. die Beherrschung des Schmerzes. 66% der 607 Patienten, die 1966/77 in das St.-Christopher-Hospiz eingewiesen wurden, kamen aufgrund eines Schmerzproblems. Bei allen, außer bei zehn Patienten (0,25%), konnten die Schmerzen gelindert werden, und vier von ihnen waren weniger als achtundvierzig Stunden im Hospiz. Das ist die wissenschaftliche Ebene, auf der die moderne Hospizbewegung aufgebaut ist.

Gemeinsame Erfahrungen des St.-Christopher-Hospizes, London, und der Hospice Inc., New Haven, erlauben es, eine Liste mit den unverzichtbaren Erfordernissen einer Hospizpflege aufzustellen:

1. *Management durch ein erfahrenes klinisches Team,* das in die Arbeit des gesamten medizinischen Apparates integriert ist und eine effektive Kontinuität der Pflege gewährleistet.
2. *Eine umsichtige Beherrschung der allgemeinen Symptome unheilbarer Krankheiten, besonders des Schmerzes in allen Erscheinungsformen,* wird es den Patienten erlauben, ihre Möglichkeiten noch voll zu leben. Sie wird rechtzeitig auf unvorhergesehene Remissionen aufmerksam machen und/oder weitere aktive Behandlungen ermöglichen.
3. *Ausgebildete und erfahrene Pflege im Team,* die eine vertrauensvolle Führung durch die Stationsschwester erfordert, und einfache und ungestörte Kommunikationsmöglichkeiten innerhalb des Teams.
4. *Häufige interdisziplinäre Zusammenkünfte* aller Beteiligten, um anliegende Fragen zu besprechen. Der Arzt verzichtet nicht auf seine klinische Verantwortung, doch für einen besonderen Patienten oder eine Familie kann auch ein Mitglied einer anderen Disziplin manchmal die Führung übernehmen.

5. *Ein häusliches Pflegeprogamm,* sei es aktiv oder beratend, das alle beteiligten Disziplinen umfaßt, muß entwickelt und den örtlichen Verhältnissen angepaßt werden. Es muß mit den Krankenhäusern, den niedergelassenen Ärzten und den eigenen zur Verfügung stehenden Betten abgestimmt sein.
6. *Übereinstimmung darin, daß Patient und Familie eine Pflegeeinheit* sind und daß die Familie Teil des Pflegeteams ist. Beide brauchen Unterstützung, nicht nur um körperlichen Anforderungen gewachsen zu sein, sondern auch bei der Suche nach Wirklichkeit und Sinn.
7. *Eine gemischte Patientengruppe.* Obgleich in den USA augenblicklich das Interesse an Hospizpflege besonders auf den „sterbenden Krebspatienten und seine Familie" gerichtet ist, hat sich eine gemischte Patientengruppe als günstiger erwiesen. Hospize können auch Patienten mit langwierigen Krankheiten, chronischen Schmerzen und in einigen Fällen auch sehr gebrechliche und hochbetagte Patienten aufnehmen.
8. *Nachsorge für die Hinterbliebenen,* die besonders verletzlich und sensibel sind. Sie sollen in Zusammenarbeit mit dem Hausarzt und sonstigen lokalen Diensten betreut werden.
9. *Methodische Aufzeichnungen und Analyse,* um die klinische Praxis zu kontrollieren und, abgestimmt mit entsprechender Forschung – wo immer möglich –, eine solide untermauerte Praxis und Lehre aufzubauen.
10. *Unterricht auf allen Gebieten der Pflege unheilbar Kranker.* Besondere Einrichtungen sollen dazu dienen, Interesse zu wecken, Erfahrungen und fundiertes Wissen weiterzugeben sowohl an Allgemeinpraktiker wie an Spezialisten.
11. *Phantasievolle Nutzung vorhandener Architektur.* Viele Hospize werden nicht in der Lage sein, neu zu bauen und müssen ein Gebäude den Erfordernissen anpassen, um Privatsphäre mit Öffentlichkeit und Gemeinschaft zu verbinden und ein Gefühl des Zuhauseseins mit effizientem Betrieb vereinbaren zu können.
12. *Eine gut funktionierende und zugängliche Verwaltung,* Voraussetzung auf allen Gebieten menschlichen Zusammenlebens ist hier vonnöten, um Patienten, Familien und Personal Sicherheit zu geben. Leistungsfähigkeit ist sowohl beruhigend wie zeitsparend. Bisher haben die Hospize bewiesen, daß

ihr Betrieb kosteneffektiv ist, daß er ihrer Aufgabe entspricht und menschlich ist.

13. *Bereitschaft, den Preis des Engagements und der Suche nach Sinn zu bezahlen.* Bereitschaft zur Hingabe war immer ein herausragendes Merkmal der früheren und heutigen Hospize. Die Bereitwilligkeit, sich dieser Forderung zu stellen, ist ausschlaggebend dafür, wie die Arbeit verrichtet wird und wie das Personal zusammenwächst. Ein christliches Hospiz wird sich der Gegenwart des gekreuzigten und auferstandenen Christus in der Mitte bewußt sein.

Wenn ein neuer Patient in einem Hospiz ankommt, wird er gleich in der Ambulanz mit seinem Namen begrüßt, und seine künftige Stationsschwester oder die Oberschwester bzw. ein Pfleger begleiten ihn auf die Station. Es ist wichtig, auch die Angehörigen zu begrüßen, denn die Behandlung wird von nun an die ganze Familie einbeziehen. Leiden bleibt nicht auf den Kranken beschränkt: Jeder, der ihn liebt, wird bis zu einem gewissen Grade Patient des Hospizes sein.

Einige Aspekte der Pflege werden in der Betreuung von Sterbenden intensiviert werden, andere treten in den Hintergrund. Ganz natürlich wird sich eine gewisse Ehrfurcht gegenüber den Patienten entwickeln, auch dann, wenn diese nicht reagieren und teilnahmslos sind. Es muß stets behutsam mit ihnen umgegangen werden, und sie sind so zu behandeln, als wären sie bei vollem Bewußtsein. Unbekümmerte Unterhaltungen in Gegenwart eines scheinbar bewußtlosen Menschen werden oft von ihm genau verstanden. Im allgemeinen ist man der Ansicht, daß das Gehör als letzter Sinn schwindet. Daher haben viele Religionen auch besondere Gebete, die leise in das Ohr des Sterbenden gesprochen werden.

Routinemaßnahmen wie Temperaturmessen und Pulsfühlen sollten nun den Kranken nicht mehr stören, da sie keinen praktischen Nutzen mehr haben. Andererseits ist es wichtig, die äußere Erscheinung des Kranken zu pflegen, damit seine Würde gewahrt bleibt. Auch wenn es nicht mehr wichtig ist, die Temperatur zu messen, sollten doch z. B. Männer weiterhin regelmäßig rasiert und Frauen frisiert werden.

Wenn die Schmerzen medizinisch beherrscht werden können,

kann es dem Patienten gut genug gehen, daß er aufstehen oder sogar für einige Wochen nach Hause gehen kann. Viele werden einen Teil des Vormittags im Tagesraum verbringen, wo sie fernsehen können, vielleicht auch neue Fertigkeiten im Verlaufe einer Beschäftigungstherapie entwickeln oder mit Freunden plaudern. Einige Hospize haben einen Aufenthaltsraum, in dem Patienten, die sich bewegen können, Freunde empfangen und mit ihnen Tee oder Kaffee trinken können, der von freiwilligen Helferinnen und Helfern zubereitet wird.

Schon oft habe ich sagen hören: „Pflege unheilbar Kranker? Das könnte ich nicht, es muß schrecklich deprimierend sein." Daß diese weitverbreitete Meinung, ein Hospiz sei ein düsteres Haus, bewohnt von elenden lebenden Leichnamen, nicht stimmt, ist der Qualität der Pflege zuzuschreiben. Obgleich schwere Krankheiten Entsetzen hervorrufen und viele Menschen noch nicht einmal hinsehen wollen, können sie oft auch eine positive Kraft entwickeln, die Menschen aneinanderbinden und das Beste aus ihnen herausholen kann. Es geht nicht darum, sich gegenüber dem Leid abzuhärten – immer wird man verletzlich bleiben. Es geht darum, eigenes Wohlbehagen zeitweise aufzugeben, um es anderen zu verschaffen. Nur bei einem Menschen zu sitzen, der mit seinem körperlichen Verfall und seinen seelischen Ängsten kämpft, das kann sehr weh tun. Aber dieser Schmerz kann zu einer positiven Erfahrung werden wegen des Trostes, den ein solcher Beistand dem Kranken bringt. Einige Patienten sind nur wenige Tage in einem Hospiz, andere bleiben möglicherweise viel länger auf einer Station. Damit die Pflege in einem Hospiz für sie tatsächlich wirksam wird, müssen einige Kranke mehrere Wochen dort zubringen. Ganz natürlich wird sich das Personal mit ihnen anfreunden. Und so ist auch das Pflegeteam, wenn ein Patient stirbt, nicht von der Trauer ausgenommen. Wenn ein sehr beliebter Patient stirbt, liegt eine Zeitlang ein Schatten über der ganzen Station. Gruppen, in denen über diese Angelegenheiten diskutiert wird, stützen die einzelnen und tragen dazu bei, daß sie ihre eigenen Gefühle besser verstehen. Es mag die Kraft eines einzelnen übersteigen, aber gestützt von der Gemeinschaft wird es leichter. Das ist der Hauptgrund, warum besondere Hospize nötig sind: Das Selbstvertrauen des einzelnen kann durch die Gruppe gestützt werden.

Und dieser „Gruppengeist" beeinflußt auch die Einstellung zur Arbeit.

Es ist ein großes Privileg, dabeizusein, wenn ein Mensch auf seine ureigenste Weise mit einer eigentlich unerträglichen Situation zurechtkommt. Besonders hier kann eine gute Schwester, ein guter Pfleger wertvolle Hilfe leisten. Viele Menschen reifen auf wunderbare Weise auf ihrem Sterbebett. Frühere Prioritäten fallen in sich zusammen. Toleranz und Mut können auf dem unwahrscheinlichsten Erdreich gedeihen, und noch erstaunlicher ist die Gelassenheit, die ein sterbender Mensch ausstrahlen kann.

Bei der Pflege Sterbender muß unbedingt verhindert werden, daß irgend etwas einen solchen Reifeprozeß des Patienten stört. Der Patient muß frei von Schmerzen sein, aber noch voll bei Bewußtsein; es muß ihm soviel über seinen Zustand mitgeteilt werden, wie er ertragen kann, aber nicht mehr; er muß ermutigt werden, nicht auf sich selbst fixiert zu bleiben und dazu deutliche Beispiele wirklicher Hilfsbereitschaft erhalten.

Wenn ein Mensch seine geistigen Fähigkeiten langsam einbüßt, sei es aus körperlicher Schwäche oder Altersdemenz, dann bleibt ihm eine große Schönheit, die viele Jahre durch Geschäftigkeit – oder auch Faulheit – verdeckt gewesen sein mag. Der Tod zieht die Decke weg, und diese Demaskierung kann zu einer überwältigenden Offenbarung werden.

Wenn gesagt wird, die Pflege Sterbender sei deprimierend, frage ich mich manchmal, ob diese Menschen nicht gerade den Teil ihres Wesens unterdrücken, der für andere vielleicht eine große Hilfe wäre. Schwestern und Pfleger, Ärztinnen und Ärzte, die auf ihre Patienten entweder hochgemut oder deprimiert reagieren, denken nicht daran, was die Kranken vielleicht von ihnen konkret erwarten; mit anderen Worten, solche Gefühle sind egozentrisch. Diese Art „Engagement" kann Menschen durchaus unbrauchbar für solche Dienste machen, genau wie diejenige Person, die nur mittrauert, mitleidet, „mitfühlt" oder sonst alles mögliche tut, außer dem Kranken zu dienen.

Um die Nöte eines Menschen zu erkennen und sie rücksichtsvoll und effizient zu befriedigen, braucht man ein gewisses Maß an Abstand. Das ist nicht – wie gemeinhin angenommen – Gefühlskälte. Weit davon entfernt! Eine gewisse Distanz ist eine unerläßliche Voraussetzung der Liebe. Gefühlsaufwallungen lenken die eigene Aufmerksamkeit von dem Menschen in Not ab und auf sich selbst. Wenn allerdings eine Situation sehr gefühlsbeladen ist, stellt sich eine andere Falle: nämlich zu versuchen, die eigenen Gefühle zu verbergen. Solche Gefühle zu unterdrücken ist unwahrhaftig. Es ist zwar besser, möglichst einen klaren Kopf zu behalten, und wenn man es nicht fertigbringt, dann wenigstens nicht unehrlich zu sein!

Ich erinnere mich an eine Familie, die sehr dankbar war, als die Schwester, die ihnen schlechte Nachrichten überbringen mußte, gemeinsam mit ihnen weinte. „Wie wundervoll", sagten sie hinterher, „daß sie so betroffen war." Entscheidend aber war jedoch, daß sie *bei ihnen blieb* trotz ihres eigenen Kummers und ihrer Fassungslosigkeit.

Diese Liebe ist Voraussetzung bei der Betreuung von Sterbenden. Auf einer allgemeinen Station kann man gewöhnlich soviel geschäftig für die Patienten tun, daß die Aufgabe, bei ihnen zu sein und bloß zuzuhören, als schiere Belastung abgetan werden könnte. Aber dem Sterbenden nur und ständig medizinische Behandlungen aufzudrängen, ihn mit Medikamenten zu versorgen und keine Liebe zu zeigen, das ist genau so, als ob man einem Verhungernden, der unter Goldstücken begraben ist, einen Topf voller Gold anböte.

Die richtige Haltung Sterbenden gegenüber sollte also getragen sein von Achtung, Ehrfurcht und liebevoller Freundlichkeit. Das ist sehr viel verlangt, gewiß, aber das Ziel lohnt sich. In einer solchen Atmosphäre besteht die Hoffnung, daß der Kranke dem Tod gegenübertritt wie der chinesische Dichter Po Chū-i, der schrieb:

In meiner Brust kein Kummer kann verharren,
Ich spür' den großen Weltgeist durch mich fahren,
Und als ein Wölkchen treib' ich vor dem Wind,
Mit einer Schwalbe gleich dem willenlosen Kind.

Ich träume unterm Maulbeerbaum,
Es tropft die Wasseruhr,
Am Horizont der Sonne Saum
Verkündet einen neuen Tag,
der scheinen mag auf welke Haut und weiße Haare,
die Zeichen der erfüllten Jahre.

Ich werfe keinen Blick zurück, wenn ich muß gehen,
Ich sorg' mich nicht, wenn's Leben bleibt bestehen.
Im Kreislauf ziehen Tod und Leben,
Wie sollt' den Tagen ich Bedeutung geben?

Im Glauben fest und stets bereit,
Eins möcht' ich werden
Mit dem Puls der Ewigkeit.

Der Patient stirbt

Die Wache von Verwandten und Freunden oder eines Angehörigen des Hospizpersonals am Sterbebett muß diskret beobachtet werden, damit sie nicht zu einer traumatischen Erfahrung wird. Menschen fühlen sich hilflos neben Sterbenden, weil sie oft nicht wissen, daß nur ihre Anwesenheit wesentlich ist, nicht irgendwelche Betriebsamkeit. Sie fühlen sich vielleicht schuldig, weil ihnen nebensächliche Gedanken durch den Kopf gehen, die ihre Aufmerksamkeit von dem sterbenden Menschen ablenken. Sie sollten ermutigt werden, den Kranken zu berühren, z. B. seine Hand zu halten, denn das wird eine seiner letzten beruhigenden Verbindungsmöglichkeiten sein. Man kann bis zum letzten Augenblick davon ausgehen, daß er alles hört, was gesagt wird. Oft wird der Schimmer eines Lächelns oder der schwache Druck eines Fingers bestätigen, daß die Botschaft angekommen ist. Meistens wenden sich die Angehörigen den traditionellen Gebeten und kirchlichen Schriften zu für diesen letzten Trost, z. B. dem Nunc dimittis:

> „Nun läßt du, Herrn, deinen Knecht, wie du gesagt hast, in Frieden scheiden.
> Denn meine Augen haben das Heil gesehen, das du vor allen Völkern bereitet hast" (Lk 2,29–31).

Schmerzen in der letzten Stunde sind selten, und die Angst davor ist ein morbides Merkmal unserer Kultur. Der Gedanke des Leidens kann allerdings durchaus von leidenden Zuschauern, die in Wirklichkeit Angst vor dem bevorstehenden Verlust haben, auf den anderen projiziert werden. Wir erleben jedoch fast immer ein letztes wunderbares Nachgeben. Der Mensch zieht sich gelassen und bereitwillig zurück, so behutsam wie ein Ozeanriese vom Kai ablegt. Manchmal gibt es noch einen kurzen Augenblick völliger Klarheit.

In ihrer Schrift „Care of the Dying" schrieb Cicely Saunders:

„Einige haben mir gesagt, sie hofften, ‚daß es im Schlaf passieren würde', und das können wir versprechen, ohne befürchten zu müssen, uns zu täuschen. Wir müssen bereit sein, gegebenenfalls auch Beruhigungsmittel zu verabreichen, wenn ein Patient Angst haben sollte zu ersticken, aber fast immer geht dem Tod Bewußtlosigkeit voraus."

3. Teamarbeit

Weder Ärzte noch Krankenschwestern bzw. Pfleger können heute noch auf sich allein gestellt arbeiten. Sie brauchen eine Heerschar von helfenden Zuarbeitern. Nach und nach entwickelt sich die Rolle des Arztes zu der eines Teamleiters und Koordinators. Theodore Fox hat von der „Greater Medical Profession" gesprochen, einer umfassenderen medizinischen Berufsgruppe also, die Ärzte aller Fachgebiete umfaßt, aber auch Schwestern, Pfleger, Physiotherapeuten, Beschäftigungstherapeuten, Sozialarbeiter, Labortechniker, Röntgenassistenten, Sprachtherapeuten usw. einschließt.

Wer ist das Team?

Wenn Roboter Menschen ersetzen könnten, könnte sich A um B kümmern, die Aufgaben wären klar unterschieden. Im wirklichen Leben allerdings ist nichts so klar abgegrenzt. In einer Situation, in der auf die Bedürfnisse eines sterbenden Menschen eingegangen werden muß, gehört jeder zum Team, der dazu etwas beitragen oder davon profitieren kann. Jeder irgendwie Beteiligte ist aufgefordert, mitzumachen und zu lernen. Jeder kann für den anderen eine Hilfe sein. So betrachtet, wird das Konzept des Teams, da es jeden mit einbezieht, der etwas Positives zur Situation beiträgt, ein sehr lebendiges, intelligentes und menschliches Konzept. Nicht nur das Krankenhauspersonal und das Team des Hausarztes gehören dazu, sondern auch die Angehörigen und Freunde des Patienten und, das ist sehr wichtig, der Kranke selbst. Wie das funktioniert, das möchte ich an der Geschichte von Frau N. aufzeigen.

Diese Dame in den Vierzigern kam mit vier ihrer älteren Kinder von den Westindischen Inseln nach Großbritannien, damit diese hier eine gute Ausbildung erhalten und sich beruflich qualifizieren sollten. Nach einigen Jahren wurde bei ihr Brustkrebs festgestellt. Die Brust wurde entfernt, dann auch die Eierstöcke, um den bösartigen Wachstumsprozeß aufzuhalten. Unglücklicherweise gelang das in ihrem Fall nicht, und auch eine Strahlentherapie hatte keinen Erfolg. Der Krebs griff auf Leber und Knochen über, sie fühlte sich sehr schlecht und hatte große Schmerzen. Als sie zu uns kam, sagte sie: „Ich hatte eine Brustkrebsoperation, und nun ist meine Leber angeschwollen". Damit teilte sie uns deutlich mit, daß sie ihre Diagnose kannte. Sie sagte, daß sie gerne ihre Kinder in Grenada wiedersehen würde. Doch sie konnte sich nicht vorstellen, daß es für sie noch einmal möglich sei. Paß und Impfungen seien allerdings in Ordnung.

Wir linderten zunächst ihre Schmerzen und fragten versuchsweise nach, wie man das Geld für einen Flug nach Grenada auftreiben könnte. Nach und nach lernten wir die Familie kennen und erfuhren, welche Hoffnungen sie mit jedem einzelnen verband. Sie sagte, der älteste Sohn hätte sich zu einem Taugenichts entwickelt und kaum Verbindung zu seiner Mutter. Sie habe große Sorgen, daß die beiden jüngeren Brüder auf die gleiche Bahn gerieten. Besonders der jüngere, B., sei dabei, in schlechte Gesellschaft zu geraten. Als wir ihr dann klarmachten, daß sie zu schwach sei, um alleine zu fliegen, wollte sie den jungen B. als Begleitung auf dem Flug mitnehmen. Sie meinte, wenn sie ihn erst aus London herausbekäme, könne er auf der väterlichen Farm außer Gefahr arbeiten. Das meiste Geld wurde von ihrem Sohn L. und ihrer Tochter aufgebracht, die beide arbeiteten. Die letzten fehlenden zweihundert Pfund steuerte freundlicherweise eine Stiftung bei.

Es traten riesige Komplikationen auf. Da war die Nacht, in der Frau N. in Panik geriet und dachte, sie würde sterben, ehe sie ihr Zuhause wiedergesehen hätte; dann waren die Zollbehörden dazu zu bringen, ihre beiden Literflaschen Heroinmixtur passieren zu lassen; es war ein Gabelstapler zu beschaffen, um ihren Rollstuhl an Bord zu hieven; und schließlich kam auch noch der junge B. auf dem Flughafen abhanden, so daß die Maschine erst später starten konnte.

Einige Wochen später erhielten wir einen jubelnden Brief aus Grenada. Sie hatte zwar wieder Schmerzen, aber hielt das offensichtlich für unwichtig. Zwei Wochen später starb sie, drei Tage nachdem sie ihre zweite Tochter besucht hatte, die in Grenada verheiratet war. Im darauffolgenden September tauchte ihr Sohn L. im Hospiz auf und bat um Arbeit als Stationspfleger, weil, wie er sagte, das Hospiz ihm ein guter Ort zu sein scheine. Als er sechs Monate später fortging, sagte er mir, es wäre der erste Job gewesen, bei dem er sich keinen einzigen freien Tag genommen hätte.

Wer hat sich nun in dieser Geschichte um wen gekümmert? Die Entscheidungen wurden alle von Frau N. getroffen, jeder Schritt wurden offen mit ihr besprochen. Das verstehe ich unter dem gemeinsamen Weg eines Teams. Das Leben stellt uns vor ein Problem, und alle betroffenen Personen tragen das Ihre dazu bei, verantwortlich damit umzugehen.

„Wenn der Arzt sich die Zeit nimmt, in dieser Weise seinem Patienten zu begegnen, wird er sehr oft merken, daß er mehr erhält, als er gibt. Von Sterbenden lernen wir, wie wir uns um Sterbende zu sorgen haben", sagt C. Saunders (1966, 3). Der Kranke unterscheidet sich vom übrigen Team nur dadurch, daß er in der Rolle des Sterbenden ist.

Oft wird dem Patienten nichts über seine Diagnose gesagt – vielleicht werden ihm sogar Lügen erzählt. Seine nächsten Angehörigen erfahren allerdings fast immer die Wahrheit. Das ist ein hoffnungslos mechanisches Vorgehen, denn natürlich sollte es als erster derjenige erfahren, der am besten damit umgehen kann. Der Patient kann durchaus das stärkste Glied der Familie sein und den anderen helfen, die Situation anzunehmen. Oft genug wird der Sterbende jedoch nicht von einem starken familiären Beziehungsnetz gestützt, sondern im Gegenteil durch eine Mauer der Täuschung ausgeschlossen. Die Familie mag dabei sein, sich eine Welt ohne den Kranken vorzustellen und auch diesbezüglich zu planen, im nächsten Augenblick sprechen sie mit ihm aber darüber, was wird, „wenn es dir erst besser geht". Das kann besonders bei einem Ehepaar sehr hart sein, wenn beide jahrzehntelang, auch in der Phase der Krankheit, alle Sorgen miteinander geteilt haben. Wenn es erst einmal so weit gekommen ist, mag es notwendig sein, solche Mauern sehr sanft und einfühlsam abzubauen, um es dem Paar möglich zu machen, voneinander Abschied zu nehmen. Es ist wichtig, Abschied zu nehmen. Eine Verschwörung des Schweigens wird das Gefühl des Sterbenden, isoliert zu sein, vertiefen, und es werden sich später emotionale Probleme für die Hinterbliebenen aufstauen. Andererseits gibt es natürlich viele Patienten, die klipp und klar zum Ausdruck bringen, daß sie überhaupt nicht an eine Krankheit denken wollen und alles dem Arzt überlassen. Diese Haltung ist genauso berechtigt, aber der Patient sollte wenigstens die Gelegenheit bekommen zu wählen, wie er das Problem angehen will.

Einige Angehörige werden ganz offensichtlich Hand in Hand mit der pflegerischen Seite des Teams zusammenarbeiten, andere werden genauso offensichtlich zu Patienten neben dem Sterbenden werden, und wieder andere werden sich abwechselnd in beiden Rollen finden. Es kann nötig werden, sie über Nacht im Krankenhaus aufzunehmen, wenn sie nämlich zu mitgenommen sind, um allein nach Hause zurückzukehren, oder wenn sie sofort dasein wollen, wenn der Tod kurz bevorsteht.

Es wäre wohl nicht angebracht, wenn die Angehörigen die Krankenblätter lesen würden, die nur für geübte Augen abgefaßt sind. Doch sollten sie genau ins Bild gesetzt werden, üblicherweise durch die Stationsschwester. Wenn sie Gelegenheit dazu bekommen, haben sie sicher sehr viele Fragen: Hat er gestern wissen wollen, ob er Krebs hat? Was wurde ihm gesagt? Warum hat man die Bluttransfusion abgebrochen? Haben unsere Besuche ihn ermüdet? Wie lange hat er noch zu leben?

Da sie selbst Leidende sind, muß sich auch jemand um die Angehörigen sorgen. Aus diesem Grunde haben einige Hospize einen „freien Tag für Angehörige" eingerichtet. Besuche, außer bei Schwerstkranken, sollten an diesem Tag nicht stattfinden. Das entlastet den Angehörigen, der das Gefühl hat, es sei seine Pflicht, so oft wie möglich bei seinen Lieben zu sein, so daß er nirgendwo mehr hinkommt. Ansonsten werden Besuche natürlich nicht begrenzt, und dem Pflegepersonal entstehen daraus auch keinerlei Probleme.

In den nächsten Kapiteln werde ich auf den Beitrag aller anderen Teammitglieder zu sprechen kommen. Wenn man selbst das Glück hat, durch die Bereitschaft einer Reihe freiwilliger Mitarbeiter unterstützt zu werden, so spielen auch sie eine wichtige Rolle. Es kann sich als günstig erweisen, einen hauptamtlichen Organistor zu haben, der diese Hilfe rekrutiert und jeweils einsetzt. Ich erinnere mich an Frau B., eine alte Dame mit weit fortgeschrittenem Knochenkrebs, deren Haare als Nebenwirkung einer Behandlung ausgefallen waren. Sie verbrachte Weihnachten damit, immer wieder zu kichern und zu erröten, weil ein Friseur eine phantastisch gelockte Perücke für sie gebracht hatte.

Es lohnt sich in jedem Fall, Perücken, Brillen, Hörhilfen und ähnliches vorrätig zu haben – die von Ex-Patienten zurückgelassen wurden –, um damit anderen zu helfen, in ihren letzten Wochen noch voll zu leben. Manchmal dauert es in bestimmten Situationen zu lange, neue zu bekommen.

Wenn unangenehme Symptome unter Kontrolle sind und der Patient für eine gewisse Zeit aus dem Krankenhaus nach Hause zurückkehren kann, kann jemand von der Sozialstation den Kontakt zum Krankenhaus halten und helfen, mit den wirtschaftlichen Folgen einer Krankheit fertig zu werden, die den Patienten vielleicht erwerbsunfähig gemacht hat. Alle zivilrechtlichen und finanziellen Probleme sollten vor dem Tode gelöst werden.

Aber da gibt es noch größere Probleme. Eine Frage, die immer gestellt wird, wenn jemand in ein Krankenhaus aufgenommen wird, lautet: „Welcher Konfession gehören Sie an?" Viele sind aus der Kirche ausgetreten, viele haben mir jedoch gesagt: „Ich glaube an Jesus, aber ich gehe nicht in die Kirche." Fast alle schätzen jedoch den Besuch eines Geistlichen. Vorausgesetzt, er ist auf den Stationen eine vertraute Person, wird man sein Erscheinen nicht negativ deuten. Ideal wäre es, wenn ein Krankenhausseelsorger ständig da ist, dessen Rolle die eines weiteren Zuhörers wäre und der besonders mit Gewissenskonflikten umzugehen versteht. Die konfessionelle Zugehörigkeit des Seelsorgers ist dann eigentlich unerheblich, vorausgesetzt, er ist offensichtlich ein Geistlicher und kann zuhören. Wenn ein bestimmter Geistlicher sich als hilfreich erwiesen hat, dann ist er ein sehr wichtiges Mitglied des Teams, das einen Sterbenden betreut. Er sollte, wenn immer möglich, zu Rate gezogen werden, und ihm sollte umgekehrt alle medizinische Information anvertraut werden, die er braucht. Denn der Patient soll sich ganz frei aussuchen können, mit welchem Teammitglied er sprechen will – Stationsschwester, Arzt, Seelsorger, Sozialarbeiter oder Physiotherapeut. Und falls der Kranke Fragen über seine Diagnose oder Prognose stellen sollte, könnte ein uninformiertes verlegenes Schweigen für immer die Frage zum Verstummen bringen, von der es abhängt, ob einem Patienten in

wurde dafür aber doch durch einsatzbereite Jugendliche aus der örtlichen Pfarrei eine Lösung gefunden. Der Vikar schickte sie, damit sie Herrn F. beim Laufen behilflich waren.

Der Sozialarbeiter lernte Frau F. in der Klinik kennen, schon im Hinblick darauf, ihr später im Trauerfall beizustehen. Trotz des explosiven Verhältnisses, das die Eheleute miteinander hatten, zeigte sich aber, daß sie einander auf ihre eigene seltsame Weise tief zugetan waren. Als ihr mitgeteilt wurde, daß er nur noch einige Wochen zu leben hätte, wurde sie sehr ruhig und sanft. Ich habe danach nie mehr erlebt, daß sie ihn anschrie: Jeder seiner gebieterisch vorgebrachten noch so wunderlichen Einfälle wurde sofort ausgeführt. Als er jedoch schwächer wurde, wurde die Pflege schwerer – und zu schwer für die Frau. Ich beobachtete ihren Puls und Ödeme an den Fußknöcheln mit wachsender Sorge. Doch als ich dem Mann nahebrachte, daß das Herz seiner Frau schwächer würde, versicherte er mir lediglich, daß es diesbezüglich keine Probleme gäbe. „Sie wird phantastisch mit allem fertig", verkündete er. Dann traf ich sie eines Morgens an, wie sie nach Luft rang, und entschied, daß er in das Hospiz kommen müsse, um ihr etwas Ruhe zu verschaffen. Herr F. war jedoch hartnäckig: Er würde zu Hause sterben.

„Vor oder nach Ihrer Frau?" warf ich ein. Das war an einem Sonnabend. Später am gleichen Tag versuchte es der Hausarzt; er hatte ebensowenig Erfolg wie ich. Am Sonntag kam der Vikar und sprach von der Pflicht, nachzugeben und Vertrauen zu haben. Aber am Montag wurde das Tüpfelchen auf das i gemacht durch eine Ordensschwester, die sich aufs Schmeicheln verlegte, wie es nur eine irische Nonne versteht. Unter einer Reihe von Bedingungen und Vorbehalten stimmte er zu, und in der Tat starb er einige Tage später zufrieden im Hospiz. Die Gesundheit seiner Frau wurde im letzten Augenblick gerettet und sie hielt uns die Freundschaft, indem sie eine freiwillige Mitarbeiterin im Hospiz wurde und Tee für bettlägerige Patienten zu Hause zubereitete. Ihre Trauer ertrug sie so leichter.

Nur durch engste Zusammenarbeit des Teams war dieses Ergebnis möglich geworden.

Die Rollen überschneiden sich

Die Rollen des Arztes, des Geistlichen und der Schwester können selbstverständlich nicht scharf voneinander abgegrenzt werden, denn zuweilen sind sie völlig austauschbar (vgl. McNulty 1974, 59). Um sofort auf die Bedürfnisse eines Patienten reagieren zu können, braucht man Schwestern, die die Dosierung von Medikamenten ändern können, die erkennen, wann die „Wenn nötig"-Verordnungen weit zu fassen sind, und die einen Katheter anlegen können. Man braucht Ärzte, die auch geistliche Berater sein, und Geistliche, die eine schwerwiegende Prognose angemessen übermitteln können. Entscheidend ist die Ausweitung des Gesichtskreises der jeweiligen eigenen Arbeit. Das kommt der traditionellen Rolle des Hausarztes früherer Zeiten nahe. Und es ist auch das, was die Sorge und Pflege Sterbender hauptsächlich so anziehend macht.

Es ist hier ein Raum, in dem auch eine Schwester dem Arzt etwas beibringen kann, nicht nur umgekehrt. Die Erfordernisse der Situation sind so offenkundig, daß kleinliche Abgrenzungen unwichtig werden. Ein Beispiel guter Kommunikation in einem bestimmten Hospiz ist etwa das „rosa Blatt", das sich in allen Patientenberichten findet. Darauf werden sämtliche wichtigen Bemerkungen verzeichnet, die ein Patient gemacht hat und aus denen erkennbar werden kann, ob seine Einsicht in seinen Zustand gewachsen ist. Jedes Mitglied des Personals kann auf dieses Blatt schreiben oder es als Anhaltspunkt gebrauchen – Schwestern, Sozialarbeiter, Physiotherapeuten, Geistliche und Ärzte.

In Allgemein-Krankenhäusern mögen Schwestern beunruhigt sein über etwaige Entscheidungen der Ärzte, die die Pflege sterbender Patienten berühren: Warum bekommt Frau Soundso keine Antibiotika mehr? Warum kann Herr XY nicht in Ruhe gelassen werden, sondern bekommt in jede Körperöffnung einen Schlauch gesteckt? Schwestern brauchen Hilfe bei dem, was sie dem sterbenden Patienten sagen sollen, und bei der Suche danach, wie ihre eigene Haltung zum Tode sein soll. Die geeignetste Person für diese Probleme ist oft ein Geistlicher, der in medizinischer Ethik bewandert ist. Zurückhaltende Schwestern, die die Mediziner nicht fragen wollen, können sich an ihn wenden, und er kann mithelfen, daß sich beide Gruppen über die ethischen Schwierigkeiten der Schwestern austauschen.

Eine Partnerschaft unter Gleichen

Das Folgende ist Teil eines unveröffentlichten Textes, den Enid Henke diktierte, eine Dame, die an einer Lähmung der Bewegungsnerven starb und selbst zu schwach war zu schreiben:

„Gemeinsam mit einer Freundin dachte ich über das Leben und seinen Zweck nach. Ich sagte, selbst bei fortschreitender Lähmung und Verlust der Sprache glaubte ich, mein Leben sei für etwas gut, war aber zu diesem Zeitpunkt nicht sicher, wozu. Nach einer Weile sagte meine Freundin: ‚Es muß hart sein, der verwundete Jude zu sein, wenn du von Natur aus doch viel eher der gute Samariter wärst.'

Es ist hart: es wäre unerträglich, hätte ich nicht den Glauben, daß der verwundete Mann und der Samariter nicht voneinander zu trennen sind. Es war die Hilflosigkeit des einen, die das Beste aus dem anderen herausholte und sie miteinander verband.

Wenn ich über das Gleichnis nachdenke, ist es für mich von besonderem Interesse, daß uns nicht gesagt wird, ob der Verwundete wieder gesund wird. Ich habe das zwar immer angenommen, aber jetzt wird mir klar, daß, selbst wenn er sich nicht erholt, die Geschichte dennoch ein perfektes Gleichnis für wahre Nächstenliebe ist. Sie werden sich erinnern, daß die Geschichte damit endet, daß der Samariter (Lk 10,29–37) den Wirt bittet, sich um den Mann zu kümmern, ihm aber auch versichert, daß er weiter Anteil nehmen und für ihn sorgen werde: Auf diese Weise wird der Wirt auch beteiligt ..."

Man fühlte: Enid war eine der Patienten, die sich um das Personal sorgte, während dieses sich um sie bemühte. Bei der Suche nach Antwort auf meine Frage: „Wer sorgt für wen?" erinnerte ich mich daran, wie oft Patienten einander helfen können, indem sie einander beruhigen, durch ihr eigenes Beispiel, durch Freundschaft. Dann wurde mir klar, wie Patienten wie Enid ihr Bemühen um das Pflegeteam zum Ausdruck bringen können, etwa indem sie auf die Gefühle der Mitglieder des Teams achten und auch indem sie einfach deren Dienste entgegennehmen. Und schließlich kam ich darauf, wie viele Möglichkeiten es gibt, daß sich die Mitglieder des Pflegepersonals untereinander helfen, indem sie Meinungen austauschen und Erfahrungen teilen und Probleme besprechen.

So etwa sieht ein Team aus, das bereit ist, dem sterbenden Kranken zu dienen und ihn zu unterstützen. Obgleich die Arbeit ungefähr die gleiche ist wie bei wieder genesenden Patienten, so liegt das Gewicht doch woanders. Die Mitglieder des Teams werden immer einen ganz bestimmten Moment vor Augen haben. Der entscheidende Punkt und das definitive Ende ihrer ganzen Arbeit wird ein besonderer Augenblick sein – vielleicht erst in ein paar Monaten, vielleicht aber schon morgen –, wenn der Patient stirbt. Auf diesen Augenblick hin werden alle ihre Bemühungen gerichtet sein: damit er friedlich, heiter und zufrieden sei.

4. Die Schmerzen des Todes

Körperliche Schmerzen

„Geburt vollzieht sich unter Schmerzen, Verfall ist schmerzhaft, Krankheit und Tod sind mit Schmerzen verbunden." Diese Einsicht hat Buddha in seiner berühmten Predigt über das Ende des Leidens formuliert. Aber ist all dieser Schmerz wirklich notwendig?

Noch einmal möchte ich betonen, daß wir bei sterbenden Patienten die unangenehmen Auswirkungen einer Krankheit behandeln sollten, nicht mehr die Krankheit selber. Schmerz ist das Symptom, das wir gewöhnlich am meisten fürchten, besonders wenn wir die mit Angst beladene Diagnose „Krebs" hören. Es ist richtig: Ohne gewissenhafte Behandlung können 40% der Krebspatienten starke Schmerzen haben. Eine gute Behandlung sollte dem Schmerz zuvorkommen. Denn wenn er wiederkehrt, ehe die nächste Dosis Analgetika gegeben wird, ist die Bekämpfung noch schwieriger. Wenn schmerzstillende Mittel regelmäßig verabreicht werden, kann die Dosis niedrig gehalten werden. Doch sollte man nicht zögern, die Dosierung gegebenenfalls zu erhöhen.

Ich erinnere mich an einen alten Patienten aus Glasgow, der für sich selbst die richtige Dosis herausfand. Er kam aus dem Gefängnis zu uns und hatte seine Schmerzmittel für seinen Lungenkrebs in einem versiegelten Beutel. Er war „Gast Ihrer Majestät" gewesen, weil er trank und ein unsolides Leben führte. Aber die Gefängnisärzte hatten festgestellt, daß er nicht mehr lange zu leben hatte. In der Ambulanz hatte er die Arzneipackungen geöffnet, und als er merkte, daß eine Medizin reichlich Gin enthielt, schlürfte er sie stillvergnügt. Bei der Ankunft reichte er mir mit ziemlich unsicherer Hand die leere Flasche, und ich stellte entsetzt fest, daß er ungefähr das Fünfzehnfache einer normalen Dosis Morphium geschluckt hatte. Ich wartete, daß er in Koma fallen würde, aber nichts geschah, sondern er erklärte mir mit glücklichem Lächeln: „Also, die Schmerzen bin ich nun los, Doc."

Man sollte Schmerzmittel nicht nur „bei Bedarf" geben. Denn das hieße, daß die Schmerzen allmählich wieder anschwellen, bis der Patient eine Schwester um Linderung bittet. Sie wird es der Stationsschwester sagen, die ihre Arbeit im Stich lassen muß, um eine Injektion zu geben. Das Medikament macht schläfrig, der Schmerz geht zurück, und der Patient ist dumpf und halbwach, bis er wieder nach Morphium schreit. Schließlich wird irgend jemand sagen: „Ich fürchte, er wird allmählich abhängig." Wenn es sich jedoch um einen sterbenden Patienten handelt, gibt es kein Zuviel eines Analgetikums.

Ein Patient, Herr H., sagte mir, er leide „schon drei Monate entsetzliche Qualen". Ich dachte, er übertreibe, bis ich ihn aufmerksam untersuchte und fand, wie außerordentlich empfindlich die Metastasen an seinen Rippen waren. Sogar das Atmen verursachte Schmerzen, und jede Bewegung ließ ihn aufstöhnen. Während der drei Monate hatte er starke Opiate bekommen, aber die Dosis war aus Angst vor Abhängigkeit niedrig gehalten worden. Zwei Tage, nachdem er in das Hospiz gekommen war, saß er aufrecht, entspannt und lächelnd da. Solche Schmerzen sind so übermächtig, daß für den Patienten nichts anderes mehr von Belang ist. Das ganze Universum ist nur noch Schmerz.

Wenn Schmerzen richtig unter Kontrolle sind, wird der Patient sie nie mehr fühlen. Er wird sogar fragen, ob die Medikamente wirklich noch nötig seien, weil er keine Schmerzen mehr habe. Dann kann er vielleicht sogar nach Hause zurückkehren und gegebenenfalls ambulant von der Klinik aus behandelt werden. Medizinische und soziale Betreuung können, wenn es nötig ist, so organisiert werden, daß der Patient ruhig zu Hause sterben kann.

Natürlich gibt es viele ausgezeichnete Möglichkeiten, Schmerzen zu bekämpfen, ohne daß Morphium eingesetzt wird. Aspirin, ein Schmerz-Spray, Einreibungen mit Wintergrünöl oder anderen schmerzstillenden Salben sind durchaus hilfreich, ganz zu schweigen von Alkohol, der ein erstklassiges Beruhigungsmittel ist und Schmerzen lindern hilft. Aber wenn diese sehr stark sind, müssen wir zu den Medikamenten aus der Familie der Opiate greifen – Morphium, Heroin, Valoron, Temgesil o.ä. Nur wenige Hospize geben noch Heroin, das heute in den meisten Ländern verboten ist; es wirkt genau wie Morphium, wenigstens was die schmerzstillende Wirkung betrifft (vgl. Twycross 1977). Doch es ist leichter löslich und daher geeigneter für Injektionen. Der Unterschied für die Patienten ist nicht so sehr, welches Zaubermittel verabreicht wird, sondern wie intelligent es eingesetzt wird (vgl. Lipman). Die Dosis Morphium muß, um die gleiche Wirkung zu haben, anderthalbmal so hoch sein wie die von Heroin.

Ärzte, die sonst stolz darauf sind, gewissenhafte Diagnosen zu stellen und darauf eine präzise und genaue Behandlung aufbauen, scheinen dann in einem Wust von Mythologie und Gefühlen zu versinken, wenn sie vor einem sterbenden Patienten stehen. Wissenschaft wird in den Wind geschlagen, Aberglaube übernimmt das Kommando.

Patienten werden übersehen, wenn sie die größte Aufmerksamkeit brauchen. Sie werden getäuscht, wenn sie am meisten jemand nötig hätten, der den Mut hat, mit ihnen gemeinsam ihre schlechte Lage zu betrachten. Und was am schlimmsten ist, sie müssen Schmerzen aushalten, nur weil der Arzt fürchtet, schmerzstillende Mittel einzusetzen, die er doch zur Hand hat.

Morphium sei gefährlich und mache süchtig, es verkürze das Leben des Patienten, rufe Halluzinationen hervor, sei auf geheimnisvolle Weise kumulativ, und man benötige immer höhere Dosen, weil Patienten „sich allmählich an die Wirkung gewöhnen". Man hält es für euphorisierend, und man meint, es habe eine lange Wirkungsdauer – sechs, acht oder zwölf Stunden.

Betrachtet man diese Annahmen nacheinander, so ist zu sagen: Alle sind falsch!

Verglichen mit vielen Medikamenten, die täglich verabreicht werden – z. B. Digoxin, Insulin –, sind die Opiate bemerkenswert sicher. Die Bezeichnung „gefährliche Medikamente" stimmt nicht auf dem Gebiet der Medizin, wohl aber für ihren – durchaus unterschiedenen – Gebrauch in der Drogenszene am Londoner Piccadilly Circus. Welche Dosis von Morphium tödlich ist, kann nicht sicher angegeben werden, die tödliche Dosis liegt aber wohl ungefähr bei einem halben Gramm. Es gibt natürlich Ausnahmen. Ein Patient mit schwankendem Blutdruck, kurz nach einem Herzanfall, oder ein Patient mit einem Emphysem, in Atemnot und mit blauen Lippen sollte keine hohen Dosen von Opiaten bekommen. Aber für die Mehrheit der Patienten, die an einem Krebsleiden unter großen Schmerzen sterben, ist die Beeinträchtigung der Atmung nur eine unwesentliche Nebenwirkung der Opiate, die manchmal sogar lindernd wirken und niemals den Tod beschleunigen.

Weit davon entfernt. Ein Patient, der unter Schmerzen leidet und Angst vor dem Sterben hat, ist sehr schnell erschöpft, und stirbt schnell und schlecht. Bei richtigem Gebrauch opiumhaltiger Mittel wird er ruhig werden und sich wohl fühlen, er wird länger leben und mit Würde sterben.

Wie oft höre ich ansonsten sehr aufmerksame Ärzte sagen: „Die Opiate hebe ich bis zuletzt auf, so daß sie dann noch wirksam sind." Sie übersehen dabei den gequälten Patienten, dem sie nur Paracetamol geben. Und wenn dann doch Morphium verabreicht wird, beobachten sie nicht die Wirkung. Wir hatten Patienten, die alle vier Stunden Morphium oder Heroin bekamen, einige über zwei Jahre lang. Sie brauchten keine ständig erhöhten Dosen. Versuche, die Dosis um 5 oder 10 mg zu reduzieren, ließen die Schmerzen zurückkehren: das Morphium wurde gegen den Schmerz *titriert* (d. h. abgestimmt), und dieser Punkt wurde genau eingehalten. Danach war keine Veränderung mehr nötig, es sei denn, der Schmerz änderte sich. Wenn der Schmerz aus irgendeinem Grunde verschwindet (z. B. nach einer schmerzlindernden Strahlenbehandlung oder nach der künstlichen Befestigung eines unstabilen Knochens), dann kann weniger Morphium gegeben werden, und schließlich kann es ganz fortfallen. Ich habe dabei nie von Schwierigkeiten bei diesem Prozeß gehört. Sucht ist ein Mythos. Gewiß entsteht nach wochenlangem Einnehmen von Opiaten eine Art *physischer* Abhängigkeit, so daß ein plötzliches Absetzen Schweißausbrüche, Gänsehaut und Angstzustände zur Folge haben kann, aber das hat nichts mit Sucht zu tun. Wir sagen nicht, daß Patienten süchtig werden von Steroiden, aber wir wissen, daß sie nicht plötzlich abgesetzt werden können. Sucht ist ein *psychisches* Phänomen, das sich aus dem krankhaften Verlangen nach einer Wiederholung des „High-Seins" ergibt, wie es sich nach einer Injektion des Opiats in die Vene einstellt. Orale Verabreichung oder eine intramuskuläre Spritze von Opiaten (einschließlich Heroin) haben keine solche Wirkung.

Sie sind noch nicht einmal so euphorisierend wie zwei Tassen schwarzen Kaffees oder ein Glas Champagner, und eine übermäßige Erhöhung der Dosis ruft bei dem Patienten eher Schläfrigkeit hervor und wirkt nicht bewußtseinsverändernd. Wenn kein Gefühl des „High-Seins" vorhanden ist, kann auch keine Abhängigkeit entstehen. Die ganze Idee ist ein Gespenst.

Wonach der Patient sich wirklich sehnt, ist ein Ende der Schmerzen. Wenige Dinge können schockierender für mich sein, als eine Schwester sagen zu hören: „Frau X. verlangt ständig nach ihrem Morphium. Ich glaube, sie wird süchtig, daher werden wir den Arzt bitten, die Dosis herabzusetzen." Wenn man dann auf die Behandlungskarte schaut, steht da: „Morphium 10 mg IM, PRN." Warum „IM" (als Injektion), wenn es auch oral gegeben werden kann? Injektionen tun weh. Aber vor allem, warum, o warum „PRN", also: pro re nata?

Ständige Schmerzen „pro re nata", also „bei Bedarf", zu behandeln heißt, der Arzt meint, ein Patient solle sich sein Schmerzmittel dadurch verdienen, daß er zunächst ein wenig leidet (vgl. Hunt). Für den Patienten heißt das, daß er nie sehr lange ganz frei von Schmerzen ist. Er verkrampft sich und braucht daher das nächstemal eine höhere Dosis. Er lebt in der Angst vor dem Schmerz und kann nie vergessen, daß er z. B. Krebs hat. Diese Ängste senken seine Schmerzgrenze dramatisch, so daß er beim nächstenmal noch mehr Morphium braucht. Die große Dosis macht ihn schläfrig, er denkt, er werde jetzt sterben, und wieder wird ihn die Angst überwältigen. Nun wird kein Morphium in noch so hoher Dosierung seine Schmerzen mehr lindern. So entstand der Mythos von der „Gewöhnung" (ich habe gehört, daß am Piccadilly Circus die Süchtigen mehr und mehr Drogen brauchen, um den gleichen psychischen Effekt zu erzielen. Das ist völlig irrelevant bei dem Gebrauch von Opiaten als schmerzlindernde Mittel).

Von 339 Patienten, die in unserer Obhut an Krebs starben, brauchte nur ein Drittel überhaupt Injektionen. Das heißt, zwei Drittel waren in der Lage, eine schmerzlindernde Mixtur noch vier Stunden vor ihrem Tod einzunehmen. Nur zwei brauchten 150 mg Morphium oder Ähnliches, oral verabreicht. 62% der unter Schmerzen leidenden Patienten brauchten nie mehr als 60 mg Morphium alle vier Stunden, 35% nie mehr als 20 mg (vgl. Twycross 1975).

Aber wenn die Schmerzen stark sind, sollte man ihnen nicht mit einer halbherzigen Behandlung zu Leibe rücken. 100 mg Morphium vierstündlich oral gegeben, das ist keine enorme Dosis – es ist nur das obere Ende des normalen Spielraumes bei Krebsschmerzen (die Dosis wird halbiert, wenn Injektionen unvermeidlich sind). Versäumt man, angemessen hohe Dosen zu geben, so ist die Folge ein qualvolles Sterben.

Halluzinationen sind ungewöhnlich. Gerade etwas mehr als 1% unserer Patienten leiden unter dieser Nebenwirkung; und wenn das bei einem Opiat der Fall ist, wird es auch bei anderen so sein, d. h. bei der ganzen Gruppe von Medikamenten, die Opiat-Antagonisten heißen. Man muß dann zu Methadon oder zu Medikamenten mit anderen Wirkstoffen greifen. Was in der Tat Halluzinationen, Alpträume, Verwirrung und sogar Manien hervorruft, ist Kokain, das üblicherweise vielen schmerzlindernden Mixturen beigemischt wurde. Es ist eine starke Droge mit vielen Nebenwirkungen. Bisher ist noch kein wesentlicher Nutzen festgestellt worden. Warum wird es dann doch allgemein verschrieben? Weil Ärzte ihre Gelassenheit am Bett eines sterbenden Patienten verlieren und auf die Mythen und Zaubermittel früherer Zeiten zurückgreifen. Die Ängste und der Aberglaube, die Ärzte in dieser Situation befallen, sollten mit dem Besen der Vernunft ausgekehrt werden.

Ich habe schon einige Male erwähnt, daß wir Morphium alle vier Stunden geben (dasselbe gilt für Heroin, Dipipanone oder Kodein). Es häufiger zu verabreichen ist unvernünftig – warum nicht lieber die Dosis erhöhen und den Schwestern und Angehörigen weniger Umstände machen? Wenn der Schmerz zurückkehrt, angenommen nach drei Stunden, braucht der Patient eine höhere Dosis, die dann vier Stunden wirkt. Es weniger häufig zu geben ist grausam, da die Wirkung dieser Medikamente keine sechs Stunden anhält. Gibt man Morphium alle sechs Stunden, verdammt man den Patienten zu periodisch wieder auftretenden Schmerzen. Die sind so unnötig, daß man heute von Nachlässigkeit sprechen sollte, wenn Schmerzen auftreten. Durchbricht der Schmerz irgendwann die Barriere, muß man sofort das Nötige tun – die Schwestern müssen schon Rezepte für zusätzliche Mittel zur Hand haben, die sie nach ihrem eigenem Ermessen verabreichen können. Einige bekannte Medikamente haben sogar eine noch kürzere Wirkungsdauer. Pethidine, Dextromoramide (Palfium) und Pentazocine (Fortral) wirken zwei Stunden oder weniger bei diesen Patienten, und keines ist stark genug, gegen heftige Schmerzen bei Krebs etwas auszurichten. Aus klinischer Erfahrung haben wir den Eindruck, daß Nebenwirkungen hier häufiger auftreten als bei anderen Opiaten.

Ein anderes starkes Schmerzmittel ist Methadon. Es ist nicht geeignet für eine Langzeitverwendung, weil es kumuliert, und zwar – anders als alle anderen Opiumpräparate – sammelt es sich im Gehirn an. Man kann es bei einem Patienten mit starken Schmerzen verwenden, der ein oder zwei Tage vor dem Tod ins Koma fällt. Dann hat es keine Zeit zu kumulieren, und die lange Wirkungsdauer bedeutet, daß es nur alle acht Stunden gegeben werden muß. Wenn die Schmerzen weniger stark sind, kann Buprenorphin (Temgesic) 0,6 mg verabreicht werden, und zwar alle acht bis zwölf Stunden – dies ist als Medikament sehr geeignet, wenn der Patient zu Hause liegt.

Wenn auch die Themen Sucht, Gewöhnung und Halluzinationen zu der Mythologie einer Behandlung mit Opiaten gehören, so gibt es doch zwei schwerwiegende Nebenwirkungen, die vorkommen und nur zu oft unbeachtet bleiben. Die erste ist Übelkeit, die häufig auftritt. Medikamente, die der Übelkeit entgegenwirken, sollten immer dann gegeben werden, wenn Opiate regelmäßig verabreicht werden. Aber die Auswahl der Gegenmittel (gegen Übelkeit) ist schwierig: Chlorpromazin (Megaphen) wirkt zu einschläfernd für die meisten Patienten und sollte für solche aufgehoben werden, die überängstlich sind, so daß im Grunde eine Ruhigstellung geboten scheint. Prochlorperazin (Stemetil) und Perphenazin (Decentan) in niedriger Dosierung – wie 5 mg alle vier Stunden – sind gewöhnlich vorzuziehen.

Die zweite Nebenwirkung einer Langzeitbehandlung mit Opiaten tritt *immer* ein. Sie sollte verhindert werden, und da das oft nicht geschieht, verursacht sie mehr Leiden und zusätzliche Unpäßlichkeit für sterbende Patienten als fast alles andere. Die Rede ist von Verstopfung.

Alle diese schmerzstillenden Mittel verstopfen, und Patienten produzieren Stuhl, auch wenn sie nicht essen. Der Kot bildet sich nicht nur von Nahrungsresten, sondern auch aus abgeschilferter Darmwand. In Bergen-Belsen hatten die KZ-Häftlinge immer noch Stuhlgang – dadurch verloren sie am meisten an Gewicht. Und doch, wie oft höre ich die Frage: „Er ißt nicht mehr, also wird man ihm doch nicht den Darm aufschneiden?" In Wirklichkeit ißt der Patient vielleicht gerade deswegen nicht, *weil* er eine Woche keinen Stuhl hatte. Immer wieder werden wir innerhalb des MacMillan Service zu Kranken gerufen, die so schwere Verstopfung hatten, daß sie unter Appetitlosigkeit, Erbrechen und Verwirrung litten. Einer von zehn Patienten, die zu uns überwiesen wurden, um bis zu ihrem Tode betreut zu werden, hatte so lang andauernde Verstopfung, daß Darmverschluß eingetreten war. Die Därme waren durch eine steinharte Masse blockiert, die manuell entfernt werden mußte.

Auch ein Kranker, der durch ein fortgeschrittenes Krebsleiden stark abgemagert ist, muß eine regelmäßige Darmentleerung haben. Beim MacMillan Service setzen wir voraus, daß jeder, der Opiate als schmerzstillende Mittel bekommt (einschließlich Kodein und DF 118), an Verstopfung zu leiden hat. Es hat keinen Zweck, abzuwarten. Wenn wir also eines dieser Medikamente verschreiben, geben wir gleichzeitig ein Abführmittel. Das beste Medikament für diese Art von Verstopfung, so haben wir herausgefunden, ist Dantron Forte, 10 ml, ein- oder zweimal täglich. Natürlich ist Vorbeugung besser als eine spätere Behandlung, aber wir haben auch noch die Regel, daß am dritten Tag ohne Stuhlgang die Schwestern Dulcolax-Zäpfchen geben, und wenn die nicht helfen, wird am nächsten Tag ein Einlauf gemacht. Die Erleichterung für den Patienten ist enorm.

Wenn ich Einlauf sage, meine ich einen richtigen Einlauf – nicht eine kleine rektale Spülung. Dabei frage ich mich nämlich, ob die Schwester Angst hatte, sich die Hände schmutzig zu machen. Jemand, der wirklich verstopft ist – d. h. im letzten Monat nur zwei- bis dreimal Stuhlgang hatte –, wird deutliche Anzeichen davon aufweisen. Der Unterleib wird ziemlich gashaltig und aufgebläht sein, der absteigende Dickdarm ist leicht zu ertasten. Darmgeräusche sind ständig auch ohne Stethoskop zu hören. Im Rektum sind die Kotsteine zu fühlen.

Es kann ein leichtes ständiges Auslaufen von flüssigem Kot stattfinden, der neben der Verstopfung abgeht. Die Aftermuskeln sind durch die harten Klumpen gedehnt und können sich nicht mehr schließen, und daher klagt der Patient über Diarrhö, weil er unfähig ist, diesen auslaufenden Stuhl zurückzuhalten. Also verschreibt der Arzt z. B. Imodium, und die Lage verschlimmert sich. Jetzt können Kotstücke im Querdarm oder sogar im Blinddarm zu ertasten sein. Das bedeutet: mehr als 1 m des Darmes ist blockiert.

Der Patient ist so lange nicht wirklich von seiner Verstopfung befreit, bis die Schwester nicht die ganze Menge des Stuhls in der Bettpfanne gesehen hat. Es ist klar, daß ein Einführen von 15 cm Schlauch bei einer rektalen Spülung nichts bringt. Ein 60 cm langer Gummischlauch und ein guter halber Liter heiße Füssigkeit sind nötig, um den Darm von der Milz her zu stimulieren.

Finstere Geschichten werden erzählt von Patienten, die nach einem richtigen Einlauf starben. Geben Sie nichts darauf! Viel mehr sterben an Verstopfung, als je an einem Einlauf gestorben sind. Tatsache ist: Innerhalb eines einzigen Monats wurden vier Patienten bei uns eingewiesen, die uns unter der Hand gestorben wären, hätten sie nicht einen Einlauf erhalten.

Wenn die schmerzlindernde Dosis, die nötig ist, um die Schmerzen des Patienten in Griff zu bekommen, über Gebühr erhöht werden muß, ist es angebracht, seine Gesamtsituation zu überprüfen; dies freilich immer mit dem Leitgedanken, daß es allein darum geht, wie der Patient sie sieht, nicht was ein von außen kommender Beobachter von ihr hält. Wenn der Patient sagt, seine Situation sei qualvoll, dann zählt allein diese Beurteilung, weil niemand sonst diese Erfahrung teilen kann. Schmerz ist nicht nur eine Angelegenheit elektrischer Impulse, die sich über bestimmte Nerven ausbreiten. Im Schmerzhaben drückt sich auch die Art und Weise aus, wie die ganze Person den Ereignissen seines Lebens begegnet. Physische und geistige Dimension gehören beim Leid eng zusammen, und eine strenge Aufteilung in körperlichen und seelischen Schmerz wäre künstlich.

Oft ist die Notwendigkeit, die Menge schmerzstillender Mittel zu erhöhen, ein Zeichen, daß mehr Betäubungs- und Beruhigungsmittel nötig sind, um die Schmerzschwelle zu heben.

Langandauernder, nie nachlassender Schmerz ist fast eine eigene Krankheit, wegen seiner zerstörerischen Wirkung auf die Persönlichkeit. Man kann ihm nicht entrinnen, er beansprucht die ganze Aufmerksamkeit, und doch erscheint er völlig sinnlos. Der Mediziner Lawrence LeShan hat das, was sich hier abspielt, mit einem Alptraum verglichen: „Der Mensch, den der Schmerz im Griff hat, ist wie in einem schlimmen Traum; es geschehen schreckliche Dinge mit ihm, und er weiß nicht, ob es nicht noch schlimmer kommt; er hat keine Kontrolle und kann nichts dagegen tun; es gibt keine zeitliche Begrenzung ... der Mensch lebt im Wachzustand in dem Kosmos eines Alptraumes" (vgl. LeShan 119).

Ob einem Menschen geholfen werden kann, einen Sinn in seinen Schmerzen zu *finden,* wird später zu betrachten sein. Aber sicher ist dies: Der umsichtige Gebrauch von Beruhigungsmitteln und dazu die Überzeugung, daß Ärzte und Schwestern alles tun, um seine Schmerzen zu bekämpfen, das kann große Erleichterung bringen und den steigenden Bedarf an schmerzstillenden Mitteln senken.

Eine Menge kleiner körperlicher Beschwerden können, wenn sie zusammen auftreten, es dem Patienten sehr erschweren, sich über seine Schmerzen hinwegzusetzen.

Jedes Symptom, das physisches Unbehagen bereitet, muß behandelt werden: ein entzündeter Mund und schmerzende Infektionen ebenso wie etwa Furunkel und Blasenentzündung. Auch Schlaflosigkeit ist belastend. Schlaftabletten können hier helfen, aber es ist wichtig, die Ursachen festzustellen. Vielleicht sind Schmerzen schuld, die oft nachts noch schlimmer sind. In diesem Falle müssen die Schmerzmittel regelmäßig rund um die Uhr gegeben werden, wobei die Dosis nachts leicht zu erhöhen ist. Auch Husten kann den Schlaf unmöglich machen, also sollte ein Hustensirup am Bett erreichbar sein. Einer der schlimmsten Feinde des Schlafes ist Angst. Alkohol oder Beruhigungsmittel können hier eingesetzt werden, aber nichts geht über einen verständnisvollen Zuhörer. Dann gibt es noch andere naheliegende Gründe für Schlaflosigkeit, die man leicht übersieht. Wenn der Patient zu Hause liegt, schläft vielleicht sein Partner unruhig. Wenn er im Krankenhaus ist, sind vielleicht andere Patienten zu laut, oder das Bett ist zu hart.

Besondere Schmerzen können es nötig machen, daß neben oder anstelle von Opiaten noch zu besonderen Mitteln gegriffen werden muß. Die operative Fixierung eines unstabilen Knochens kann etwa, um nur ein Beispiel zu nennen, eine solche dramatische Erleichterung verschaffen, daß sich die Prozedur lohnt, selbst wenn der Patient nicht mehr lange leben wird. Und auch dann, wenn eine Strahlentherapie nicht mehr als Heilbehandlung angebracht ist, kann ein erfahrener Röntgenologe die Metastasen verkleinern, die allein schon durch ihren Umfang Schmerzen oder Unwohlsein verursachten. Man hat auch Techniken von Nervenblockaden mit einem gewissen Erfolg entwickelt, bei denen ein erfahrener Anästhesist an verschiedenen Punkten der Schmerzbahnen Injektionen gibt, um akute lokale Schmerzen zu lindern.

Patienten mit Hirntumoren leiden häufig an starken Kopfschmerzen und an Übelkeit. Der Grund dafür liegt im Druck der Hirnflüssigkeit, die sich um den Tumor ansammelt. Diese Art Schmerz kann durch eine Kombination von Methoden mit „Physik, Chemie und Biologie" behandelt werden. Physikalisch gesehen, kann der Flüssigkeitsdruck herabgesetzt werden, indem man den Kopfteil des Bettes um 20 bis 25 cm anhebt und für ein Gestell an den Füßen des Patienten sorgt, damit er nicht aus dem Bett rutscht. Ein Entwässerungsmedikament kann gegeben werden, wodurch der Kranke mehr Urin ausscheidet und auf diese Weise der Flüssigkeitsdruck in allen seinen Zellen vermindert wird. Das wäre die Chemie. Die Aktivität der Zellen selbst kann biologisch verändert werden durch hohe Dosen starker Steroide (bis zu 4 mg Dexamethason, dreimal täglich). Doch ein solcher Zustand verlangt zwar, daß auf den verschiedensten Wegen Erleichterung verschafft werden muß, macht aber auch deutlich, daß es absolut notwendig ist zu wissen, wann von jedem weiteren Eingriff abzusehen ist. Steroide können eine Zeitlang eine dramatische Verbesserung herbeiführen, wobei die unangenehmen Symptome des Kranken praktisch verschwinden. Aber es handelt sich um das Symptom des Flüssigkeitsdruckes, das erleichtert wird. Am Tumor selbst ändert sich nichts. Der wird weiterwachsen, und wenn weiterhin Steroide gegeben werden, wird der Druck des Krebses jene Symptome wieder hervorrufen (gewöhnlich innerhalb von wenigen Wochen), und der Zustand des Patienten wird genauso schlecht sein wie zuvor, ja er wird aufgrund der zusätzlichen Belastung durch die Nebenwirkungen der Steroide, die ihm nicht mehr weiterhelfen, noch unerträglicher sein.

Allgemeine Schmerzen und Qualen, der Verlust des Appetites sind typisch für sterbende Patienten. Auch ihnen kann enorm geholfen werden mit Steroiden, und zwar mit sehr viel geringeren Dosen. 5 mg Prednisolon, dreimal täglich, ist keine starke Dosis.

Sie kann unbesorgt über eine ziemlich lange Zeit gegeben werden und kann viel zu einem Gefühl des Wohlbefindens eines Kranken beitragen.

Da die Hospizpflege ein normaler Teil der Gesundheitsfürsorge geworden ist, hat die pharmazeutische Industrie auf die Forderungen reagiert, die die Hospizärzte bzw. die Fachärzte der „Palliativmedizin" an sie gestellt haben.

Wir wünschten uns länger wirkende Medikamente, die weniger häufig verabreicht werden müssen und auch für Patienten, die nicht schlucken können, geeignet sind. Das Ergebnis waren MST-Tabletten, die über zwölf Stunden hinweg eine gleichmäßige Dosis Morphium und ähnlicher Präparate freisetzen. Folglich können wir nun die unangenehmen Beschwerden sterbender Patienten mit Medikamenten behandeln, die nur zweimal täglich verabreicht werden.

Der andere Fortschritt war die Spritzenpumpe. Sie wird einmal täglich von einer Schwester angesetzt und sondert eine ganze Reihe von Medikamenten in einer Lösung in einer kleinen Nadel unter der Haut ab. Zu den Indikationen gehören: Patienten, die länger als zwölf Stunden im Koma sind, Patienten, deren Rektum entfernt wurde, so daß Zäpfchen nicht angebracht sind, unstillbares Erbrechen und Schmerzen, die kurze Zeit nach Verabreichung schmerzstillender Mittel wiederkehren.

MST ist zur Stütze der Schmerzbekämpfung geworden und hat alle kürzer wirkenden Mittel ersetzt. Die Spritzenpumpe ist ein wertvolles Werkzeug, aber ihr Einsatz ist auf den gelegentlichen Gebrauch für besondere Probleme beschränkt.

Kompliziertere Methoden, um Schmerzmittel an das Rückenmark aus Pumpen und subkutanen Reservoiren zu transportieren, werden besonders in Amerika sehr angepriesen. Sie sind aber von Hospiz-Praktikern nicht sehr begeistert aufgenommen worden. Denn das Ziel der Hospizbewegung ist die *Reduzierung* technischer Hilfsmittel beim Prozeß des Sterbens. Eine gute Frage, wenn zusätzliche medizintechnische Ausrüstung vorgeschlagen wird, lautet: „Wie schwierig wird dadurch eine Umarmung des Patienten?"

Bestimmte körperliche Symptome rufen charakteristische geistige Haltungen hervor oder können ihre Folge sein. Wenn wir um diese Zusammenhänge wissen, können wir den Kranken oft mit einem Mal auf zwei Ebenen helfen. Angst z.B. geht oft mit Atemnot einher. Schafft man also Erleichterung bei dem einen, so hilft das auch bei dem anderen Problem, und wenn man beides in den Griff bekommt, verschwindet das ganze Syndrom. Depressionen stellen sich oft zusammen mit Übelkeit ein, mit Schwäche und Appetitverlust, und wieder ist es oft sehr wirkungsvoll, das Problem von allen Seiten gleichzeitig in Angriff zu nehmen. Wenn solche Beschwerden nicht vermindert werden, kann sich die Anstrengung, Haltung zu bewahren, als zu schwierig erweisen, und dann fühlt sich der Patient oft gedemütigt. Krankheit an sich kann nicht demütigend sein. Demütigung ist eine besondere Beziehung zwischen Menschen und kann daher nicht von einer Sache hervorgerufen werden. Aber Kranksein kann zu Beziehungen führen, die für den Patienten demütigend sind, und von daher muß eine gute Pflege unter allen Umständen Achtung vor dem kranken Menschen bekunden und seine Würde bewahren.

Schmerzen der Seele sind so verschiedenartig wie die Menschen, die sie befallen. Aber Furcht ist etwas, dem wir alle ausgesetzt sind, besonders wenn es ans Sterben geht. Wenn wir in unserem Umgang mit sterbenden Patienten aufmerksam sind, können wir viele ihrer Ängste aufspüren, und, was wichtiger ist: Wir werden viele von den schlimmsten Befürchtungen zerstreuen können. „Warum sind Sie nicht früher gekommen?" fragen wir den, der uns zum erstenmal aufsucht, wenn seine Krankheit schon in einem unheilbaren Stadium ist. „Aus Angst vor entstellenden Operationen, vor unangenehmen und schwierigen Untersuchungen und Behandlungen", so lautet oft die Antwort.

Die Krankheit selbst bringt einen Patienten oft auf seltsame, doch schreckenerregende Gedanken. Ein Mann mit Magenkrebs bekam Halsschmerzen. Durch Zufall bekam ich heraus, daß er fürchtete, der Krebs werde sich von unten her ausbreiten und ihn ersticken. Ich konnte ihn beruhigen. Selbst wenn der Krebs eine unumgängliche Tatsache war, der rauhe Hals hatte damit nichts zu tun und war vollkommen belanglos. Es gibt Patienten, die nicht wagen, schlafen zu gehen, weil sie vielleicht sterben könnten, oder die Angst haben, daß man sie, wenn sie schlafen, für tot halten und lebendig begraben könnte. Beruhigende Worte können solche angstbedingte Schlaflosigkeit vertreiben. Andere Patienten fürchten, ihr Krebs werde sie in den Wahnsinn führen, oder er sei erblich, ansteckend oder einfach schmutzig und ekelhaft.

Ungewißheit über eine Diagnose oder Prognose erweckt oft eine unerträglichere Angst als die schlimmste Gewißheit. Eine Patientin, Frau G., sagte uns, sie habe viel größere Angst gehabt, als sie nur den Verdacht hatte, sie werde sterben, als nun, da sie wußte, wie es tatsächlich um sie stand. Eine andere Patientin, Frau P., hatte Darmkrebs. Man hatte ihr einen künstlichen Ausgang gemacht, so daß sich ihr Darm jetzt in einen Beutel entleerte, der an einer Öffnung in ihrem Unterleib angebracht war. Sie hatte sich dieser größeren Operation und der traumatischen Umstellung gestellt und dabei fünfundzwanzig Pfund Gewicht verloren. Aber als ich sie untersuchte, sagte sie: „Es scheint nicht so schlimm zu sein, Doktor?" In dieser vorsichtigen Nachfrage lag soviel Unsicherheit, daß ich mich zu ihr setzte und zuhörte. „Ich habe keine Ahnung, was mit dieser Kolostomie ist", fuhr sie fort. „Wird das zuheilen?" Kein Patient sollte mit dieser Art von Ungewißheit allein gelassen werden.

Sagt man ihnen nicht die Wahrheit über das, was mit ihnen geschieht oder wahrscheinlich geschehen wird, malen sich Patienten oft alle Arten von Schrecken aus und leiden besonders unter der Angst, der Tod werde grausam sein, verbunden mit unerträglichen Schmerzen oder Erstickungsanfällen. Tatsächlich verschwinden die Schmerzen fast immer kurz vor dem Ende, und der Patient fühlt nur eine überwältigende Müdigkeit und stirbt im Schlaf. Diese Ängste sind Gespenster, die von jedem vertrieben werden können, der mit den Kranken redet oder sie an einen Arzt verweist. In welcher Form auch immer diese Ängste auftreten: Immer bedeuten sie eine zusätzliche Last für den sterbenden Patienten, und es ist genauso unsere Pflicht, ihm diese seelische Last abzunehmen, wie es zu unserer Pflicht gehört, seine körperlichen Schmerzen zu lindern.

Ein anderer seelischer Schmerz, der zu bedenken ist, ist Schuld. Rein oberflächlich betrachtet, kann ein Patient Schuldgefühle haben, der inkontinent ist oder ein eiterndes, übelriechendes Geschwür hat. Die Bettwäsche muß häufig gewechselt werden, und der Kranke sollte immer wieder beruhigt werden, daß es den Pflegenden nichts ausmacht. Entzündete Geschwüre können auch wirksam behandelt werden mit Injektionen einer Mischung von Penicillin und Streptomycin (Supracillin [in Deutschland nicht mehr gebräuchlich]: ein Fläschchen zweimal täglich ungefähr funf Tage lang, bis der Geruch nachläßt, danach weiterbehandeln mit einer Dosis pro Tag), vorausgesetzt, der Patient ist nicht so abgemagert, daß die Injektionen zu schmerzhaft sind. Die Geschwüre selbst können ausgespült werden mit Lösungen, wie sie für wundgelegene Stellen empfohlen werden, und Joghurt als Verband verhindert weitere Entzündungen.

Auf einer tieferen Ebene kann ein Mensch mit Gefühlen von Schuld oder Unvollkommenheit belastet sein, wenn er rückblickend sein Leben als mittelmäßig erkennen muß. Die Krankheit könnte ihm wie eine Strafe erscheinen. Als eine Dame erfuhr, daß sie sterben würde, sagte sie: „Ich bin so niedergeschlagen, denn wissen Sie, ich habe nie jemand etwas zuleide getan."

Eigenartigerweise sind Psychotherapeuten sehr vorsichtig, Menschen diese Schuldgefühle auszureden, wie wir unten noch sehen werden, denn es liegt darin ein Körnchen Wahrheit.

Einige Kranke sind verärgert über den Zustand der Ohnmacht, der ihnen auferlegt wurde. Sie schieben dem Krankenhaus, den Medikamenten oder den Ärzten die Schuld zu. Für viele ist der Gedanke unerträglich, von anderen abhängig zu werden. Sie brauchen eine sehr sachliche Hilfe. Das Schlimmste für sie ist, bemitleidet zu werden, was gleichbedeutend ist mit einem niederen sozialen Status. Unter dieser Art von Streß fallen einige Leute in kindische Verhaltensweisen zurück. Das kann hingenommen werden als Abwehrreaktion gegenüber einer unerträglichen Situation. Solange ein solcher Mensch noch kräftig genug ist, wird er jede mögliche Physiotherapie und Rehabilitation wünschen, besonders wenn er dabei etwas Nützliches für andere Menschen machen oder tun kann. Später, wenn Abhängigkeit von anderen für ihn unumgänglich ist, sollte man sich bemühen, ihm noch soviel Unabhängigkeit wie möglich zu belassen. Die Schwestern sollten vermeiden, untereinander so schwatzen, als ob er nicht vorhanden wäre, Ärzte sollten seinen Fall nicht über ihn hinweg diskutieren, und jede ihn betreffende Maßnahme sollte ihm zuvor ausführlich erläutert werden.

Wieder eine andere Art von Menschen wird auf schwere Krankheit mit tiefster Trauer reagieren. Man stelle sich vor, eine feindliche Regierung verkündete, man habe ein Gesetz verletzt, dessen Existenz man völlig vergessen hatte, und als Strafe wird einem Haus und Job genommen und man selbst wird in die Verbannung geschickt. Familie und Freunde wären für immer verloren hinter einem eisernen Vorhang. So fühlen sich einige Menschen, wenn sie sterben müssen. Die Angehörigen, die am Leben bleiben, verlieren nur einen Menschen, aber der Sterbende verliert alles (vgl. Aldrich): seine Frau, seinen Garten, seinen Hund, seinen Lieblingssessel und seinen eigenen Körper.

„Wenn ich nur ein paar Tage zu Hause sein könnte, in meinem kleinen Garten, der muß jetzt im Frühling besonders schön sein." Das sagte Frau R., die vollständig bettlägerig war. Die Schmerzen, die ihr Krebsleiden verursachte, waren nur durch vierstündlich zu verabreichende Injektionen zu beherrschen. Dazu kamen noch andere schmerzstillende Mittel, die oral zwischen den Spritzen gegeben wurden. Sie hatte ihre Pensionierung voll und ganz genossen, auch ihr Zuhause und ihre Freunde und wollte alles nur sehr widerstrebend aufgeben.

Eine andere Dame fühlte sich kurz nach ihrem letzten Weihnachten zu Hause sehr elend. Ich fragte sie, was sie bedrücke. Sie weinte ein bißchen und sagte: „Im Grunde nichts weiter, es ist albern." Ich sagte ihr, es sei nicht albern, sonst würde sie nicht weinen. Es stellte sich heraus, daß sie so gerne noch einmal ihre Wohnung sehen würde. Das war viel verlangt, weil sie zu schwach war, um aus ihrem Sessel aufzustehen, und innere Blutungen hatte. Ich stimmte jedoch zu, einen solchen Ausflug zu planen, und wir setzten einen Tag fest. Dann fragte ich noch einmal, was sie bedrückte. Sie ballte die Fäuste und sagte: „Wenn ich ... wieder ... krank werde, kann ich dann hierher zurückkommen?"

Ihr größter Schmerz war der bevorstehende Verlust. Aber ihre größte Angst war Einsamkeit.

Diese Ablösung von der Welt quält viele Menschen, wenn sie

sterben, und sie versuchen, das auf die unterschiedlichste Weise zu kompensieren, wenn ihnen nicht Freunde zur Seite stehen. Sie können überanspruchsvoll werden aus Angst, allein gelassen zu werden. Sie beklagen sich vielleicht lautstark über – relativ geringe – Schmerzen, was für sie ein einigermaßen korrekter Weg ist, Aufmerksamkeit zu erlangen. Es lohnt sich immer, sich selbst zu fragen, wenn jemand über Schmerzen klagt, ob er nicht versucht, noch ein anderes Bedürfnis zu übermitteln. Wenn man der Beschwerde gut zuhört, merkt man, ob dies so ist. Besonders häufig ist es Einsamkeit, die diesen „sozialen" Schmerz bei einem Patienten hervorruft, oder auch die Sorge, wie die Familie ohne ihn fertig werden wird. Das zeigt schon die Richtung an, wie der Sozialarbeiter und der Beschäftigungstherapeut zur Verminderung von Schmerzen beitragen können.

Sozialer Kummer

Es ist sehr wichtig, bis zum Ende so etwas wie soziales Leben aufrechtzuerhalten. Denn die Aussicht, dem Unbekannten allein und ohne Freunde gegenübertreten zu müssen, ist erschreckend. Eine Dame, die in einem Hospiz lag, sagte mir: „Hier kann man mehr mit den Menschen sprechen. Dort ging immer jeder gleich weg." Wenn wir nicht weggehen, können wir etwas von den Schmerzen auf uns nehmen. Wir verstehen vielleicht nicht, wir können auch die Schwere des Geschehens nicht verhindern. Aber was bei einem sterbenden Menschen wirklich zählt, ist, daß jemand sich die Mühe macht, es zu versuchen. Der Arzt Ronald Welldon hat das sehr gut, kurz vor seinem eigenen Tod, ausgedrückt. Der Text ist abgedruckt in: Book of Life – Marshall Cavendish Encyclopedia (1969, Teil 97):

„Wenn die realistischen Hoffnungen auf eine Behandlung schwinden, die Heilung bringen könnte, gewinnen menschliche oder persönliche Faktoren wie etwa Beziehungen, Motivierung und Empfindungen eine Bedeutung, die in einem Zustand, als es dem Patienten noch besser ging, nicht so offenkundig war. Es wird soviel erträglicher, den unerträglichen Aspekten eines Krankheitsprozesses entgegenzusehen, die eigene Person und das Leben zu betrachten, wenn man das in Gesellschaft zumindest eines anderen Menschen tun kann, der seinerseits bereit ist, etwas von dieser Unerträglichkeit mitzutragen. Diese Person muß nicht medizinisch gebildet sein, aber das ist hilfreich. Am besten helfen kann immer noch der Hausarzt, der als Mitglied einer besonderen sozialen Gruppe mit deren mannigfaltigen Hilfsmitteln den leichtesten Zugang zu dem Patienten hat."

Es ist auch schon vorgekommen, daß wir trotz aller Bemühungen die Schmerzen eines Patienten nicht in den Griff bekommen konnten, solange er zu Hause lag, aber sobald er in das Hospiz eingewiesen wurde, hatten wir Erfolg. Zweifellos war der verbesserte Zustand zum Teil darauf zurückzuführen, daß sich der Patient sicherer fühlte, aber wir haben auch noch einen anderen Faktor ausgemacht. Ich erinnere mich an eine dramatische Veränderung in dem Befinden eines Mannes, dessen Frau besonders ängstlich war und ihn nicht in Ruhe ließ. „Hatte er wirklich gar keine Schmerzen mehr, nachdem er in das Hospiz gekommen war?" fragte ich die Schwester. „Keine", antwortete sie, „außer wenn seine Frau ihn besuchte – dann kamen sie für kurze Zeit wieder." Die Spannung in einem Menschen und die vorweggenommene Trauer können sich einem anderen mitteilen. Manchmal werden solche Situationen verbessert, wenn es gelingt, das eigene Verhalten besser zu verstehen, aber manchmal kann der Teufelskreis nur unterbrochen werden, wenn man einen Menschen in eine völlig andere Umgebung rettet. 3,5% der Einweisungen in das Hospiz aus dem häuslichen Pflegedienst geschehen einzig aus diesem Grunde. Sehr oft war der Mißerfolg im Bemühen, die Schmerzen einiger Patienten zu Hause in den Griff zu bekommen, darauf zurückzuführen, daß in diesen Schmerzen ein starkes soziales Element vorhanden war, daß dic Kranken sich aber trotzdem gegen die Überweisung in das Hospiz gesperrt hatten, weil sie glaubten, sich von dem Problem der Verwandten nicht lösen zu können.

Wahrscheinlich sind es nicht immer die Angehörigen, deren Verhalten Kummer bereitet. Das Unvermögen des Patienten, seine Hilflosigkeit zu akzeptieren, kann ebenfalls das Problem sein. Aber wiederum ist es möglich, dem Patienten zur Einsicht in sein Verhalten zu verhelfen. Wie Cicely Saunders einmal sagte:

„Abhängigkeit von anderen ist nicht das Schlimmste, was uns passieren kann, und es gibt eine Fülle von Möglichkeiten, zu akzeptieren und mitzutragen. Leiden ist Teil des ganzen Lebens, und obgleich ich meine Zeit damit verbringe zu versuchen, es zu erleichtern, weiß ich, welchen Gewinn es für Kranke und ihre Familien bringt, und wie sich ihre Beziehungen zueinander vertiefen können."

Der größte Schmerz von allen

Seelische und soziale Leiden werden nicht von ungefähr auch als Schmerzen bezeichnet. Sie können sich wie körperliche Schmerzen manifestieren, und werden auch als solche vom Patienten wahrgenommen. Wenn sie nicht auf übliche Medikamente ansprechen, sollte man aufmerksam den tieferen Ursprüngen nachgehen.

Wer die Möglichkeit hat, diese verschiedenen Arten von Schmerzen zu lindern, kann darin eine Quelle tiefer Freude finden. Die wunderbare Art und Weise, mit der viele Menschen ihre Probleme und Ängste überwinden, läßt einen bescheiden werden. Noch demütiger macht die Erkenntnis, daß es noch einen anderen Schmerz gibt, den wir nicht behandeln können und der uns genauso befällt wie unsere Patienten. In wenigen Fällen kann dieser „geistliche Schmerz", wie wir ihn nennen, sich auch körperlich äußern. Das sollte man bedenken, wenn hartnäckige Schmerzen unerklärlich zu sein scheinen.

Körperliche Schmerzen fühlen wir allein, Schmerzen, die ihren Grund im Innern des Menschen und in besonderen menschlichen Beziehungen haben, besonders Trauer, wirken sich auf unseren Bekanntenkreis aus. Aber der größte Schmerz von allen, ein Leiden der Seele, ist so groß wie die Menschheit. Es ist der Schmerz des verlorenen Sohnes (Lk 15,11–32).

„Schmerz bedeutet das Brechen der Schale, die euer Verstehen umschließt.

Genau wie der Obstkern brechen muß, auf daß sein Herz der Sonne ausgesetzt sei, ebenso müßt auch ihr den Schmerz erleben.

Und vermöchtet ihr, das Staunen über die täglichen Wunder des Lebens in eurem Herzen lebendig zu bewahren, so schiene euch der Schmerz nicht minder wunderbar als die Lust;

Und ihr nähmet hin die Zeitläufte eures Lebens, so wie ihr stets die Jahreszeiten hinnahmet, die über eure Felder gleiten;

Und ihr wachet mit Heiterkeit durch die Wintertage eures Grams. Vieles ist in eurem Schmerz selbsterwählt.

Es ist dies der bittere Trank, mit dem der Arzt in euch das kranke Ich heilt.

Daher trauet dem Arzte und trinket sein Heilmittel in Schweigen und Gelassenheit.

Denn seine Hand, wie schwer und hart sie auch sein mag, wird gelenkt von der milden Hand des Unsichtbaren."

Khalil Gibran, Der Prophet, 40

5. Zu Hause sterben

„Es bedeutet eine große Bereicherung für sterbende Menschen, wenn sie von einer liebevollen Familie betreut werden, da sie so ihre Individualität viel besser wahren können. Sie gehen nicht unter in der Anonymität des Sterbens im Krankenhaus, wenn sie zu Hause bleiben können, und sie brauchen nicht daran zu zweifeln, ob sie weiterhin zur Familie gehören. Während sie zu Hause sind und am Familienleben wenigstens eingeschränkt teilnehmen können, betrachten sie sich nicht als abgetakeltes Schiff, das nur noch sein Ende erwartet."

John Hinton, Dying, 153

Praktische Aspekte

Freunde und Nachbarn tun sich oft auf eine wunderbare Weise zusammen, um dem Sterbenden zu helfen. Wichtig ist vielleicht, den Patienten und seine Familie dazu zu bewegen, alle Hilfe, die ihnen angeboten wird, auch anzunehmen. Das Zurückweisen angebotener Hilfe ist nämlich nur die umgekehrte Form von unterlassener Hilfe. Mit der Unterstützung von Nachbarn und Freunden kann es möglich sein, bei Nacht einen Schichtdienst einzurichten, der sich der Bedürfnisse des Patienten annimmt.

Professor E. Wilkes hat in einer im „Lancet" (1964, S. 1379) veröffentlichten Studie belegt, daß etwa 13 Prozent der Sterbenskranken es ablehnen, ins Krankenhaus verlegt zu werden. Sie tun wahrscheinlich gut daran. Die Aussicht, einen sterbenden Verwandten oder Freund zu Hause zu pflegen, muß einen nicht sogleich umwerfen. Eine Studie belegt, daß die Hälfte der Kranken stirbt, ohne eine differenzierte Pflege gebraucht zu haben, und weitere 20 Prozent benötigten schwierige Pflege nur für weniger als zwei Wochen. In nur 15 Prozent der untersuchten Fälle dauerte der beschwerliche Zeitraum länger als sechs Wochen. Nur diese Gruppe benötigte Hilfe durch spezialisierte Fachkräfte. Das gleiche gilt für Kinder – es gibt überhaupt keinen Grund, auf ihre Einweisung ins Krankenhaus zu drängen, wenn es zum Ende kommt, vorausgesetzt, daß sie medizinisch ausreichend versorgt sind.

Was ist nun vom Arzt zu erwarten?

Die sich ändernden Bedürfnisse des Patienten müssen regelmäßig überprüft werden; aber auch wenn keine Änderung der Medikamente angezeigt ist, ist der Besuch des Arztes sehr wichtig. Er mag sich hilflos vorkommen, trotzdem wirkt seine Anwesenheit beruhigend. Auch wenn er nicht weiß, was er sagen soll, ist schon allein die Tatsache, daß er da ist, tröstlich. Seine erfolgreiche Kontrolle der Symptome und seine Vorsorge bei schwierigen Situationen werden das friedliche Sterben des Kranken sicherstellen und bei der Familie das Gefühl wecken, Gutes getan zu haben (vgl. McNulty).

So kann das von den Hinterbliebenen so oft erfahrene Schuldgefühl dadurch stark gemildert oder sogar vollständig vermieden werden, daß diese den sterbenden Verwandten erfolgreich bis zu seinem Ende gepflegt haben. Das Gefühl, ihn nicht im Stich gelassen zu haben, ist beruhigend und tröstlich für die von Trauer erfüllte Familie.

Der Arzt sollte akzeptieren, daß es der Patient ist, der bestimmt, ob über seine Diagnose gesprochen werden soll oder nicht. Auch wenn der Kranke nur beruhigt werden will, ist es dennoch nicht hilfreich, wenn der Arzt lügt.

So können der Sterbende und seine Familie eine sichere Vertrauens- und Verständnisbasis zu ihrem begleitenden Arzt aufbauen. Weder sollte man ein unerwünschtes Wissen weitergeben, noch darf man eine falsche Hoffnung auf Genesung vermitteln. Das heißt nicht, daß überhaupt keine Hoffnung geweckt werden darf; Hoffnung gibt es sicherlich: „Ich bin immer da, wenn Sie mich brauchen", und „Ihre Krankheitssymptome sollen nicht unerträglich werden". Es ist eine bemerkenswerte Tatsache, daß solche Versicherungen von Kranken selten mißbraucht werden. Wenn der Patient weiß, daß seinen Fragen ehrliche Aufmerksamkeit geschenkt wird, wird er nur das fragen, was er wirklich wissen will. Wer weiß, daß er Hilfe bekommen kann, wenn er verzweifelt ist, wird nicht unnötig anrufen.

Eine der unbequemsten Fragen, die einem Arzt von Angehörigen gestellt wird, lautet: „Wie lange hat er noch zu leben?" Auf eine solche Frage vermag freilich keiner zu antworten. Wenn der Arzt mehr als eine äußerst vage Schätzung ausspricht – „vielleicht zwei Wochen, vielleicht zwei Monate" –, so führt er in die Irre. Sollte der Kranke nämlich nicht zum vorausgesagten Zeitpunkt sterben, schadet das dem Ansehen des Arztes, und die Verwandten quälen sich unnötig.

Medikamente zur Linderung unangenehmer Krankheitssymptome werden vom Hausarzt verschrieben. Da das Wohlbefinden des Patienten stark davon abhängt, ob er seine Medikamente regelmäßig und gewissenhaft einnimmt, sollte der Arzt sicherstellen, daß die Familie dafür einen Zeitplan erhält.

Wenn der Patient gegen Ende beinahe im Koma liegt, gibt es hauptsächlich zwei Anzeichen, die veranlassen sollten, einen Arzt zu rufen: wenn der Kranke sehr unruhig wird oder sein Atem zu rasseln beginnt. In beiden Fällen kann eine Injektion angezeigt sein. Wenn sich eine Krankenschwester beim Patienten befindet, kann es der Arzt im voraus so einrichten, daß Spritzen am Bett bereitliegen für den Fall, daß sie gebraucht werden.

Das „Todesrasseln" ist teils eine Folge des ständigen Speichelflusses in die Luftröhre des Patienten, teils bedingt durch Wasseransammlung in der Lunge, wenn das Herz versagt. Eine Injektion von Atropin kann helfen, ebenso richtiges Liegen. Er sollte auf die Seite gelagert werden, der Kopf soll ganz tief liegen. Ein Kissen unter den Rücken kann ein Zurückrollen auf den Rücken verhindern. Die Lagerung wird stabilisiert, indem der obenliegende Arm und das obenliegende Bein über den Körper gekreuzt werden. Andererseits atmen einige Patienten leichter, wenn sie aufsitzen können – dies ist besonders bei Personen angezeigt, die ein bißchen wacher sind. In diesem Fall ist es ein lästiges Problem, wenn der Kranke abrutscht. Eine „Bettwurst" kann dies verhindern: Man rollt ein großes Kissen in ein Bettlaken und legt es an den unteren Teil des Bettes als Stütze unter die Füße. Auf den beiden Bettseiten wird diese „Wurst" durch die beiden Enden des Lakens gehalten.

Wenn ein Patient unruhig ist, sollte man erst überprüfen, ob es nicht an einer vollen Blase oder am belasteten Darm liegt. Wenn der Kranke einen Tag lang oder länger kein Wasser lassen konnte, sollte die Schwester oder ein Arzt versuchen, einen Katheter zu legen: Hier kann es eine Überraschung geben. Durch das Nachlassen der Lungen- und Herzfunktion kann das Gehirn nicht mehr mit genügend Sauerstoff versorgt werden, und auch dies kann ein Grund für die Unruhe sein. Auch das Verabreichen von Sauerstoff hilft nichts. Der Patient in diesem Stadium benötigt sehr starke Beruhigungsmittel.

Hilfsmittel für die Pflege können bei der Krankenkasse oder den Sozialdiensten ausgeliehen werden: Nachtstühle, Bettpfannen und Urinflaschen; Bettschlitten, um schwere Decken von den Füßen zu heben; Rückenstützen als Hilfe, aufrecht im Bett zu sein; aufblasbare Gummiringe, auf denen man besser sitzen kann, wenn das Gesäß durch den Gewichtsverlust abgemagert ist; Schnabeltassen, Betteinlagen und Unterlagen bei Urinfluß.

Eine der Hauptaufgaben der Schwestern der Sozialstation ist die Pflege der Druckstellen (über dem Kreuzbein und Steißbein an der Wirbelsäule, den Fersen und den Hüften), um Wundstellen zu verhindern. Dies ist normalerweise möglich, aber nicht immer. Für einen Patienten, der nicht inkontinent und noch etwas beweglich ist, kann die Krankenschwester möglicherweise ein Schafsfell als Sitzunterlage besorgen. Für jemanden, der an das Bett gebunden und nicht sehr mobil ist, kann ein „Wellenbett" helfen. Es ist aus Kunststoff mit aufblasbaren Rippen und kann abwechselnd gefüllt und geleert werden, so daß das Gewicht des Patienten auf verschiedenen Stellen ruht. Aber ein solches Hilfsmittel ist kein Ersatz für die regelmäßige Pflege der Druckstellen, über die die Krankenschwester die Familie aufklären kann. Wenn die Haut rissig wird, ist es wichtig, den Patienten alle zwei Stunden zu wenden und die Körperpartien behutsam mit einer Schutzcreme zu massieren. Bei schmerzhaften oberflächlichen wunden Stellen kann eine örtliche Betäubung den Schmerz lindern. Wenn eine Infektion der wunden Stelle schwierig zu behandeln ist, ist Honig ein gutes Desinfektionsmittel, das auf die Wunde aufgetragen werden kann. Wenn ein tiefes Loch entsteht, sollte der Schorf entfernt werden und das Loch mit Wasserstoffsuperoxyd, das sauerstoffreichen Schaum produziert, gesäubert werden. Man sollte aufpassen, daß davon nichts in die Augen gerät. Tiefe Wundstellen können mit steriler Gaze ausgelegt werden, nachdem die Vertiefung mit einen Desinfektionsmittel bespprayt wurde. Viele weitere Behandlungsformen werden in verschiedenen Krankenhäusern bevorzugt, aber diese kann auch zu Hause durchgeführt werden.

Das zweistündliche Wenden des Kranken wird während der Nacht ein wenig ausgesetzt werden müssen – stellen Sie sicher, daß das Bettuch unter dem Kranken keine Falten wirft, wenn Sie ihn betten. Jemanden umzudrehen verlangt nur wenig Anstrengung, wenn man den Arm und das angezogene Bein als Hebel benutzt, um an Schulter und Becken anzugreifen und dann zu wenden. Zu beachten ist nur, daß während des Umdrehens die Druckstellen des Patienten nicht am Laken reiben.

Um einen Patienten, der nicht oder nur halb bei Bewußtsein ist, zu bewegen, sind zwei Personen nötig, eine auf jeder Seite, die sich unter dem Kranken hindurch die Hände reichen und ihre Anstrengung durch Kommandos wie „eins, zwei, drei, heb an" koordinieren. Wenn Stellung und Gleichgewicht genau stimmen, können sogar schwere Patienten mühelos bewegt werden, vorausgesetzt, man überstürzt nichts. Solche Arbeit verlangt volle Aufmerksamkeit, Gespräche sollten deshalb dabei vermieden werden. Ein anderes vielgefürchtetes Problem – in der Tat eine Art Schreckgespenst – ist die Inkontinenz. Sie kann heutzutage vermieden werden. Sollte der Blasenmuskel nicht richtig funktionieren, kann ein Physiotherapeut ihn womöglich durch Elektrotherapie stärken, oder der Arzt gibt entsprechende Tabletten, um ihn zu entspannen. Falls das nicht nützt, kann man Männern ein Urinal anlegen. Der Urin fließt durch einen Schlauch, der von einem Kondom gehalten wird, hinunter in einen Beutel. Das Kondom wird mit Pflaster am Glied befestigt. (Um undichte Stellen zu vermeiden, sollte man das Pflaster um den Penis herumwickeln und es nicht in Längsstreifen anbringen.) Falls das Urinal versagt, sowie bei Frauen, sollte ein Katheter gelegt werden. Er kann nicht herausrutschen, weil er von einem kleinen Ballon in der Blase gehalten wird. Eine Infektion des Katheters kann verhindert werden durch die wöchentliche Einnahme einer langwirkenden Sulfonamid-Tablette oder eines ähnlichen Medikaments. Wenn der Patient noch in der Lage ist, sich zu bewegen, kann der Urinbeutel an seinem Bein angebracht werden, aufgehängt an der Schlafanzugschnur unter dem Morgenrock oder, bei Frauen, in einem kleinen gehäkelten

Handtäschchen. Katheter müssen regelmäßig ausgewechselt werden. Darüber, wann dies zu geschehen habe, gibt es verschiedene Regeln, im allgemeinen werden sie ausgewechselt, wenn sie verstopft sind – was man daran erkennt, daß Urin, statt abzufließen, rund um den Katheter austritt.

Darminkontinenz wird durch Vorbeugung behandelt. Der Patient bekommt etwas zum Stopfen. Dann, wenn er es wünscht, sitzt er nach zwei Dulcolax-Zäpfchen auf dem Nachtstuhl. So hat er nur Stuhlgang, wenn er will. (Aber Vorsicht! „Scheinbarer Durchfall", verursacht durch Ausfluß nach verhärtetem Stuhl im Enddarm.)

Man sollte den Patienten nicht mehr durch Temperatur- und Pulsmessungen stören, was auch eine Erleichterung für das Personal darstellt. Regelmäßig sollten aber der Mund auf Soor und der Darm auf Verstopfung hin untersucht werden. Nicht weniger als 48 Prozent unserer 1000 Patienten litten, als sie zu uns überwiesen wurden, an starker Verstopfung. Von diesen hatten 90 verhärteten Stuhl.

Angemessene Mundpflege ist auch dann unerläßlich, wenn ein kranker Mensch noch essen kann. Kaugummi kann den Mund erfrischen und helfen, Speichel zu produzieren. Soor sieht aus wie Flecken geronnener Milch, die am Zahnfleisch und am Gaumen kleben, jeder umgeben von einer leuchtend roten Entzündung. Soor ist eine häufige Plage bei geschwächten Patienten, besonders wenn sie Antibiotika bekommen. Soor ist leicht zu behandeln mit Moronal-Lutschtabletten, die alle vier Stunden gegeben werden. Moronal o. ä. sollte auch in der Flüssigkeit sein, in der nachts die dritten Zähne liegen.

Bei sehr schwachen Patienten kann es vorkommen, daß der Mund offensteht und austrocknet. Es sollte schluckweise immer wieder etwas Wasser gegeben werden, vorausgesetzt, der Patient kann noch schlucken. Ein Tropfenzähler hilft, die Flüssigkeit im richtigen Maß in seinen Mund zu träufeln. Zu empfehlen ist ein Mullstreifen, dessen eines Ende in Eiswasser liegt und dessen anderes der Patient zum Saugen im Mund hat. In Mull gewickeltes Eis kann in die Backentaschen gesteckt werden, wo es allmählich schmilzt und so die Speichelflüssigkeit ersetzt. Eine übermäßige Speichelproduktion kann durch Wattebausche aufgesaugt werden, die man zwischen Wange und Zahnfleisch steckt. Der Patient sollte auf der Seite liegen, damit die Flüssigkeit nicht in die Luftröhre rinnt und ihn zum Husten bringt.

Bei Patienten, die sehr ausgetrocknet sind und aufgrund des trockenen Mundes und des Durstes Beschwerden haben, kann eine rektale Infusion von Leitungswasser gelegentlich versucht werden. Über sechs bis acht Stunden kann man einen Liter Wasser einführen, das aus einer Infusionsflasche in einen weichen Gummischlauch fließt, der durch den After 30 cm weit eingeführt wird. Wenn das reibungslos funktioniert, kann die Schwester oder der Pfleger sich entfernen und später wiederkommen oder es sogar über Nacht tropfen lassen, während der Patient schläft. Zuweilen kann bei Krebs ein Hautgeschwür entstehen. Wenn dieses tief ist, kann eine Strahlenbehandlung helfen, jedoch ist sie nicht oft angezeigt. Wenn sich ein Krebsgeschwür infiziert, kann es zu einem übelriechenden Ausfluß kommen. Wir reinigen dann die Stelle mit Wasserstoffsuperoxyd und füllen sie mit einer Joghurtkultur. In dieser säureartigen Umgebung gehen die Erreger zugrunde, außerdem wird so die Ansiedlung anderer Keime durch die Verbreitung eigener Lactobazillen über die gesamte Oberfläche verhindert. Diese Bakterien sind harmlos, dringen nicht in die Körperzellen ein und verursachen keine Infektion.

Die Hilfe des Sozialarbeiters kann für Patienten zu Hause sowie für deren Angehörige in vielfacher Hinsicht benötigt werden. Finanzielle Probleme können die Lage sehr erschweren: Spezialnahrung für Kranke ist teuer, Pflegehilfsmittel müssen gekauft werden, die Heizkosten werden steigen, und das alles in einer Zeit, in der womöglich das Familieneinkommen sinkt, weil das Einkommen des Patienten oder das des pflegenden Verwandten ausbleibt. Der Sozialarbeiter kann die Familie durch das Dickicht der Formalitäten steuern, um zusätzliche soziale Unterstützung zu beantragen usw.

Alle Betroffenen werden auch froh sein, wenn sie mit jemandem sprechen können, der in er Lage ist, ihnen bei ihren Problemen zu helfen. Die Schwierigkeiten sind zahlreich, die ans Licht kommen können. Recht grundlos sind Befürchtungen wie etwa, daß Krebs schmutzig sei, infektiös und ansteckend. Das ist nicht bloß unsinnig, sondern baut auch unnötige Schranken zwischen den Personen auf. Familienmitglieder, die zuvor miteinander im

Streit gelegen haben, können am Krankenbett wieder zueinanderfinden. Vielleicht hat einer „mehr getan für Mutter" als der andere, und so fühlt einer Schuld und einer Groll. Konflikte können vermieden werden, wenn die Betroffenen mit einem verständnisvollen und erfahrenen Gesprächspartner in Verbindung stehen. Auch Freunde und Nachbarn können hier einiges tun. Besuche können ermüdend sein für den Patienten und sollten also in der Regel nur kurz dauern; sie sind aber dennoch notwendig. Fernsehen allein ist sicherlich kein Heilmittel gegen Langeweile. Was soll schließlich der Patient mit seinen Händen anfangen? Ist jemand da, der mit ihm Karten spielt, der ihm den Bedarf für ein Hobby besorgt, dem er im Sitzen nachgehen kann, oder der ihn für eine Weile ablenkt? Der Patient sollte beim Essen möglichst nicht allein sein. Ein kleiner Tisch könnte in das Krankenzimmer hineingestellt werden, so daß jemand mit ihm essen kann. Gerade ein Kranker darf nicht als nutzloser Mensch angesehen werden. Frauen können so z. B. weiterhin Mahlzeiten planen, Einkaufslisten erstellen, die Haushaltskasse kontrollieren, die Kinder beaufsichtigen – solange dies möglich ist. Der Mann kann weiterhin als Hausherr um Rat befragt werden. Durch regelmäßiges Rasieren und Haareschneiden sollte auch die äußere Würde gewahrt bleiben. Damit der kranke Mensch weiterhin im Mittelpunkt des Familienlebens bleiben kann, kann es angebracht sein, sein Bett ins Wohnzimmer zu stellen. Falls das nicht möglich ist, sollte er wenigstens eine leicht erreichbare Klingel haben, mit der er jemanden herbeirufen kann (vorausgesetzt, dieses Rufen wird nicht zur Tyrannei).

Sollte der Patient an Appetitlosigkeit leiden und auch auf Stärkungsmittel oder Medikamente wie Prednisolon-Tabletten nicht ansprechen (5 mg dreimal täglich), sollte man abwechslungsreiche Portionen reichen, vorzugsweise frisches Obst und Eier. Kann der Patient dadurch nicht ausreichend mit Nahrung versorgt werden, bietet sich eine Ergänzung durch sogenannte Astronautenkost an. Einem Sterbenden sollte man aber auch keine Nahrung aufdrängen. Man sollte immer bedenken: Medikamente können auch den Appetit verderben. Es gibt schließlich auch keinen Grund, warum Sterbende keinen Alkohol genießen sollten; besonders am Abend kann er nützlicher sein als Schlaftabletten.

Um einen völligen Verschluß der Speiseröhre durch einen Tumor zu verhindern, führen Chirurgen zuweilen eine Sonde ein, die einen Zugang zum Magen sichert. Dieser Schlauch sollte regelmäßig dadurch desinfiziert werden, daß man dem Patienten nach den Mahlzeiten flüssigen Honig verabreicht. Sollte bei einer Verengung der Speiseröhre noch keine Sonde gelegt sein, dann sollte man allerdings Klumpen von Fleisch, Kohl und grünen Salat vermeiden, die leicht steckenbleiben. Passiert dies dennoch einmal und bleiben dem Patienten Essensreste im Hals stecken oder erbricht er sie, wird ein rascher Schluck sprudelnder Limonade in der Regel helfen. Muß der Patient gefüttert werden, so kann dies auf sehr liebevolle, aber auch auf recht häßliche Weise geschehen. Man sollte nicht vergessen, daß der Kranke seine Lieblingsspeisen wahrscheinlich immer noch zu schätzen weiß. Stopfen Sie das Essen nicht in ihn hinein! Im folgenden eine großartige Erläuterung von einer jungen Frau, die an weitgehender Lähmung litt. Sie diktierte diesen Text einer Schwester durch Morsezeichen, da sie zum Sprechen zu schwach war:

„Vielleicht bin ich außergewöhnlich empfindlich, aber ich hasse es, gefüttert zu werden. Davon abgesehen, schmeckt das Essen wesentlich besser, wenn die Helfende wirklich bei der Sache ist. Ich weiß, es erfordert unendlich viel Geduld. Aber es gibt wirklich Leute, die sich die größte Mühe machen, das Essen warmzuhalten und es so schmackhaft wie möglich zuzubereiten. Sie geben einem das Gefühl, daß sie in diesem Moment nichts lieber tun möchten, als dich zu füttern. Andere jedoch führen angeregte Gespräche mit einem Dritten, während sie einen appetitlichen Bissen vor dir halten – außer Reichweite! –, oder starren gedankenvoll zum Fenster hinaus, während du zuschaust, wie das Essen kalt wird. Am meisten vertraue ich dem, der seine Arbeit langsam und bedächtig macht, dabei erläutert, was er gerade tut, und mir die Gelegenheit gibt, zu zeigen, was mir nicht paßt. Mir scheint, dieser erledigt seine Arbeit genauso zügig wie der, der eine forschere Methode praktiziert."

Eine weitere Tätigkeit, die Angehörige übernehmen sollten, ist die Sorge um einen künstlichen Darmausgang. Zu seiner Versorgung gibt es die unterschiedlichsten Sorten von Beuteln und Vorrichtungen. Solange der Patient nicht zu gebrechlich ist, zeigt er einem wohl am besten selber, wie man seinen speziellen Beutel auswechselt. Normalerweise ist es recht einfach – die Körperstellen sind mit warmem Wasser zu säubern. Pflasterspuren sollten mit Äther entfernt werden. Wenn die Haut um den künstlichen Darmausgang herum wund wird, können spezielle Klebestreifen sehr wirkungsvoll sein. In der Regel ist ein künstlicher Darmausgang relativ leicht zu versorgen. Gegen manche unangenehme Gerüchte kann ein Deodorant helfen. Falls es schwierig ist, die verschmutzten Verbände zu beseitigen, sollten sie wenigstens in verschließbare Plastikbeutel getan werden.

Probleme für alle Beteiligten entstehen, wenn der Krebs das Gehirn befallen hat. Dies geschieht tatsächlich häufig ohne irgendwelche Anzeichen für den Patienten. Es können die verschiedenartigsten Krankheitserscheinungen auftreten, oft jedoch kommt es zu einer Halbseitenlähmung wie nach einem Schlaganfall. Es kann Doppeltsehen auftreten, der Patient bekommt wahrscheinlich Kopfschmerzen, leidet an Übelkeit, manche bekommen Krampfanfälle. Wenn der Tumor auf Medikamente oder Strahlenbehandlung nicht anspricht, kann unter Umständen nichts anderes getan werden, als Medikamente gegen Übelkeit und gegen Anfälle zu verabreichen. In manchen Fällen kann ein Cortisonpräparat dem Patienten vorübergehende Erleichterung schaffen. Wenn dies gelingt, fühlt er sich zunächst so gestärkt, daß man ihn mit der Hoffnung auf Heilung täuschen könnte. Der provisorische Charakter dieser Behandlung muß daher betont werden – wenigstens den nahen Verwandten (Angehörigen) gegenüber –, da diese nicht auf Dauer durchgeführt werden kann. Schwierigkeiten können vielleicht dadurch entstehen, daß es zu Veränderungen der Persönlichkeit kommt, die den Kontakt zu allen außer den ihm Nahestehenden erschweren. Über ein Zehntel unserer 1000 Patienten hatte Probleme dieser Art, was die Verbreitung dieser Komplikation verdeutlicht.

Bei der Pflege eines Patienten, der nur halb oder kaum noch bei Bewußtsein ist, bedenke man immer, daß er womöglich noch hören kann, auch wenn er nicht mehr in der Lage ist zu antworten. Unbedachte Bemerkungen über Bewußtlose werden häufiger aufgenommen, als man vermuten würde. Auch kann ein solcher Patient durchaus Schmerzen empfinden, und daher sollte man schmerzlindernde Injektionen weiterhin geben, sogar einem im Koma Liegenden in den Stunden des Sterbens. Sie bewirken die Schmerzlinderung, aber nicht die Verkürzung des Lebens. Stirbt der Kranke leicht und friedlich, ohne irgendwelche Komplikationen – wie es gewöhnlich der Fall ist –, kann es sein, daß für die Familie nicht viel zu tun bleibt. Die betroffenen Angehörigen haben dann oft das Bedürfnis, unruhig herumzugehen und nach irgendeiner Tätigkeit zu suchen. Wichtiger jedoch als alles, was getan werden könnte, ist für den Sterbenden, daß jemand bei ihm ist. Keiner sollte allein sterben. Die Hand des Kranken zu halten kann das Allernotwendigste sein.

Sobald ein Familienmitglied im Sterben liegt, werden von Verwandten oft die phantastischsten Heilungsvorschläge verbreitet. Da kommen Geschichten auf von magischen Heilungen für teures Geld in Bayern oder Mexiko oder in der Antarktis, die die Familie in die Versuchung führen, ihr Konto zu plündern und dem Sterbenskranken eine aufreibende und unnötige Reise zuzumuten. Geistheiler haben unseren Patienten in der Regel gutgetan (obgleich sie niemals einen Tumor geheilt haben), aber die Angehörigen sollten Verdacht schöpfen, wenn einer hohes Honorar verlangt. Sie sollten die Meinung eines Arztes einholen, dem sie vertrauen, ehe sie sich auf die Behandlung von Scharlatanen und Quacksalbern einlassen, die womöglich mehr schaden als nützen. Einige unserer Patienten haben auch schlimme Erfahrungen mit solchen in der Regel wohlwollenden Menschen gemacht.

Nachbarschaftshilfe kann in dieser Zeit den Angehörigen eine Stütze sein. Verständlicherweise fällt es ihnen selbst schwer, um Hilfe zu bitten. Ein Nachbar könnte den Patienten in seinem Wagen zum Ambulanztermin ins Krankenhaus fahren. Andere können ihr Telefon anbieten – nachts oder tagsüber. Sie können auf einen Sprung herüberkommen und helfen, den Kranken hochzuheben, oder den Einkauf übernehmen. Manchmal ist es angebracht, dem Ehepartner eine Pause zu ermöglichen, ihn einkaufen zu lassen, und selbst bei dem Kranken zu bleiben.

Wenn der Patient stirbt, hört er zu atmen auf, und er wird allmählich blaß und kalt. Das alles vollzieht sich ganz ruhig und friedlich. Es genügt, überflüssiges Bettzeug zu entfernen – bis auf ein Kissen – und ihn gerade hinzulegen. Der Leichenbestatter wird ihn später waschen. Der Mund des Toten wird geschlossen gehalten, indem man ihm ein Buch oder einen ähnlich geformten Gegenstand (z. B. eine Kleenex-Schachtel) unter das Kinn schiebt. Die Augenlider werden geschlossen. Die Zimmerheizung sollte abgedreht werden. Als erstes wird nun ein Arzt benötigt, der den Totenschein ausstellt. Sobald dies geschehen ist, kann der Leichenbestatter bestellt werden. Die Gewandtheit und das Taktgefühl der meisten dieser Herren ist eine Grundlage für die bestmögliche Bewältigung des Schmerzes. Sie begleiten die Angehörigen durch jegliche Verwicklung in der ersten Zeit der Trauer.

Zusammenfassung

Das letzte Wort dieses Kapitels soll Barbara McNulty haben, die auf dem Gebiet der häuslichen Pflege von Sterbenden Pionierarbeit geleistet hat. Sie spricht im folgenden von der Erfahrung der ersten drei Jahre im St.-Christophers-Hospiz.

„Zusammenfassend könnte man sagen, daß die Pflege von Sterbenden eine sehr anspruchsvolle Aufgabe darstellt. Dies ist noch nicht ausreichend erkannt worden. Ein Patient sollte zu Hause sterben können, wenn er es wünscht. Ein Spezialbett sollte zur Verfügung stehen, das die Möglichkeit eröffnet, den Patienten nach Hause zu entlassen und dort weiter zu pflegen.

Jenen Familien, die ihren Angehörigen zu Hause pflegen wollen, sollte finanziell unter die Arme gegriffen werden, und zwar unter Berücksichtigung der Pflegekosten, die sie dem Staat dadurch ersparen. Diese Unterstützung sollte leicht und rasch erteilt werden.

Ein besseres Verhältnis zwischen Krankenhaus und Öffentlichkeit ist für uns ein sehr wichtiges Anliegen geworden. Meine Erfahrungen haben gezeigt, wie eng dieses Verhältnis sein kann, welch großen Nutzen Patienten daraus ziehen und welche Genugtuung es allen Beteiligten verschafft.

Der Wert dieser Zusammenarbeit von Hospiz und Öffentlichkeit kann vor allem an der Freude und Erleichterung der Patienten und ihrer Familien abgelesen werden, die immer wieder betonen: ‚Ich fühle mich jetzt viel sicherer und nicht mehr so allein.'"

6. Sterben im Krankenhaus

Unter den tausend Patienten, die wir zu Hause betreut haben, hatten wir etwa 66 zunächst auf der Station des Krankenhauses kennengelernt, von dem sie an uns überwiesen wurden. Ihre körperlichen Beschwerden – z. B. Schmerzen, Verstopfung und andere Symptome – unterschieden sich nur in geringem Ausmaß von denen, unter denen Sterbende litten, die wir zuerst zu Hause besuchten. Man muß sich also fragen, welchen Wert es überhaupt hat, sterbende Patienten in ein Krankenhaus zu überweisen. 1965 zeigte die Sterbestatistik der Einwohnermeldeämter für England und Wales, daß 38% zu Hause gestorben waren. 1975 lag die Vergleichszahl bei etwas über 30%. Ist dieser eindeutige Trend gerechtfertigt?

In Krankenhäusern sterben die Menschen an den verschiedensten Krankheiten: Lungenentzündung oder schwerer Bronchitis, Herzanfällen, Herzversagen, Schlaganfällen, Thrombosen, Wundbrand, Krebserkrankungen und Leukämie, Tremor und Lähmungen, Arthritis und Knochenbrüchen. Um welche Krankheit es sich auch handeln mag, es gibt bestimmte Behandlungsgrundsätze, die zu beachten sind. Ehe offensichtlich wird, daß die Krankheit unheilbar ist, werden die meisten dieser Patienten sich einigen Versuchen einer Heilbehandlung unterzogen haben. Wenn diese aber aufgegeben worden sind, dann wird es Zeit, die Auswirkungen der Krankheit zu behandeln. Und dies wird zur Folge haben, daß das Pflegepersonal mit dem Kranken in einer ganz anderen Weise umgehen muß. Dieses Konzept einer Fürsorge für den Sterbenden wird jetzt, wenn der Versuch einer Therapie gescheitert ist, entscheidend sein.

Wenn nicht mehr länger Heilung das Ziel sein kann, wird das Pflegeteam alles ihm Mögliche tun, um dem Patienten Erleichterung zu verschaffen, indem es jedes auftretende Symptom sofort behandelt. Viele Ärzte und Schwestern können sich eine solche Zielsetzung nur schwer zu eigen machen. Was vonnöten ist, sind eine neue Beschränkung in der Verabreichung von Medikamenten und eine Zurückhaltung bei anderen lebenserhaltenden Maßnahmen. Die angemessene Behandlung einer Lungenentzündung etwa ist so ein strittiger Fall.

Bei einem älteren und kranken Menschen ist eine Lungenentzündung nicht die heftige Krankheit, verbunden mit hohem Fieber und Kurzatmigkeit, wie wir sie bei jungen Leuten sehen. Sie führt statt dessen, ohne viele Beschwerden zu verursachen, einen allmählichen Dämmerzustand herbei und einen friedlichen Tod. Das Aufkommen einer Lungenentzündung in einem solchen Fall weist darauf hin, daß der Körper des Patienten aufgehört hat, sich zu wehren, und daß er bereit ist, zu gehen. Manchmal, aber durchaus nicht immer, kann dieser Zustand des Kranken vorübergehend gebessert werden, indem man ihm Sauerstoff zuführt, Antibiotika gibt, Physiotherapie anwendet, Vitamine verabreicht und vielleicht Bluttransfusionen vornimmt. Der scheinbare Erfolg einer solchen Behandlung kann dem Pflegepersonal das erhebende Gefühl vermitteln, etwas Hervorragendes getan zu haben. Deshalb ist die Versuchung dazu groß, es wenigstens zu versuchen. Aber wenn ein Mensch an einem Krebs erkrankt ist, dessen Metastasen sich ausbreiten, oder wenn er durch einen Schlaganfall schon gelähmt oder geistig verwirrt ist, wäre eine solche Art des Eingreifens unangebracht. Ja sie wäre schlecht, eine „aufdringliche" Medizin. In diesen Fällen besteht die angemessene Behandlungsweise einer Lungenentzündung darin, dem Patienten ein Opiat zu geben, das Kurzatmigkeit und Schmerzen unterdrückt, oder Mittel, die ihn fieberfrei machen und Mattigkeit und Appetitlosigkeit etwas bessern. Schließlich könnte einem Schlafmittel ein Belladonna-Präparat beigefügt werden, das die Sekretion in Kehle und Lungen austrocknet, zusammen mit einem Beruhigungsmittel, das Gefühle der Panik vermeiden hilft. Gewöhnlich erleichtert es die Atmung des Patienten nicht, wenn man sein Gesicht mit einer Sauerstoffmaske bedeckt, es kann höchstens seine Erstickungsgefühle verschlimmern; zudem ist es ein Vorgehen, das die Kommunikation mit ihm ausschließt. Es geht ja schließlich darum, die Kurzatmigkeit des Kranken zu erleichtern und nicht, bessere Blutwerte zu erreichen.

Es gibt Infektionen, die solche Beschwerden hervorrufen, daß ihre Behandlung mit Antibiotika angezeigt ist; auch dies freilich nur zum Zweck der Erleichterung, nicht der Heilung. Infektionen der Blase, des Mundbereiches, der Augen und das Wundliegen sind solche Fälle. Unnötig sind künstliche intravenöse Ernährung oder Operationen wie Gastrotomie (wobei ein Schlauch direkt in den Magen gelegt wird, wenn die Speiseröhre blockiert ist). Dadurch würde der Sterbeprozeß nur verlängert. Es kann auch nicht darum gehen, neue Medikamente auszuprobieren, auch wenn sie noch so heiß angepriesen worden sind.

Der Arzt muß in dieser Situation seine Haltung dem Patienten gegenüber ganz neu orientieren. Zuallererst muß er herausfinden, welches Symptom dem Kranken die meisten Beschwerden verursacht. Dabei kann man schöne Überraschungen erleben. Eine Verstopfung kann ihn mehr beschäftigen als sein Gesichtskrebs; der ausgetrocknete Mund macht ihm vielleicht mehr zu schaffen als ein Tumor von der Größe eines Fußballes. Wenn er Schmerzen hat, müssen, und zwar sofort nach Einlieferung des Patienten ins Krankenhaus, schmerzstillende Mittel in ausreichender Menge gegeben werden. Das gibt ihm von Anfang an ein Gefühl der Sicherheit. Auf jeden Fall muß, bevor man eine aktive Therapie beginnt, innegehalten und ernsthaft erwogen werden, ob diese tatsächlich in diesem Moment für diesen Patienten von Bedeutung ist. Dies sind naheliegende Überlegungen.

Der am meisten ins Auge fallende Testfall ergibt sich bei den sehr seltenen Gelegenheiten, wenn etwa der Krebs eines Patienten heftig zu bluten beginnt. Ausbildung und Instinkt aller Beteiligten schreien in dieser Situation danach: Sofort handeln! Stoppt die Blutung! Jeder fühlt in sich den Drang, herumzuhetzen, etwas dagegen zu tun. Doch man sollte auch dies bedenken: Selbst wenn die Blutung jetzt zum Stillstand gebracht werden könnte, würde sie wieder einsetzen und der Patient würde zu einem späteren Zeitpunkt daran sterben. Man kann, wenn man es sich recht überlegt, erkennen, daß der Kranke nur noch jemanden braucht, an dem er sich festhalten kann. Einige Kliniken haben für solche Fälle eine große rote Decke in einem leicht erreichbaren Schrank bereit. Sie kann das Blut aufsaugen, ohne es sichtbar werden zu lassen, so daß dem Kranken der erschreckende Anblick des sich ausbreitenden roten Fleckens erspart bleibt. Man sollte schnell Vorhänge um das Bett ziehen, und jemand muß sich auf das Bett setzen, um dem Patienten nahe zu sein.

Ähnlich verhält es sich, wenn es bei einem Kranken mit fortgeschrittenem Krebs im Unterleib zum völligen Darmverschluß kommt und ein Chirurg nicht mehr operieren kann; man sollte dies dann als endgültiges Geschick ansehen. Krampflösende Medikamente wie Buscopan o. ä., kombiniert mit Beruhigungsmitteln, sind zu diesem Zeitpunkt viel wohltuender als eine Tropf-und-Saug-Behandlung, die nur die Konsequenz hat, daß der Patient drei Wochen zum Sterben braucht, anstatt drei Tage. Manchmal führt Darmverschluß zu einer Schwellung des Leibes. Der Arzt kann diese für einen sterbenden Patienten beseitigen, indem er die geblähte Darmschlinge durch die Haut mit einer großen Subkutannadel punktiert und das Gas abläßt. Dieses Verfahren ist schmerzlos.

Der Kranke ist eine Person

Eine kleine Regel, die es wert ist, sie in jedem Krankenhaus zu befolgen, ist die, nie den Namen eines Patienten – auch beim Ausfüllen von Röntgenformularen oder bei einer privaten Notiz in den Handblock – ohne den Zusatz „Herr, Frau oder Fräulein" aufzuschreiben. Wenn wir das nicht tun, degradieren wir insgeheim die Person, die vor uns ist. Und diese Haltung zeigt sich auch in unserem ganzen Tun.

Eine Krankenhausverwaltung kann nur zu leicht die Bedürfnisse des Kranken aus dem Auge verlieren. In einer Verwaltung sah ich eine große Graphik an der Wand, die die Statistiken verschiedener Chirurgen über den „Durchlauf von Patienten" miteinander verglich. Leerstehende Betten und solche, die länger als eine Woche von einem Patienten belegt waren, waren rot markiert und brachten dem betreffenden Chirurgen, ungeachtet seines ärztlichen Könnens, einen schlechten Ruf ein. Vielleicht neigen ehrgeizige Ärzte dazu, in der Kategorie von „Fällen" zu denken. Die Versuchung besteht, akute Fälle als interessant anzusehen, weil sie Gedächtnis und Verstand mehr in Anspruch nehmen und mithelfen, die Berufserfahrung zu verbreitern. Auch Schwestern neigen dazu, ihre Zuwendung für den Kranken einzuschränken, da sie meistens überarbeitet sind. Und vielleicht beantworten sie die Frage „Welche ist Frau Henderson?" mit „Sie ist die Brust in Bett 22". Ein „guter" Patient ist der, der sich nie beschwert und sich fraglos und stillschweigend in das System fügt. Die Folge davon: ein Patient, der Angst hat und Fragen stellt, oder einer, der auf seine Würde bedacht ist und weiterhin „Frau Henderson" bleiben möchte, wird als „schlechter" Patient angesehen.

Gewiß, dies sind Fehler, die nicht überall gemacht werden. Wenn sie vorkommen, dann ist es sinnlos, das Krankenhauspersonal pauschal dafür zu kritisieren, sie würden Menschen so behandeln, als seien sie weniger wert. Denn ihre Empfindungen spiegeln lediglich Wertvorstellungen wider, wie sie in der Gesellschaft allgemein vorherrschen. Trotz der Anspannungen, unter denen Ärzte und Schwestern gewöhnlich stehen, sollte die besondere Situation sterbender Patienten immer Beachtung finden.

Womöglich ahnt der Kranke seinen wahren Zustand. Mitglieder des Personals haben vielleicht versteckte Bemerkungen fallenlassen oder in der Art, wie sie etwas tun, etwas zum Ausdruck gebracht, was Argwohn erweckte und eine fürchterliche Angst des Kranken zur Folge hat. In einer solchen Situation ist es von Bedeutung, daß der Kranke genau weiß, wer die Hauptverantwortung für ihn trägt, und daß diese Person sich für ihn auch Zeit nimmt. Da immer etwas für einen Kranken getan werden kann, ist es unentschuldbar, bei Visiten an seinem Bett vorbeizugehen, auch dann, wenn der Patient schläft oder zu schlafen scheint.

Schmerzlindernde chirurgische Eingriffe müssen mit äußerster Diskretion und Behutsamkeit vorgeschlagen werden, wenn sie nicht von vornherein abgelehnt werden sollen. Noch mehr Einfühlungsvermögen ist nötig, wenn der Patient nach Hause oder in ein Hospiz entlassen wird, um dort zu sterben, wenn im Krankenhaus nichts mehr für ihn getan werden kann und das Bett dringend gebraucht wird. Was diese Verlegung bedeutet, ist wahrscheinlich offensichtlich, und noch so zuckersüße Lügen über „Rekonvaleszenz" sind nicht hilfreich. Letzten Endes wird der

Kranke seine ausbleibende Besserung leichter ertragen, wenn er rechtzeitig darauf hingewiesen wurde, daß er für einen längeren Zeitraum bessere Pflege benötigt, als er sie auf einer Krankenhausstation mit ihrem Betrieb erhalten könnte.

Dem Kranken soll nie das Gefühl vermittelt werden, er sei abgewiesen, er sei nutzlos oder bloß im Wege. Seine Mitpatienten können ihm dabei viel helfen. Aber auch er selber könnte anderen bei der Bewältigung von Problemen behilflich sein, mit denen er sich seinerseits schon konfrontiert sah. Häufige und, wenn möglich, regelmäßige Besuche von seiner Familie und von Freunden werden die Hauptstütze sein. Wenn für Kranke diese Besuche aber eine schmerzliche Empfindung bedeuten oder falls sie von ihnen als verwirrend erlebt werden, könnte es ihnen eine Hilfe sein, wenn zunächst emotional weniger Betroffene, etwa ein Sozialarbeiter oder eine Schwester oder eine freiwillige Helferin, solche Besuche „begleiten".

Im übrigen sollten nie Kinder vom Krankenhaus ausgeschlossen werden. Neugeborene Babys der Familie sind erfahrungsgemäß eine ganz große Hilfe, wenn es darum geht, zwischen Menschen ein warmherziges Zueinander zu bewirken. Kinder sollte man nicht ausschließen aus Furcht, sie könnten erschrekken. Sie können Besuche sehr erleichtern und dem sterbenden Patienten Zuversicht auf neues Leben und auf Fortdauer vermitteln. Wir haben die Erfahrung gemacht, daß Kinder nach solchen Besuchen keineswegs niedergeschlagen oder verängstigt sind.

Viele Patienten mit unheilbaren Krankheiten können aus dem einen oder anderen Grund nicht aus dem Krankenhaus entlassen werden. In Reihenuntersuchungen, die Exton-Smith gemacht hat, waren etwa 60% der Patienten schon vor ihrer Einweisung in die Klinik bettlägerig. Je länger ein Patient auf Station liegt, um so weniger Aufmerksamkeit scheinen die Ärzte ihm zu schenken. Die Pflege ist möglicherweise schwierig, so daß kostbare Pflegekräfte von akut Kranken abgehalten werden. Dieses Phänomen hat man einmal „blockiertes Bett" genannt.

Ein Kranker wird leicht als sozial tot angesehen, noch bevor er tatsächlich gestorben ist. Schwestern geben das oft ganz rituell zu erkennen, indem sie die Decken immer höher ziehen und auf diese Weise den Patienten immer mehr verbergen (obwohl sich die Temperatur auf der Station keineswegs geändert hat!).

Physio- und Beschäftigungstherapeuten haben viel zur Pflege unheilbarer Kranker beigetragen. Man sollte sie schon bald nach der Einweisung solcher Patienten einschalten und ihre Besuche fortsetzen bis zum Ende, auch wenn dies nur noch geschieht, um Gesellschaft zu leisten. Auch der Ernährungsberater oder der Fußpfleger können zum Wohlbefinden des Kranken beitragen. Ebenso der Seelsorger oder die Seelsorgerin, ohne die eine ganzheitliche Pflege nicht vorstellbar ist. Am Bett eines sterbenden Kranken sollten Arzt, Seelsorger und Schwester bzw. Pfleger zusammenarbeiten.

Wenn der Kranke in der Lage ist, nach Hause zu gehen, wird er einen ausreichenden Vorrat an Medikamenten brauchen, mit einfachen Anweisungen, welches wofür und bei welcher Gelegenheit zu nehmen ist. Der praktische Arzt wird unbedingt darüber informiert werden müssen (am besten telefonisch, und sei es nur über seine Sprechstundenhilfe), wie die Diagnose ist, welche Medikamente gegeben werden müssen, aber auch, was dem Patienten und seiner Familie über seine Krankheit mitgeteilt worden ist.

Die Familie im Krankenhaus

Der Tod eines Menschen sollte bei seiner Familie keine Erinnerungen hinterlassen, die nur aus Bedauern bestehen.

Die Mitglieder einer Familie sollten bei der Pflege genauso eingeschaltet werden, wie es sicherlich geschehen würde, wenn der Kranke zu Hause wäre. Sie können den Schwestern helfen, ihn zu waschen, ihn umzudrehen, ihm zu essen zu geben. Da dies ihre letzte Gabe für ihn ist, sollten sie ihm so nahe wie möglich sein. Stellen Sie sich den Menschen vor, den Sie am meisten lieben – und dann stellen Sie sich vor, Sie müßten sich aus der Ferne von ihm verabschieden.

Wenn Klinikbesuche sich als zu teuer für die Familie erweisen, dann sollte die Sozialarbeiterin oder der Sozialarbeiter versuchen, Fahrkostenzuschüsse von sozialen Einrichtungen zu erhalten. Wichtig ist aber auch die psychologische Hilfe: Familienmitglieder müssen oft mit Schuldgefühlen fertig werden, weil sie ihren Kranken nicht weiter zu Hause gepflegt haben. Wenn der Patient vorübergehend in ihre Pflege zurückkehrt, kann das weiter fortbestehende Interesse des Facharztes aus dem Krankenhaus auch durch Besuche eines Sozialarbeiters ausgedrückt werden. Eine solche „Verbindungsperson" kann helfen, eine Einweisung in ein Hospiz zu erreichen oder Erholungsmaßnahmen; ebenso kann sie gegebenenfalls den Krankenhausfacharzt informieren, wenn der Kranke wieder eingewiesen werden muß, weil es Schwierigkeiten in der Familie gibt. Ein Kranker will oft seinen Zustand nicht annehmen, bis er es eine gewisse Weile zu Hause versucht und für sich herausgefunden hat, daß er es nicht schafft. Für Krebspatienten, die einer schwierigen Pflege bedürfen, könnte versucht werden, einen Urlaub in einem Heim zu arrangieren, das in der Nähe ist, damit auch die Angehörigen eine Ruhepause haben. Vielleicht ist es auch sinnvoll, Ferien gemeinsam mit der ganzen Familie zu machen, solange der Patient noch kräftig genug dazu ist.

Wenn ein Sozialarbeiter oder eine Sozialarbeiterin in diesem Sinne aktiv sind, müssen sie aber auch der Versuchung widerstehen, den Patienten zu vernachlässigen, während sie ihre Hilfe auf die Angehörigen konzentrieren. In einem Krankenhaus sind sie vielleicht die einzigen, die Zeit haben, bei ihm zu sitzen und zuzuhören, und da sie Nicht-Fachleute im Team sind, mag es einigen Patienten leichter fallen, mit ihnen zu sprechen als mit den Ärzten oder Schwestern.

Sozialarbeiter können solchen Familien in der kurzen Zeitspanne, um die es in der Regel geht, einen wichtigen Dienst leisten. Oft wird ihre Hauptaufgabe darin bestehen, den Angehörigen zu helfen, sich mit dem drohenden Verlust zu beschäftigen und ihnen später zur Seite zu stehen, falls sie Hilfe brauchen, wenn es darum geht, Begräbnis und Nachlaß zu regeln und die Trauer zu bewältigen.

Solange der Patient im Krankenhaus ist, muß jemand die Angehörigen darüber auf dem laufenden halten, wie sich sein Zustand entwickelt und wie die Aussichten sind. Meist wird diese Aufgabe dem Assistenzarzt oder der Stationsschwester übertragen, und sie kann sich als schwierig erweisen, weil das Krankenhauspersonal die Familie in der Regel nicht gut kennt. Für den Fall, daß es nicht gelungen ist, eine wirkliche Beziehung herzustellen, sollte man überlegen, ob nicht der Hausarzt besser dazu geeignet wäre, der Familie Nachrichten zu überbringen, die für sie hart sind. Dies insbesondere, weil er auch der zukünftige Ansprechpartner der Familie ist.

Die Nachricht des nahe bevorstehenden Todes eines Kranken kann für seine Angehörigen genauso hart sein wie für den Kranken selbst. Vor einiger Zeit fragte mich Frau H., deren Mann an Darmkrebs erkrankt war: „Es besteht doch kein Grund zur Sorge, Doktor?" Ich entschloß mich, ihr die Nachricht behutsam mitzuteilen, in kleinen Schritten, und begegnete der Frage so: „Nicht wirklich, aber natürlich wird der künstliche Darmausgang bleiben." Als ich Frau H. das nächstemal sah, sagte ich, daß man ihrem Mann seit geraumer Zeit häufig Flüssigkeit aus seinem Bauch abziehen müsse, „weil die Entzündung immer noch da ist". Bei jeder weiteren Aufklärung bemerkte ich an ihr eine Reaktion zwischen Erstaunen und Bestürzung. Dann kam mein Mitarbeiter aus dem Urlaub zurück und sagte mir, er habe Frau H. schon einmal den ganzen Prozeß erklärt und ihr, bevor er in die Ferien ging, auch die Diagnose mitgeteilt.

Nur wenig von der ersten Besprechung mit den Familienangehörigen kommt richtig an. Eine übliche Reaktion ist, daß die Angehörigen darum bitten, man möge dem Kranken nichts sagen. Aber mehr als einmal bin ich von einem Kranken darum gebeten worden, seine Frau nicht mit dieser Nachricht zu beunruhigen, während die Frau zur gleichen Zeit bat, die Diagnose vor ihrem Mann zu verschweigen. Wenn nur ein Ehepartner informiert worden ist, dann kommt es oft vor, daß der andere später fragt, was der Arzt ihm gesagt hat. Ich habe schon mehreren Menschen in einer solch schwierigen Situation geholfen, indem ich mit ihnen an das Bett des Kranken zurückging und etwa sagte: „Hallo, Herr H., Ihre Frau hat mir gerade geholfen, Ihre Formulare auszufüllen, und sie hat mir gesagt, Sie seien am Segeln interessiert ..." o. ä. So wird bei einer ersten Begegnung das Aufeinandertreffen von widerstreitenden Meinungen vermieden, und schwierige Unterhaltungen können so einem weniger belasteten späteren Zeitpunkt überlassen werden.

Wenn der Patient stirbt, kann es sein, daß seine Familie diese Tatsache wiederum nur schwer annehmen kann. Es ist hilfreich, wenn die Angehörigen beim Sterben anwesend sein und wahrnehmen konnten, daß das Ende friedvoll war. Cicely Saunders weist darauf hin, welch großer Trost darin liegen kann, Abschied genommen zu haben. Dies besonders dann, wenn man sagen kann: „Als er zum letztenmal aufwachte, warst du die letzte Person, die er gesehen hat."

Die Familie kann gefragt werden, ob der Kranke eingewilligt haben würde, die Hornhaut seiner Augen einem Chirurgen zu überlassen, um sie einem anderen zu übertragen. Wie auch immer, eine solche Bitte sollte nur von einem Arzt oder einer Schwester übermittelt werden, die zu Freunden der Familie geworden sind und an denen man sehen konnte, daß sie dem Kranken, bevor er starb, liebevolle Pflege geschenkt haben. Angehörige sollten beruhigt werden, daß dies den Körper des Verstorbenen nicht entstellen wird. Weder diese Frage noch die nach einer Autopsie sollten leichthin von jemandem an die Familie herangetragen werden, der nicht schon ihr Vertrauen gewonnen hat. Wenn andere Organe für Transplantationen gewünscht werden, dann ist es die Pflicht des Facharztes, darum zu ersuchen. Um mit diesem besonderen Problem umzugehen, wurden in allen Ländern ethische Normen entwickelt, die die Gewähr dafür geben, daß der Tod des Patienten durch einen unabhängigen Arzt bestätigt wird, der nicht mit dem transplantierenden Chirurgen in Verbindung steht. Das Ersuchen um eine Autopsie versetzt eine Familie oft in Schrecken. Daher muß es mit großem Einfühlungsvermögen vorgebracht werden. Wir wissen immer noch furchtbar wenig darüber, wie Krebs sich ausbreitet und wie unsere Behandlungsmethoden den Körper schädigen. Wenn wir hier etwas dazulernen sollen, sind also viele Autopsien nötig.

Wenn ein Körper tot ist, ist er noch immer das Symbol des Menschen. Und die, die diesen Menschen geliebt haben, werden von diesem Körper immer noch so sprechen, als ob er diese Person geblieben wäre. Wenn der Arzt die Möglichkeit einer Autopsie erwähnt, wird er oft einem angstvollen Blick begegnen und solchen Fragen wie: „Heißt das, er wird aufgeschnitten?" – „Hat man nicht schon genug an ihm herumgepfuscht?" oder: „Bitte, lassen Sie ihn jetzt in Frieden. Ich möchte das nicht."

Wie immer beschaffen unsere Handlungen nach außen hin sind: Was zählt, ist die innere Achtung.

Ich habe eine Schwester gebeten, mir etwas über die letzte Waschung eines Leichnams zu sagen. Und was sie aufgeschrieben hat, zeigt diese Achtung deutlich:

„Sterbende zu pflegen war für mich eine der dankbarsten Aufgaben einer Pflege. Am Anfang hatte ich Angst vor dem Tod, und um ihm nicht begegnen zu müssen, wollte ich in die Orthopädie. In meinem allgemeinen Lehrkrankenhaus wurden wir aber auf behutsame Weise mit dem Tod vertraut gemacht. Wenn ein Patient starb, nahm eine erfahrene, ältere Schwester eine jüngere gewissermaßen bei der Hand und lehrte sie sehr behutsam, wie die Wäsche eines Verstorbenen vorgenommen werden sollte. Die Atmosphäre in diesem Raum, die Schönheit des Tuns und die Ehrfurcht während des Waschens sowie eine unsichtbare, aber spürbare *Gegenwart* in diesem Raum haben mir die Furcht vor dem Tod genommen.

Die Wäsche des Verstorbenen geschah in zwei Abschnitten. Dazwischen kam ein Geistlicher und sprach einige Gebete. Am Anfang wollte ich, wenn ich mich einem Patienten menschlich verbunden fühlte, nicht dabei sein, wenn er starb, aber auch nicht, wenn die letzte Waschung vorgenommen wurde. Später aber war es genau das Gegenteil. Es war wichtig für mich, daß ich diesen letzten Dienst tun konnte. Und als ich selbst die dienstälteste Schwester wurde, ging ich sehr vorsichtig mit der neuen, jungen Schwester um, die dem Tod zum erstenmal begegnete."

Wenn möglich, sollte das Krankenhauspersonal mit den Gemeindediensten Kontakt aufnehmen, um die „Sorge danach" bei den Angehörigen sicherzustellen. Dies wird häufig vernachlässigt. Wenn jemand im Krankenhaus stirbt, sollte insbesondere sein Hausarzt noch am selben Tag informiert werden. Auch das Personal auf der Station kann den Hinterbliebenen manchmal helfen, etwa indem es sie einlädt, zurückzukehren, um freiwillige Hilfe zu leisten. Oft sind die Angehörigen für eine beträchtlich lange Zeit als Besucher gekommen, sie haben sich als hilfsbereit erwiesen, sie kennen den gewöhnlichen Ablauf auf der Station sowie die meisten anderen Patienten. Das kann sie vor einem zu plötzlichen Wechsel ihrer Gewohnheiten bewahren, wo sie doch monatelang täglich in das Krankenhaus gekommen waren.

Neuere Ansätze

Jedes Gemeinwesen in einer Größenordnung zwischen einer viertel und einer halben Million Einwohner benötigt sein eigenes Hospiz. Verschiedene Krankenhäuser haben sich aber bemüht, ihre eigene Pflege für sterbende Patienten zu verbessern, indem sie besondere Teams oder besondere Abteilungen eingerichtet haben.

In Montreal etwa ist die „Palliative Care Unit" des Royal-Victoria-Hospitals eine solche Initiative, die in einem Umfang arbeitet, der mit dem Aufwand eines Hospizes vergleichbar ist (vgl. Mount). Vielleicht eher nachahmbar ist das „Symptom Control Team", das sich am St.-Thomas-Hospital in London etabliert hat. Dieses Team wird von allen Abteilungen des Krankenhauses in Anspruch genommen, um bei Schmerzproblemen und anderen Beschwerden Ratschläge zu erteilen. Daß die Mitglieder dieses Teams geschickte Diplomaten sein müssen, muß nicht besonders erwähnt werden.

Ich hoffe, deutlich gemacht zu haben, daß es in Krankenhäusern oft noch Möglichkeiten für eine Verbesserung der Pflege sterbender Patienten gibt. Ich kann mich nur Albertine Winner anschließen, die gesagt hat: „Wenn alles gesagt und getan ist, dann ist gute ärztliche Betreuung und Pflege mehr als alles andere vonnöten. Warum also geben wir sie nicht?"

7. Wenn Kinder sterben

Nur zwei von hundert Säuglingen sterben im ersten Lebensjahr. Bei den meisten tritt der Tod in den ersten Stunden nach der Geburt ein, sie sterben aufgrund angeborener Krankheiten und Mißbildungen oder aufgrund von Schwierigkeiten, die während der Entbindung entstehen. Die anderen (etwa neun von zehn Kindern) werden ihren 50. Geburtstag überleben.

In Großbritannien sterben jedes Jahr ca. 27 000 Kinder. Jahrhundertelang gehörte der Tod von Kindern zum Alltag des Familienlebens, heute ist er in den reicheren Ländern eine Seltenheit. Simon Yudkin, ein ehemaliger Londoner Kinderarzt, sagt, daß nur 95 von 4000 Kindern, die auf seiner Station aufgenommen wurden, starben. Von diesen 95 Kindern waren nur 19 älter als ein Jahr, und nur acht litten unter einer langandauernden, zum Tode führenden Krankheit (vgl. Yudkin 37; vgl. auch Keyser 486). Meine eigene Erfahrung beschränkt sich auf weniger als ein Dutzend Kinder, die in den Hospizen starben, in denen ich gearbeitet habe. Darum werde ich mich im folgenden hauptsächlich auf die Aussagen und Berichte anderer berufen. Wenn ich auch wenig zu diesem Problemkreis beizutragen vermag – es gibt generell nur wenige Ärzte, die genügend Erfahrungen gesammelt haben, um Gesichertes über den Tod von Kindern zu schreiben. Chirurgen, die sich in der Behandlung angeborener Krankheiten und Mißbildungen spezialisiert haben, und Ärzte, die vor allem Leukämiekranke behandeln, sind die einzigen, die viele Kinder sterben sehen. Und sie können sich nie mit dem Sterben von Kindern abfinden.

Auch diejenigen, die ständig mit kranken Kindern umgehen, können aus dem Gleichgewicht kommen, wenn ein Kind stirbt. Simon Yudkin berichtet uns:

„Die Fragen eines sterbenden Kindes, seine versteckten Anspielungen kommen wahrscheinlich den Eltern und Fachärzten kaum zu Ohren, wohl aber den Ärztinnen und Ärzten im Krankenhaus, der Laborantin, den medizinischen Assistenten, den Schwestern, Pflegern und Lehrern auf der Station. Sollten wir alle zu einer Entscheidung gekommen sein, ehe die Frage gestellt wird? Sollten wir nicht wenigstens über alles gesprochen haben?"

Gerade auch wenn es um die Pflege sterbender Kinder geht, sollte vorher mit allen Betroffenen gemeinsam alles besprochen werden.

Wie sich Kinder dem Tod annähern

Kinder trauern über den Verlust eines ihnen nahestehenden Menschen genauso wie Erwachsene. Allerdings denken sie selten an den eigenen Tod – es sei denn, daß sie unter einer krankhaften Angst leiden. Kinder, die jünger als drei Jahre sind, haben noch überhaupt keine Vorstellung vom Tod. Danach hängt ihr Verständnis ab von der Haltung ihrer Umgebung. Wenn z. B. so getan wird, als ob der Großvater nicht gestorben ist, sondern nur „wegging", und wenn das Kind merkt, daß die Eltern bei diesem Thema verlegen werden, dann wird ein Kind nicht nur – und zwar für sein ganzes Leben – unsere heutige Tabuisierung des Todes übernehmen, es wird vielleicht auch alle möglichen Schrecken in bezug auf den Tod phantasieren. Solche Phantasien können sehr unterschiedlich und grausig sein. Wenn sie das Kind quälen, so braucht es eine Person, die ihm liebevoll und aufmerksam zuhört, wieviel Zeit es auch kosten mag. Dieser Zeitaspekt ist entscheidend, denn oft deutet ein Kind seine Ängste nur indirekt an, und es muß behutsam und immer wieder mit ihm gesprochen werden. Auch Gebete im Krankenzimmer und Gottesdienste auf der Station können erfahrungsgemäß dazu beitragen, daß eine Atmosphäre des Vertrauens entsteht. Aufgrund einer Befragung, die Maria Nagy bei 400 Kindern in Budapest durchführte, konnte sie drei Verständnisstufen feststellen (vgl. Nagy 3):

„Die erste ist charakteristisch für Kinder zwischen drei und fünf Jahren. Sie leugnen den Tod als einen normalen und endgültigen Prozeß: Der Tod ist ein Weggehen, und man lebt unter veränderten Umständen weiter. Es gibt auch die Vorstellung, daß der Tod nur etwas Vorübergehendes ist. Die Kinder unterscheiden sogar zwischen verschiedenen Graden des Todes (ein Mensch kann z. B. ‚schlimm getötet' worden sein). Lebendig und leblos werden noch nicht unterschieden ...

Auf der zweiten Verständnisstufe, gewöhnlich zwischen fünf und neun Jahren, wird der Tod personifiziert. Es gibt den Tod, aber die Kinder versuchen noch, ihn fern von sich zu halten. Nur die sterben, die der Tod (Sensenmann) wegholt. Der Tod ist eine Möglichkeit. Selten gibt es auch Phantasien, in denen der Tod und die Toten miteinander identifiziert werden. Dann verwenden sie das Wort Tod auch für die Gestorbenen. In dieser Phase bleibt der Tod noch außerhalb, er betrifft nicht jeden ...

Die dritte Stufe wird schließlich im Alter von ungefähr neun Jahren erreicht. Nun wird erkannt, daß der Tod ein Prozeß ist, der sich in uns selbst vollzieht und dessen wahrnehmbares Ergebnis die Auflösung des körperlichen Lebens ist. Sie wissen jetzt, daß der Tod unvermeidlich ist. In diesem Alter gewinnen die Kinder nicht nur eine realistische Vorstellung vom Tod, sondern auch von der Welt im allgemeinen."

Es wäre vielleicht interessant, darüber nachzudenken, ob diese drei Stufen ein zunehmendes oder ein abnehmendes Verständnis aufzeigen. Wenn ein Kind an einem sehr düsteren Begräbnis teilgenommen hat, so kann es sich natürlich in der Folge sehr vor dem Tod fürchten. Doch die meisten Kinder werden offen und ohne Scheu darüber sprechen. Alison Player hat folgendes beobachtet:

„Ein Kind kann unterschiedlich und sehr stark auf den Tod eines Familienmitglieds reagieren, besonders wenn es sich um ein Elternteil handelt. Unbewußt kann es sich durch den Verlust der Mutter im Stich gelassen fühlen, vielleicht empfindet es ihn auch als Bestrafung für eigenes Fehlverhalten ... Wenn der Tod eingetreten ist, sollte ein Kind die Möglichkeit haben, ruhige und einfache Erklärungen der Wahrheit zu hören, seine Fragen sollten beantwortet werden, und es muß ihm deutlich werden, daß seine Gefühle durchaus verstanden werden. Ein Kind ist so verletzlich" (Player 456).

Heute werden Kinder fast nie direkt mit dem Tod konfrontiert, so wird er für sie im allgemeinen zu einer eher theoretischen Angelegenheit. Wenn ein Kind jedoch selbst vorzeitig sterben wird, so hat man festgestellt, daß es weniger unter dieser Bedrohung leidet als unter der Trennung von den Eltern, wenn es in ein Krankenhaus eingeliefert wird. Die Angst vor schmerzhaften medizinischen Behandlungen oder der Kummer über den Tod eines anderen Kindes auf der Station überwiegen meistens die Angst vor dem eigenen Tod. „Es sollten keine Hindernisse entstehen, die aus Stillschweigen resultieren", so ergaben die Untersuchungen von Gerald Koocher. „Kinder sind in der Lage, über den Tod zu sprechen, und sie wollen es auch. Sie freuen sich über die Aufmerksamkeit verständnisvoller Erwachsener. Schweigen lehrt sie nur, daß das Thema tabu ist, und das ist keine Hilfe, um mit den Gefühlen des Verlustes fertig zu werden" (Koocher 404).

Eine etwas ältere Gruppe – Teenager – kann allerdings sehr mutlos und bitter auf eine ernste und harte Prognose reagieren, wie Walter Alvarez bemerkt hat (vgl. Journal of American Medical Association 1952, 150, S. 86). Er hat aber auch festgestellt – wie übrigens auch ein anderer großer amerikanischer Arzt (Dr. Alfred Vorcester) –, daß jüngere Kinder sehr leicht sterben.

Das Verhalten des Pflegeteams

Kinder, die sterben, sollten normale Kinder bleiben können, voll Spaß und Staunen. Sie sollten nicht zu Objekten des Mitleids oder gar zu Opfern kalten wissenschaftlichen Bemühens werden.

Cicely Saunders sagt:

„Ich muß sicher nicht die Bedeutung der Freude, der Schönheit und Phantasie und von Festen und Einladungen betonen. Das ist der Rahmen, in dem der Patient reden, schimpfen oder weinen kann. Das ist die Zeit, um über Fortschritte, Symptome und ihre Behandlung zu sprechen und um Fragen zuzulassen. Wenn Fragen ausgesprochen werden können, verliert sich viel von der aufgestauten Angst" (Saunders 1969, 550).

Um in die Welt eines Kindes einzutreten, seine Ängste zu erahnen und die Bedrohung, die mit dem Tod verbunden ist, zu durchbrechen, müssen wir uns alle Mühe geben und wirklich gut sein.

Folgendes Beispiel, das von dem weisen Arzt Sir William Osler berichtet:

„Er besuchte unsere kleine Janet zweimal täglich von Mitte Oktober bis zu ihrem Tod einen Monat später. Sie freute sich mit rührendem Eifer auf die Besuche ... Das Krankenzimmer verwandelte sich sofort in ein Märchenland. In zärtlicher Sprache erzählte er von den Blumen, Vögeln und Puppen ... Im Laufe des Erzählens gelang es ihm, alles herauszufinden, was er über die kleine Patientin erfahren wollte.

Der außergewöhnlichste Augenblick kam an einem kalten, rauhen Novembermorgen, als das Ende schon nahe war. Er holte aus seiner Tasche eine wunderschöne rote Rose hervor, die sorgfältig in Papier eingehüllt war. Er erzählte ihr, wie er diese letzte Rose des Sommers in seinem Garten hatte wachsen sehen und wie diese Rose, als er vorbeiging, ihm zugerufen habe, sie wolle mit ihm gehen, um sein ‚kleines Mädchen' zu besuchen. An diesem Abend hatten wir noch eine wunderbare Tee-Party an einem winzigen Tisch am Bett. Sir William sprach sehr charmant mit der Rose, seinem kleinen Mädchen und deren Mutter ... und die Kleine begriff, daß weder Feen noch Menschen immer rosen-rote Wangen haben oder so lange, wie sie wollen, an einem Ort bleiben können, daß sie aber dennoch anderswo glücklich sein würden. Und daß die Menschen, die sie zurücklassen würden, besonders die Eltern, nicht zu unglücklich darüber sein brauchten. Das kleine Mädchen verstand und war nicht unglücklich."

Das Geheimnis liegt darin, dem Kind ein Gefühl der Sicherheit zu vermitteln, d.h. Anteilnahme und Vertrauen zu vermitteln. Ein Kind, das von seiner Mutter getrennt ist, kann durchaus sicher behütet sein – und dennoch kann es sich unsicher fühlen. Ein Kind kann z.B. während eines Luftangriffs in den Armen der Mutter sehr gefährdet sein – und es kann sich dennoch völlig sicher fühlen. Wenn dieses Vertrauen wachsen soll, müssen wir ganz ehrlich mit den Kindern sein. Sie sind viel wacher als Erwachsene und merken sofort, wenn man sie anlügt. Ehrlichkeit heißt, daß das Kind fragen und sagen kann, was ihm einfällt. Schlechte Neuigkeiten sollten genau und behutsam vermittelt werden. Leere und hastige Beruhigungen sind nie genau und nie behutsam – genausowenig Sinn hat es, mit „der ganzen Wahrheit" herauszuplatzen. Wenn das Kind denen, die sich um es kümmern, vertrauen kann und das Gefühl hat, sie sind auf seiner Seite, komme, was da wolle, dann wird es sich sicher und geborgen fühlen. Wenn es merkt, daß Menschen ihm ausweichen oder es täuschen, dann wird es sich ausgeliefert fühlen. Man kann dem Kind helfen, mit der Verschlechterung seines Gesundheitszustandes fertig zu werden, indem man ihm genau erklärt, *wie* das vor sich geht, mit soviel wissenschaftlichen Einzelheiten, wie es verstehen kann. Wenn es dann den Sinn einer eventuell notwendigen künftigen Behandlung verstehen kann, wird es sich weniger bedroht fühlen. Man sollte einem Kind erlauben, soviel wie möglich selbst zu bestimmen, z.B. zu sagen, wer ihm eine Spritze gibt, indem es seine Diät selbst kontrolliert und die Medizin selbst einnimmt.

Um mit einem Kind dem Tod entgegenzusehen, müssen wir zunächst ehrlich mit uns selbst sein. Versuchen wir, uns selbst zu beruhigen, wenn wir es anlügen oder wenn wir es weiterhin mit unangenehmen Behandlungen plagen, auch wenn der Kampf eindeutig verloren ist? Simon Yudkin tritt dafür ein, ein todkrankes Kind in Frieden sterben zu lassen:

„Ich spreche natürlich nicht von einer plötzlich auftretenden Krise bei Krankheiten, die vielleicht geheilt werden können. Aber wenn das Ende unausweichlich ist, obwohl wir meinen, daß der Tod des Kindes zur falschen Zeit kommt, müssen wir dann noch mit Schläuchen, Spritzen, Masken und Beatmungsgeräten herumrennen? Irgend jemand sagte einmal, heutzutage dürfe niemand sterben, ohne geheilt zu werden. Vielleicht tun wir es nur um der Eltern willen, aber vielleicht können wir selbst auch nicht unsere Grenzen akzeptieren. Und sollten wir uns nicht vielleicht überlegen, ob es einem Kind nicht ermöglicht werden sollte, zu Hause zu sterben?

Eine Frau, deren Sohn mit schweren Anomalien geboren wurde und nur einen Monat – in einem Krankenhaus – lebte, schrieb mir folgendes:

„Ich bin dem Kinderarzt, der ihn behandelte, und der Schwester, die sich um ihn kümmerte, sehr verbunden, und doch, denke ich, gingen sie falsch mit seinem Leben und Sterben um. Ich war nicht bei ihm, als er starb. Ich pumpte meine Milch für ihn ab, aber nach einiger Zeit wurde mir nicht mehr erlaubt, ihn zu stillen, wie ich es gerne wollte. Er wurde fotografiert, Schläuche wurden eingeführt, sein Kopf rasiert usw. Er starb nicht in Frieden, und rückblickend fühle ich, daß ich sein Leben mit ihm hätte leben und bei ihm sein sollen, als er starb. Ich weiß, es ist kompliziert, weil es wohl Fälle gibt, wo das Leben der Babys gerettet wird durch eine offensichtlich inhumane Behandlung. Obwohl mein Kinderarzt mich zunächst mit auf die Station nahm, meinte er dann doch, daß es für meinen Mann und die beiden älteren Kinder besser wäre, wenn ich zu ihnen nach Hause ginge. Doch nie vergesse ich die Erzählung meiner Mutter, wie ihre Mutter einen sterbenden Säugling gepflegt hat (das war ungefähr 1884), indem sie die ganze Nacht hindurch mit dem Kind in den Armen vor dem Feuer saß, bis es starb. Sie vergaß das nie, denn sie erzählte noch Jahre später ihrer Tochter so lebhaft davon. Und ich meine, wenn schon das eigene Kind sterben muß, dann sollte es in dieser Weise geschehen."

Die Versuchung, Kinder zuviel zu behandeln und zu beschützen, ist noch größer als bei Erwachsenen. Es kann so etwas wie eine Kreuzzugatmosphäre aufkommen. Und dies ist bei Kindern genausowenig gerechtfertigt wie bei anderen, wenn es nichts einbringt als einen schwereren Tod. Achtung vor der Lebensqualität eines Kindes ist ebenso wichtig, wie ihm mehr Zeit zu geben. Mehr Zeit kann aber sinnlos sein, wenn sie nur mit Leiden gefüllt ist. Die Kinderärztin Dr. J. Chapman hat dazu gesagt: „Eltern haben vielleicht Schuldgefühle, wenn sie so etwas aussprechen. Das Leiden, zu dem wir beitragen, indem wir auf einer Behandlung mit Zytostatika, mit Erythrozyten- und Bluttransfusionen, mit intravenös verabreichten Antibiotika bestehen, schmerzt sie. Wenn auf höchster Teamebene entschieden wurde, daß eine Krankheit endgültig nicht mehr zu beherrschen ist, dann bedarf es großer Sensibilität und Festigkeit, dabei zu bleiben. Die Schwierigkeit liegt darin, daß Klinikärzte durchaus eine ambivalente Einstellung haben können und die Eltern nicht ‚Stop' sagen. Ich habe gesehen, wie die ganze Familie litt, während das Sterben verlängert wurde. Wenn wir den natürlichen Tod in diesem Stadium hinauszögern, vergrößern wir das Leiden. Intravenöse Infusionen und Schläuche, die durch die Nase zum Magen geführt werden, nützen nichts mehr, werden aber viel zu oft beibehalten, anstatt sich darauf zu konzentrieren, Schmerzen zu lindern und daran zu denken, wie wichtig Spielen sein kann."

Eine gute Pflege bei unheilbaren Krankheiten hat auch in der Kinderheilkunde ihre Bedeutung. Die Regeln sind die gleichen. Schmerzen (z. B. die starken Knochenschmerzen bei Leukämie) sollten ernst genommen und alle vier Stunden mit Schmerzmitteln behandelt werden. Darmverstopfung ist ein ernstes Risiko, Abhängigkeit überhaupt nicht. Wenn sich ein Kind erbricht, so ist das noch kein Grund, Injektionen zu verabreichen. Als hervorragendes schmerzstillendes Mittel für Kinder hat sich unserer Erfahrung nach ein halbes bis ganzes Eukodal-Zäpfchen erwiesen, alle acht Stunden zusammen mit einem für Kinder geeigneten Megaphen-Zäpfchen gegeben. Auf jeden Fall sollte die Medikation dem Kind erklärt werden. (Es hilft, sie zunächst der Mutter zu erklären, so daß sie in Gegenwart des Kindes nicht negativ reagiert und sich das Kind dann weigert.)

Solche Einstellung schließt nicht aus, daß wir immer nach Anzeichen einer unerwarteten Verbesserung schauen müssen. Ich kann hier aus eigener Erfahrung sprechen. Eines der Londoner Lehrkrankenhäuser schickte uns einen achtjährigen Jungen, der im St.-Josephs-Hospiz sterben sollte. Er hatte einen wachsenden Hirntumor und war bewußtlos. Die einzigen Lebenszeichen waren Seufzer, Atmen und gelegentliches Stöhnen. Im Nachbarbett lag ein pensionierter Taxifahrer, der wenige Wochen später starb. Er „adoptierte" den Jungen in großväterlicher Weise. Als er eines Tages am Bett des Jungen vorbeiging, sagte er: „Ich bin sicher, Hubert möchte etwas."

„Nicht, wenn er bewußtlos ist", antwortete die Schwester.

„Doch, bestimmt", insistierte der Großvater, „hören Sie doch." Hubert stöhnte.

„Da haben Sie's", rief er triumphierend, „er möchte etwas Orangensaft."

Zweifelnd gab ihm die Schwester etwas Orangensaft in einer Schnabeltasse, und zum Erstaunen aller trank er sie aus und verlangte deutlich mehr. Also zogen wir den Ernährungsschlauch und ernährten durch den Mund. Allmählich kehrte sein Bewußtsein zurück, und die bisher schlaffen Gliedmaßen bewegten sich. Es wurde eine sehr wirksame Physiotherapie angeordnet. Und bald konnte Hubert mit der Schwester im Garten spazierengehen und bekam eine Sprechtherapie. Als er wieder gehen konnte, wurde er zum Mittelpunkt der ganzen Station. Stellen Sie sich vor: Zweiundzwanzig nachsichtige Großväter! Unser Kleinster und erklärter Liebling konnte bald an den Wochenenden nach Hause gehen, besuchte dann eine besondere Schule und konnte schließlich ein normales Leben führen. Heute ist er kerngesund.

Die Eltern

Das Kind beginnt zum erstenmal zu ahnen, daß etwas nicht in Ordnung ist, wenn sich das Verhalten der Eltern ändert. Es wird merken, daß es frecher sein kann und daß es nicht aus den Augen gelassen wird. Die Eltern beginnen zu trauern und können es nicht verbergen.

Das ist für die, die sich um die Familie kümmern, eine schwierige Zeit. Oft sind die Eltern wütend und möchten irgend jemandem die Schuld geben: Der Hausarzt hat es nicht früh genug diagnostiziert, der Chirurg hat nicht richtig operiert, die Schwestern haben das Kind nicht gut genug gepflegt, und wenn Tante Mary es nicht hätte schwimmen gehen lassen, wäre es überhaupt nicht passiert, oder wenn der Autofahrer sich an die Geschwindigkeitsbegrenzung gehalten hätte usw.

All dem muß man geduldig zuhören, als ob man einen Sturm durchzustehen habe. Das Aussprechen von Ängsten und Frustrationen vor einem Zuhörer macht es möglich, eigene Einsicht zu entwickeln. So beginnt für sie ein Heilungsprozeß. Familien, die ihre Frustration gegen die Ärzte und ihren Stand richten, sollten sich vielleicht an einen Seelsorger wenden. Diejenigen, die mit Gott hadern, werden Seelsorger normalerweise ablehnen und sich an Ärzte wenden. Beide werden zugeben müssen, nicht alle Antworten zu kennen.

Manche Familien wollen jede nur mögliche Behandlung probieren. Gewiß kann ein Besuch in Lourdes, auch wenn keine Wunder folgen, heilsam für die ganze Familie sein. Aber man sollte sich vor teuren Behandlungsversuchen hüten, die den jungen Patienten nur Schmerzen bereiten. Es gibt genügend Scharlatane, auf deren Hokospokus man sich einlassen könnte, einige sind ehrlich und andere nur geschäftstüchtig. Je kürzer die Krankheit des Kindes dauert, um so heftiger werden die Eltern reagieren. Sie können die Situation leichter annehmen, wenn sie Zeit hatten, schon vorher zu trauern und ihre Erwartungen anzupassen, solange das Kind noch lebt. Dieser Prozeß kann das Pflegepersonal zur Verzweiflung bringen. Einige Male mußte ich empörte Schwestern beruhigen, wenn sich z. B. die Mutter des im Sterben liegenden Michael beschwerte oder sein Bett noch einmal machte und sich ständig in die Aufgaben der Schwestern und Pfleger einmischte. Ich mußte ihnen deutlich machen, wie fürchterlich die Situation für sie war und daß auch sie jetzt unsere Patientin war. Damit Zeit zum Trauern bleibt und nicht alles auf einmal wie eine Sturzflut hereinbricht, sollte den Eltern ein unwiderruflich tödlicher Befund zum frühest möglichen Zeitpunkt mitgeteilt werden. Beim erstenmal werden sie nur wenig von dem aufnehmen, was ihnen gesagt wird. Das Ganze muß mehrere Male, ohne

Anzeichen von Gereiztheit, wiederholt werden. Es hilft ihnen vielleicht, wenn man es ihnen aufschreibt.

Um die Frustrationen der Eltern von Michael, die sich so machtlos gegenüber der Krankheit fühlten, etwas aufzufangen, beteiligten wir sie soviel wie möglich an der täglichen Pflege. Eltern sind ein wichtiger Teil des Teams. Sie sollten nicht nur ermuntert werden, bei der Pflege mitzuwirken, sondern sollten, wenn möglich, auch an den anliegenden Entscheidungen beteiligt sein. Einige möchten vielleicht lieber alle Entscheidungen dem Arzt überlassen, vor allem dann, wenn sie die Last der Schuldgefühle loswerden wollen. In einem amerikanischen Krankenhaus hatten Eltern regelmäßig Informationsveranstaltungen mit den Ärzten, um mehr über die Krankheiten ihrer Kinder, das Behandlungs- und Untersuchungsprogramm zu erfahren. Die Eltern nahmen die Veranstaltungen so auf, daß es auch für die Ärzte lohnend war. Jede Familie wird den Wunsch haben, in unterschiedlichem Maß an der Überwachung ihres Kindes beteiligt zu sein. Jede wird dabei die Grenze, wo es über ihre Kraft geht, anders erfahren und setzen. Für einige wird alles, was über einen passiven Besuch hinausgeht, schmerzlich sein. Andere werden das Gefühl haben, sie verletzten ihre Pflicht, wenn sie nicht an Entscheidungen mitwirken. Wie wir diese Grenzen bei einem Ehepaar herausfanden, ist vielleicht lehrreich:

Ann war bewußtlos, infolge eines Autounfalls, bei dem sie im Wagen eines Freundes saß. Ihr Zustand verschlechterte sich. Sie kam als unheilbar krank in unsere Pflege. Es wurde zusätzlich eine Lungenentzündung festgestellt. Auf Stimulationen reagierte sie schwach mit einem seltsamen nasalen Schrei. Man mußte also vermuten, daß sie noch Eindrücke aufnehmen konnte, und wahrscheinlich empfand sie auch Schmerzen. In jedem Fall würde sie alle notwendige Pflege bekommen, aber es stellte sich die Frage, ob sie Antibiotika zur Behandlung der potentiell tödlichen Lungenentzündung bekommen sollte. Aus der Sicht der Kranken wäre es für sie vielleicht besser, die Schmerzen zu lindern und der Lungenentzündung zu erlauben, ihr sanft den Tod zu bringen. Doch wir fürchteten, daß die Eltern starke Schuldgefühle entwickeln könnten, wenn sie so kurz nach ihrer Einwilligung, sie in ein Hospiz zu überweisen, sterben würde. Andererseits wollen sie vielleicht, daß das Leiden bald zu einem Ende kommen könne. Wir beschlossen also, eine Krankenkonferenz abzuhalten.

Eltern, Ärzte und Ärztinnen und die Stationsschwester trafen sich bei einer Tasse Tee. Wir erklärten ihnen, daß der Neurochirurg eine irreparable Schädigung festgestellt hatte, daß wir Ann mit den richtigen Medikamenten aber noch Jahre am Leben halten könnten. Zunächst drängten die Eltern darauf, alles Menschenmögliche zu tun, bis der Vater merkte, daß es ihnen eigentlich um sie und nicht um Ann ging. „Wird sie immer so bleiben wie jetzt?" fragte er. Das mußten wir bejahen. Und wir fügten hinzu, daß es unserer Ansicht nach falsch wäre, ihr Leben *in diesem Zustand* künstlich zu verlängern. Die Eltern wollten jedoch, daß die aktuelle Infektion behandelt werden sollte – für den Fall, daß sie Zeichen der Besserung zeigte. Sie hatten die Hoffnung noch nicht ganz aufgegeben. Dennoch stimmten sie zu, daß es nicht richtig wäre, dies über Jahre hinweg fortzusetzen, und sie akzeptierten, daß wir schließlich die Behandlung einstellen würden. „Aber Sie entscheiden, sie nicht mehr zu behandeln", sagten sie, „tun Sie dann bitte das, was Sie für richtig halten, ohne es uns zu sagen, damit wir nicht darüber grübeln müssen." Diese vollkommene Übereinstimmung gab uns für die Zukunft eine klare Richtung und gründete unter uns ein festes Vertrauen.

Das Ende dieser Geschichte ist ebenfalls lehrreich. Denn Ann zeigte einige Zeichen der Besserung. Sie konnte nicht nur wieder schlucken, sondern gab deutlich zu verstehen, daß sie von ihrer Mutter gefüttert werden wollte. Unsere Hoffnungen waren so gewachsen, daß das ganze Problem wieder von vorne begann, als sich eine neue Lungenentzündung entwickelte. Aber dieses Mal halfen die Medikamente nicht mehr; sie hatte eine Reihe von Anfällen und starb.

Simon Stephens zählt in seinem Buch „Death comes home" (London 1972) vier Umstände auf, die die Hoffnungslosigkeit elterlicher Trauer verstärken können: 1. wenn es sich um das einzige Kind handelt; 2. wenn die weiterlebenden Geschwister Verhaltensstörungen zu entwickeln drohen, die entweder auf ihre eigene Trauer zurückzuführen sind oder auf eine mangelnde Zuwendung der schwer getroffenen Eltern; 3. wenn der Todesfall eine eheliche Disharmonie verschlimmert; 4. wenn sich die Eltern im Zusammenhang mit dem Tod ihres Kindes sehr schuldig fühlen. Stephens schreibt:

> „Das Element ‚Schuld' kommt bei trauernden Eltern immer wieder vor. Versagt zu haben, ein Kind nicht richtig über eine verkehrsreiche Straße geführt zu haben, die Bremsen eines kürzlich reparierten Fahrrades nicht überprüft oder abgefahrene Autoreifen nicht gewechselt zu haben – das kann wegen der verheerenden Folgen genauso einen Schuldkomplex hervorrufen wie der Suizid eines Teenagers. Unter solchen Umständen wirkt das Element ‚Schuld' immer zerstörerisch. Sie kann schwere Folgen haben, wenn es nicht die Begleitung eines mitfühlenden Freundes oder einer Freundin gibt" (ebda. 84).

Stephens hat in Coventry die „Society of Compassionate Friends" gegründet. Sie hat jetzt im ganzen Land Anlaufstellen. Hier können sich trauernde Eltern treffen und einander helfen. Ihre Arbeit hat sich als außerordentlich wertvoll erwiesen. Auch in Deutschland entstehen Gruppen „verwaister Eltern", die eine ähnliche Funktion übernehmen.

Die Tendenz, Verstorbene zu idealisieren, ist harmlos, solange sie nicht die Liebe zu den Lebenden beeinträchtigt. „In Fällen, wo das verstorbene Kind ‚heiliggesprochen' wird und damit die anderen ausgeschlossen werden", so Stephens, „hat sich gezeigt, daß die Geschwister in ihrer verzweifelten Anstrengung, Aufmerksamkeit zu erregen und die Liebe der Eltern zurückzugewinnen, asoziale Verhaltensweisen entwickeln." Eine Mutter kann sogar Gefühle der Abneigung gegenüber den lebenden Kindern entwikkeln, wenn sie ihre Aufmerksamkeit wollen, und sie könnte meinen, sie schulde es dem toten Kind, seinen Verlust krankhaft zu betrauern. Sie kann aber auch über-ängstlich und -fürsorglich werden aus Angst, die Geschwister könnte ein ähnliches Schicksal treffen – und sie kann ihnen in der Folge einen großen Teil der Abenteuer einer Kindheit versagen.

Pflege eines sterbenden Kindes zu Hause

Wenn ein schwerkrankes Kind zu Hause ist, kann das für das Kind beruhigend, für die Eltern aber schrecklich sein. Ganz wesentlich ist es, immer jemanden zur Verfügung zu haben, den sie um Hilfe bitten können. Viele niedergelassene Ärzte werden einer

Familie unter diesen Umständen ihre private Telefonnummer geben. Einige Krankenhäuser haben einen Besuchsdienst eingerichtet oder einen Kinderarzt, der die Kinder zu Hause besucht. Die meisten sagen eine sofortige Wiederaufnahme zu, wenn die Familie in Panik geraten sollte. Notfälle wie heftige Schmerzen, Erbrechen oder Blutungen können einfach nicht warten. Nichts ist so beruhigend wie Kompetenz. Wenn die Dienstleistungen Stunden brauchen, um anzukommen, wenn der Hausarzt außerhalb der Sprechstunden auf den Notdienst verweist, so kann eine Pflege zu Hause undurchführbar sein. Viel hängt auch von der Verfassung der Eltern ab – und ob sie ein Telefon haben.

Da viele Kinder weit entfernt vom behandelnden Krankenhaus wohnen, besteht offensichtlich ein dringender Bedarf an spezialisierten Pflegediensten in jeder Gemeinde. Teams für häusliche Pflege gibt es noch selten. Doch die Anzahl der Kinder, die diese Pflege brauchen, nimmt zu, wie auch die Zahl derer, für die eine Behandlung möglich ist, ständig wächst.

Die Pflege zu Hause vermittelt den Eltern schließlich das Gefühl, wichtig für ihr Kind zu sein und nicht einfach als hilfloser Zuschauer an die Seite gedrängt zu werden. Zusammen mit der tieferen Beziehung, die möglich wird, wird es ihnen dadurch später leichter, die Trauer zu ertragen. Man sollte sie auffordern, die anderen Kinder nicht zu vernachlässigen und sie auch an den Behandlungsabläufen teilhaben zu lassen. Die Eltern werden sicher reizbarer sein als sonst. Wenn sie einen gewissen Einblick in all das gewinnen, werden sie sich auch bei den Kindern entschuldigen können und bei ihnen Verständnis wecken. Kleine Kinder reagieren gewöhnlich, indem sie durch Ungezogenheiten Aufmerksamkeit erregen wollen. Darauf muß man gefaßt sein, und es bis zu einem gewissen Grade tolerieren. Auch die Großeltern der kleinen Patienten können schwierig werden mit ihren Theorien, warum es zur Krankheit kam, mit ihren Zweifeln am Befund und ihren fertigen Vorstellungen über eine richtige Behandlung. Sie und die Eltern können dazu tendieren, die Aktivitäten des Kindes zu sehr einzuschränken. Die Großeltern sollten in dieser Zeit die Aufgabe übernehmen, alle Beteiligten zu loben und zu ermutigen.

Kranke Kinder möchten gern von ihren Freunden akzeptiert werden. Man sollte daher ihrer Erscheinung und Kleidung Aufmerksamkeit schenken. Schulfreunde sollten zu Besuchen ermuntert werden und der Schulunterricht so normal wie möglich fortgesetzt werden. Die Betreuung durch den praktischen Arzt, den Besuchsdienst und den Pflegedienst kann sehr laienhaft sein, wenn das Fachteam vom Krankenhaus sie nicht ständig auf dem laufenden hält. Die Stationsschwester sollte dem Kind bei der Entlassung nach Hause eine Notiz für die Gemeindeschwester mitgeben, auf der sie um ihren Anruf bittet. Der Praktische Arzt muß unbedingt mit dem Krankenhausarzt oder dem Facharzt sprechen und immer bei ihnen rückfragen können, wenn neue Probleme auftauchen. Ein Brief allein genügt nicht. Es muß einen Kontakt geben vom Krankenhaus zum Besuchsdienst, der wahrscheinlich als einziger mit den Eltern in Verbindung stehen wird, nachdem das Kind gestorben ist. Eine freiwillige Nachbarschaftshilfe wird meistens von den Kirchengemeinden koordiniert. Für Väter können (männliche) Seelsorger (oder auch Psychologen) hilfreich werden, wenn sie ein Gespräch zwischen Männern schätzen. Sie haben meistens auch keinen Kontakt zur Gemeindeschwester oder dem Besuchsdienst, weil sie zu diesen Zeiten nicht zu Hause sind.

Zum Sterben geboren?

Als unsere kleine Tochter geboren wurde und ich sie von der Hebamme übernahm, um sie meiner Frau zu geben, warf ich unbewußt einen schnellen Blick auf sie: ob kein Glied fehlte, ob keine Hasenscharte oder ein offenes Rückgrat (Spina bifida) zu erkennen waren. Es wird seit kurzem so viel von angeborenen Mißbildungen geredet, daß viele Frauen große Ängste haben, bis sie ihr Neugeborenes gesehen haben. Schon eine Berührung mit Röteln führt manche Frau dazu, zum Arzt zu gehen, um eventuell eine Abtreibung vornehmen zu lassen.

Die große Mehrheit der Kinder, die mit Mißbildungen geboren werden, leben damit, und es muß nur wenig korrigiert werden. Nur wenige können kein selbständiges Leben führen und sterben bald. In diesen Fällen gibt es eine ganz andere Art von kurzer, heftiger Trauer.

Heute stellen uns einige dieser kranken Kinder vor ein seltsames und quälendes Problem. Sollen sie wiederbelebt werden? Sollen sie ernährt werden? Sollen ihre Mißbildungen durch chirurgische Eingriffe korrigiert werden trotz einer wahrscheinlichen geistigen Behinderung? Ungefähr acht Prozent von denen, die eine solche Operation überleben, sind geistig und körperlich schwerst behindert. Ich fühle mich nicht in der Lage, diese Frage zu entscheiden. Ich kann nur die Argumente der unterschiedlichen Standpunkte nennen.

D. F. Ellison-Nash, ein Chirurg, der mißgebildete Neugeborene operiert und eine von tiefer Liebe geprägte Nachsorge im Chailey Heritage durchführt, betont, daß ein Chirurg mit dieser besonderen Kompetenz alle Fälle prüfen und wenn immer möglich operieren sollte. Er begründet dies damit, daß nicht alle Kinder sterben, die nicht operiert werden. Es ist nicht immer vorauszusagen, welches sterben wird und welches nicht. Wenn sie weiterleben, so wird ihre Behinderung schlimmer sein als nach einer Operation. Kinder mit Wasserköpfen (Hydrozephalus) z. B. können erblinden, wenn kein künstliches Ventil gelegt wird. Sie sterben nicht gleich, wie vielleicht erwartet wurde. Er zieht die Entscheidung, nicht zu behandeln, nur in Betracht, wenn sich im Alter von zwei bis drei Jahren Komplikationen bei einem Kind ergeben, das Anzeichen einer ernsthaften Unterentwicklung zeigt.

Ein anderer Chirurg, Lloyd-Roberts, meint hingegen:

„Wir stehen vor einem ernsten ethischen Problem, bei dem die Frage nach der Quantität des Überlebens manchmal die Frage nach der Qualität verdunkelt. Die Belastungen für die Gesundheits- und Sozialdienste sind ungeheuer.

Die Tragödie nimmt an Schärfe zu, wenn wir den Säugling, das Kleinkind und den jungen Erwachsenen mit schweren Lähmungen miteinander vergleichen. Ein Säugling unterscheidet sich wenig von einem gesunden gleichaltrigen – beide sind noch nicht sauber, und man muß sich ständig um sie kümmern. Auch ein sechsjähriges Kind ist noch anziehend, wenn es sich tapfer abmüht, mit Gehschienen, Krücken und Urinbeutel, mit seiner Behinderung fertig zu werden. Mit dreizehn ist es gewöhnlich auf einen Rollstuhl angewiesen, in dem sitzt es fettleibig, vor sich hinstinkend, voller Pickel und impotent und sieht einer traurigen Zukunft in berechtigter Melancholie entgegen. Verzicht auf Behandlung, wozu die Nichtverabreichung von Antibiotika gehört, löst gewöhnlich das Problem" (Lloyd-Roberts 33).

Mitglieder von Spina bifida-Gruppen mißbilligen diese Haltung. So sagt der Vorsitzende einer Regionalgruppe:

„Wir sollten uns ernsthaft mit der Frage beschäftigen, ob wir eine Rasse vollkommener Menschen produzieren wollen oder ob wir für die, die wir haben, so gut wie möglich sorgen wollen ... Bei jedem angeblich hoffnungslosen Fall von Spina bifida, der behandelt wird, erfahren wir etwas mehr über diese Krankheit, und die Chancen künftiger Generationen werden verbessert ... Man sollte sie nicht verurteilen, nur weil sie ein Problem aufwerfen."

In der Regel wirken Eltern bei der Entscheidung mit, ob behandelt werden soll oder nicht. Die schwierige Lage dieser Eltern wurde von einer Mutter so beschrieben:

„Nur wenige Eltern von Spina-bifida-Kindern können sich ganz klar eine bestimmte Ansicht zu eigen machen. Wir leben vielmehr in einer Wolke von widerstreitenden Gefühlen. Als mein heute zweijähriger Sohn geboren wurde, hielten die Ärzte die Prognose für günstig, und er wurde sofort operiert. (Sie sagten mir, wenn sie nicht operierten, würde er wahrscheinlich nicht sterben, sondern in einem schlimmen Zustand weiterleben.) Ein Jahr später war klar, daß er nicht nur nie wird laufen können, sondern auch nie ungestützt wird sitzen können. In der ganzen Zeit bekam er von Physiotherapeuten, Ärzten, Sozialarbeitern ein hohes Maß an liebevoller Zuwendung. Ich glaube, wir alle hatten einen doppelten Wunsch: er möge wachsen und intelligent genug werden, das Leben zu meistern, aber gleichzeitig wünschten wir auch, er möge ohne Schmerzen sterben, wenn das Leben für ihn unerträglich werden sollte.

Das emotionale Pendel schlägt nach der einen Seite aus, wenn wir von Familien hören, die mit dieser Situation zurechtkommen, oder von Kindern, die glücklich scheinen – und wenn wir merken, daß unsere Gesellschaft Unterstützung und Ermutigung anbietet. Es schlägt nach der anderen Seite aus, wenn wir von den Lebensängsten lesen, unter denen die in Heime gebrachten jungen Menschen leiden, und wir erkennen müssen, wie viele Menschen das Problem am liebsten radikal lösen möchten. An dem einen Tag halte ich mich für einen gefühlsduseligen Trottel, weil ich nicht bereit bin, zu radikalen Mitteln zu greifen. Am nächsten Tag werfe ich mir vor, daß ich nicht genügend Mut und Optimismus aufbringe, wenn ich an die Zukunft denke.

Es gibt bestimmt gute Gründe, Spina-bifida-Kinder nach der Geburt nicht zu operieren (obwohl ich mich frage, was Ärzte mit ihren eigenen Kindern machen würden). Doch ich habe den Verdacht, daß einige, die solche Ansichten vertreten, die Welt in einer Weise zu ‚säubern' versuchen, wie es nicht getan werden darf. Was soll mit mongoloiden Kindern geschehen, mit spastischen Kindern und Kindern, die bei Unfällen verletzt werden? In den Wartezimmern von Krankenhäusern bin ich von anderen Müttern um meinen Jungen mit seinen starken Armen *beneidet* worden ..."

Die ganze Kontroverse könnte in der nächsten Zeit gelöst werden, wenn die Genauigkeit der Vorhersage der Überlebenschancen und der gesundheitlichen Entwicklung eines mißgebildeten Kindes verbessert wird. Aber wahrscheinlicher ist es, daß auch weiterhin die Philosophie des einzelnen Chirurgen über die Kriterien einer Behandlungsaufnahme entscheiden wird. Über Kriterien können diejenigen leicht urteilen, die nie vor solch schwierige Entscheidungen gestellt werden. Und ich sage ganz offen, daß solche selbsternannten Moralisten still sein sollten.

Fragen

In unserer Sorge um sterbende Kinder finden wir mehr Fragen als Antworten. Weil wir nicht genau wissen, wie wir dem Kind Erleichterung verschaffen können, konzentrieren wir uns statt dessen oft auf die Eltern – und sicherlich können wir ihnen große Hilfen geben. Doch wir brauchen Weisheit. Ganz gewiß verfehlt ist eine nüchterne wissenschaftliche Haltung, die meint, schnelle Antworten auf menschliche Probleme allein durch die Analyse von Daten zu finden (so wesentlich diese sein mögen, um die Erkenntnisse solcher Weisheit zu verifizieren). Wenn wir mit sterbenden Kindern zu tun haben, müssen wir mit tiefer Demut und offenem Herzen zu ihnen gehen, so schmerzlich es auch sein mag.

8. Die rechte Zeit zu sterben

Wenn also schließlich der Engel mit dem schwarzen Trank der Dunkelheit dich am Ufer des Flusses findet, wenn er dir einladend den Becher hinhält, daß deine Seele ihn an die Lippen hebe, um ihn zu trinken – schrecke nicht zurück!

Omar Chajjam, Rubaiyat

Pflicht eines Arztes ist es, seine Patienten wieder gesund zu machen. Bei einigen ist das nicht möglich, aber er kann sie zumindest so weit in Form bringen, daß sie sich im täglichen Leben weiterhelfen können. Aber für einige kann er auch das nicht mehr erreichen: Für diese wäre es das gesündeste, zu sterben.

Es gibt die These, daß es einen richtigen Zeitpunkt zum Sterben gibt und daß dieser Augenblick eintreten kann, noch ehe der Mensch den allerletzten Atemzug getan hat, zu dem sein Körper noch fähig ist; und daß ein erfahrener Arzt erkennen kann oder jedenfalls lernen kann zu erkennen, wann dieser rechte Zeitpunkt zu sterben gekommen ist. Man verstehe das richtig. Es wird vorgeschlagen, darauf zu verzichten, das Leben über den rechten Zeitpunkt hinaus zu verlängern, nicht, das Ende des Lebens irgendwie beschleunigt herbeizuführen. Was Menschen beunruhigt, und ganz besonders das Pflegepersonal, ist die Aussicht, daß Altersschwache und Leidende am Leben erhalten werden. Es geht mitnichten um die Frage der Euthanasie. Das ist nur ein Ablenkungsmanöver.

Es handelt sich um ein noch nie dagewesenes Problem. Denn erst seit diesem Jahrhundert sind wir in der Lage, den Tod deutlich hinauszuzögern. Es gibt keine überlieferten ethischen Verhaltensmuster in der Medizin, in den Kirchen oder in der Gesetzgebung, die uns bei Problemsituationen, wie sie sich aus der Wiederbelebung und der Pflege Todkranker ergeben, als orientierender Anhalt dienen würden.

Einen Kranken zu beobachten und auf seine wirklichen Bedürfnisse angemessen einzugehen ist sehr viel vernünftiger und angemessener als eine medizinische Behandlung, die sofort mit allen möglichen Methoden „losballert" und eine mechanische Standardtherapie für alles zur Hand hat, ohne Rücksicht auf Diagnose, Alter, Gesundheitszustand und Reife des Patienten. Lord Amulree prägte den Ausdruck „Medizinisches Überleben" und trat dafür ein, daß Medizinstudenten auch zu lernen haben, wo die Grenzen ärztlicher Behandlung liegen, und daß der Tod eines Menschen keine demütigende Niederlage ärztlicher Kunst bedeutet, sondern das logische Ende des Lebens ist. Gut zu sterben ist eine große Leistung, ein ganz und gar positiver Schritt, der einen Menschen größer und vollkommener macht. Eine gute Pflege im letzten Stadium wird ihm diesen Schritt ermöglichen – und nur darum geht es.

Ältere Menschen betonen oft, daß sie durchaus bereit seien zu sterben, sie finden diese Aussicht nicht im geringsten beunruhigend. Wenn der Tod naht, vollzieht sich eine geistige Veränderung. Sie ist nicht Resignation, sondern Vorbereitung. Eine durchgreifende Therapie zu Aktivierung der Kräfte wäre jetzt fehl am Platz. Es ist nicht immer richtig oder eine Wohltat, in diesem Stadium nur deswegen noch etwas zu tun, weil wir dazu in der Lage sind. Wenn ein Kranker sich offensichtlich auf den Tod vorbereitet, ist das eine Tatsache, die wir respektieren sollten. Das ist durchaus nicht dasselbe wie die bewußte Entscheidung zum Suizid oder die arrogante Forderung eines Euthanasie-Verfechters, sondern eine wirkliche Veränderung in der Einstellung und Haltung eines Menschen. Vertrauen, Entspannung, Zufriedenheit und Sich-fügen-Wollen sind ganz offensichtlich. Wenn ein Mensch, der sterbend ist, diesen Schritt nicht tut, welcher der letzte große Schritt seines Lebens ist, dann sollte man sich ernsthaft fragen, ob nicht die eigene Zuwendung unzulänglich war. Es ist eine legitime medizinische Entscheidung, eine *Heilung* nicht mehr anzustreben, aber nie, die fürsorgliche *Zuwendung* zu jemand aufzugeben.

Ich erinnere mich, als meine Großmutter merkte, daß sie an Brustkrebs erkrankt war (das war vor 1960, als die Heilungschance für diesen Krebs noch nicht so hoch war wie heute), hob sie ihre Ersparnisse von der Bank ab und unternahm einen teuren Einkaufsbummel. Meine Mutter wunderte sich, aber begleitete sie, als sie Schuhe, Seidenstrümpfe, Spitzenunterwäsche kaufte, dazu ein schickes Kostüm, passenden Hut und Handtasche und ein Paar weißer Handschuhe. Alles wurde sorgfältig in Schubladen und Schränken verstaut (mit Mottenkugeln, fürchte ich), was das Geheimnisvolle dann noch verstärkte. Dann, einen Tag vor ihrem Tod, bat sie, man möge sie mit dem ganzen Staat ausstaffieren, „weil ich heute vor Gott treten werde". Sie war zu sehr mit diesen Vorbereitungen beschäftigt, um sich vor dem tatsächlichen Sterben zu ängstigen.

Eine Frau P., die ich kannte, war ihr ganzes Leben lang allen Schwierigkeiten ausgewichen. In den letzten drei Monaten ihres Lebens stellte sie sich ihnen, voll unterstützt vom Hospiz-Team. Da gab es Probleme mit beiden Töchtern: die ältere war ihr Liebling gewesen, so daß ihre Beziehungen zu der jüngeren kalt und gespannt waren. Mit fachlicher psychologischer Hilfe gelang es ihr, sich zum erstenmal diesem Mädchen gegenüber zu öffnen, so daß sie Freunde wurden. Frau P. nahm mich mehrmals ins Kreuzverhör in bezug auf ihren Krebs, wobei sie immer durchblicken ließ, welche Antwort sie hören wollte. Doch beim letztenmal richtete sie keine Schranken mehr auf und fragte einfach: „Werde ich sterben?" Sie bestand darauf, daß ich ehrlich sein sollte, war sehr interessiert, aber lehnte sich in keiner Weise dagegen auf. Einige Tage später sprach sie auf meinen Vorschlag hin mit dem Priester, denn einige Bemerkungen über das Jüngste Gericht fielen meiner Ansicht nach eher in seine Domäne. Nachdem sie so allmählich mit der Familie, mit ihrer Krankheit und schließlich mit Gott ins reine gekommen war, starb sie zum rechten Zeitpunkt an einer Lungenentzündung, die wir nicht zu behandeln versucht hatten.

Freund des alten Menschen

Ich wünschte, daß jeder junge Arzt sich der wirklichen Grenzen seiner Kunst zutiefst bewußt ist und daß, wenn der Zustand seines Patienten diese Grenze überschreitet, er es zu seiner Aufgabe macht, ein aufmerksamer, aber ruhiger Beobachter des Waltens der Natur zu sein.

Thomas Jefferson

Wann eine Behandlung nicht mehr angezeigt ist, ist in der Regel offensichtlich. Abgesehen von allem anderen, sind Ärzte gar nicht so mächtig, wie der Laie oft denkt. Die Entscheidung etwa, die Lungenentzündung eines alten Menschen zu behandeln, garantiert noch nicht die Heilung. Jedem Facharzt für Altersheilkunde ist klar: Einige Patienten sind möglicherweise noch zu behandeln, andere haben ihre zugeteilte Spanne gelebt und sind durch keine Therapie wieder auf die Beine zu stellen. Geriatrische Entscheidungen sollten mehr auf gesundem Menschenverstand und Mitgefühl beruhen als auf ärztlicher Unternehmungslust.

William Osler nannte die Broncho-Pneumonie „Freund des alten Menschen", weil sie für gewöhnlich die endgültige Todesursache ist für jemand, der schon durch eine chronische Krankheit geschwächt ist. Die Furcht, wir könnten diesen „Freund" vom Krankenbett fernhalten, ist nicht sehr begründet, da eine Behandlung oft nicht anschlägt; doch kann unser Bemühen, ihn fernzuhalten, für den Patienten großes Unbehagen bedeuten. Eine Behandlung mit Antibiotika ist viel eher erfolgreich, wenn sich ein jüngerer Mensch, der an fortgeschrittenem Krebs leidet, Lungenentzündung zuzieht. Die Ergebnisse können aber katastrophal sein, wenn Ärzte ihre Prioritäten falsch setzen und insgeheim und um jeden Preis eine Verlängerung des Lebens als Ziel haben. Wir brauchen sicher gute Techniken, aber wir müssen auch wissen, wann sie einzusetzen sind.

In einem solchen Fall ist als erstes zu entscheiden, ob die Krankheit unheilbar ist oder nicht. Wenn ja, muß das ganze Pflegeteam alle Anstrengungen unternehmen, um dem Kranken das Sterben zu erleichtern. Von jetzt an sollten Entscheidungen gemeinsam getroffen werden: das Pflegepersonal, der Priester, Physiotherapeut und Angehörige, alle sollten zu Rate gezogen werden. Bei einem so großartigen Geschöpf wie dem Menschen kann es keine starren Regeln geben, und in manchen Fällen wird der Patient selbst die Entscheidung treffen. Für einige Menschen ist der Tod eine schnelle Erlösung, für andere wird der Kampf bis zum Schluß die würdige Art und Weise sein zu sterben.

Ein Arzt muß manchmal mit sanftem Nachdruck auf seiner Entscheidung bestehen, auf eine unangebrachte Therapie zu verzichten und nicht mehr einzugreifen, weil Schwestern und Angehörige ihn möglicherweise drängen, etwas zu *tun*, wenn z. B.

einem sterbenden Patienten das Atmen schwerzufallen beginnt. Dem zusehen zu müssen, kann sehr beklemmend sein, aber der Patient ist im Endstadium einer unheilbaren Lungenentzündung gewöhnlich bewußtlos, und jede Behandlung in diesem Zustand wäre mehr eine Therapie für die Beobachter als für den Kranken. Um diesem ein friedvolles Ende zu ermöglichen, sollten der behandelnde Arzt oder die Stationsschwester deutlich machen, daß ein Eingreifen zu diesem Zeitpunkt genau das wäre, was man „falsche Barmherzigkeit" genannt hat. Ein Arzt hat einmal Penicillin – die Grundlage jeder Behandlung von Lungenentzündung – den „Feind des alten Menschen" genannt.

Wann soll wiederbelebt werden?

Ist das Leben ein Segen? Wenn dem so ist,
muß der Tod, wenn er anklopft,
immer zu früh kommen.
Ist das Leben ein Dorn? Dann gib nichts darauf!
Gib nichts darauf! Man hat es gerne hinter sich.

W. S. Gilbert, The Yeoman of the Guard

Sterben ist normal – es ist gesund, zu sterben; jeder stirbt. Der Tod ist kein Feind, dem bis zum letzten Augenblick getrotzt werden muß und der mit allen Mitteln zu bekämpfen ist.

Als ich Assistenzarzt in einem Krankenhaus war, wurden wir einmal dringend an das Bett einer neunzigjährigen Dame gerufen. Die Schwester gebrauchte den Ausdruck „Herzstillstand" – das Herz der alten Dame hatte aufgehört zu schlagen (wie Herzen das manchmal in diesem Alter zu tun pflegen!). Aber weil Alarm wegen des Herzstillstandes gegeben war, stürzten ich und der andere Assistenzarzt uns in eine umfassende Wiederbelebungsaktion: starke Medikamente, direkt in das Herz injiziert, Elektroschocks, Lärm und Chaos, sie hatte alles andere als einen friedvollen Tod. Bei nachträglicher Überlegung wurde uns klar, daß unser Vorgehen unangemessen war, aber nichts in unserer medizinischen Ausbildung hat uns irgendwie auf diese Situation angemessen vorbereitet. Es ist in der Tat so: bei einem Notfall bleibt keine Zeit mehr, Für und Wider abzuwägen. Außerdem liegt die Entscheidung selten beim Arzt, weil in einem solchen Fall die einzige Person „vor Ort" meistens eine Schwester ist, womöglich eine relativ unerfahrene, wenn es nachts passiert – und die hat zu entscheiden, ob wiederbelebt wird oder nicht. Müßig zu sagen, daß die Schwester sehr mutig sein muß, wenn sie entscheidet, es nicht zu tun. Ist die Sache erst einmal angelaufen, ist es sehr schwierig für den Arzt, die Maßnahmen zu stoppen, besonders wenn der Patient Lebenszeichen zeigt.

Mit anderen Worten: Es sollte vorher überlegt werden, und zwar mit dem ganzen Team, zu welcher *Art* von Leben sie den Patienten wiederherstellen würden. Sie müssen sich selber fragen: „Hoffen wir, den Kranken dadurch wieder gesund zu machen, oder müssen wir seine Krankheit als unheilbar ansehen, so daß er, wenn er stirbt, in Frieden gelassen wird und nicht wiederbelebt werden sollte?" Bei einem Patienten, dessen Krankheit zwar zum Tod führt, aber nicht so dramatisch verläuft – z. B. ein sich ausbreitender Krebs oder eine fortschreitende Lähmung der Bewegungsnerven –, muß eine ähnliche Frage beantwortet werden: Was ist unser Ziel bei diesem besonderen Patienten?

Wenn sich keine endgültige Antwort ergibt, wird man das einsetzen, was Duncan Vere einmal eine „Probe-Therapie" nannte. Die Beschwerden des Kranken werden behandelt unter genauer Beobachtung, ob die Therapie anschlägt oder nicht. Ist kein Fortschritt zu erkennen, wird die Behandlung sofort eingestellt. Eine Parallele dazu finden wir in der Geburtshilfe, wo der Geburtshelfer eine Gebärende, bei der er Schwierigkeiten voraussieht, beobachtet und versuchsweise Wehen einleitet. Beim ersten Anzeichen, daß etwas schieflaufen könnte, beendet er den Versuch und macht einen Kaiserschnitt.

Selbst die aufwendigsten und ausgefallensten Behandlungsmethoden wirken sich sehr selten in verlängerter Lebensdauer aus. Eine amerikanische Untersuchung berichtet von einer Reihe von Fällen, bei denen Patienten mit tödlichen Krankheiten rehabilitiert wurden (92 Jahre, gebrochene Hüfte, Lungenentzündung, seniler Schwachsinn), einer wurde zwangsernährt (86 Jahre, völliger Zusammenbruch der Wirbelsäule, zu schwach, die fütternden Schwestern abzuwehren), ein anderer wiederbelebt (80 Jahre, nach Schlaganfall gelähmt und stumm, nach zweitem Schlag im Koma). Im folgenden zwei Absätze aus der dritten dieser Fallgeschichten (vgl. Miller 105):

„Der behandelnde Arzt ließ sich leiten von den Wünschen der Familie, was den bevorstehenden Tod anbetraf, und sorgte für einen gewissermaßen leeren Raum minimaler medizinischer und pflegerischer Betreuung. Er sagte dem Pflegepersonal sogar ausdrücklich, daß für den Patienten nichts mehr getan werden sollte. ‚Der Patient ist unheilbar krank, und es sollte ihm gestattet werden, friedlich zu sterben.'

Während seines Aufenthaltes im Krankenhaus war der Patient jedoch dem Pflegepersonal ans Herz gewachsen, und sie bestanden darauf, ihn zu ernähren und ein umfassendes Pflegeprogramm durchzuführen, um ihn wiederherzustellen.

Die Oberschwester erhielt von dem Chefarzt die Erlaubnis, diese Wünsche dem behandelnden Arzt mitzuteilen, mit der Begründung, *daß das Pflegepersonal die klare Verpflichtung habe, Leben zu erhalten* (Hervorhebung vom Autor), und in keiner Weise angehalten sei, die Wünsche der Familie oder des Arztes hinsichtlich des Sterbens des Patienten durchzuführen. Der behandelnde Arzt gab nach und gestattete, den Patienten über eine Magensonde zu ernähren und auf diese Weise die angemessene Zufuhr von Flüssigkeit und Elektrolyten, Kalorien, Vitaminen und Medikamenten zu gewährleisten. Ein umfangreiches Behandlungsprogramm wurde begonnen, das den Kranken wiederherstellen sollte, einschließlich Physiotherapie ... Der Patient konnte wieder vom Bett auf einen Stuhl verlegt werden und sich mit Hilfe eines Laufgestells bewegen. Er starb fünf Monate später an einem neuen massiven Schlaganfall."

Dieser Gedanke, daß Ärzte und Pfleger Leben um jeden Preis erhalten müssen, ist falsch und ganz neu. Nie ist dies ihre Pflicht gewesen. Der berühmte hippokratische Eid verlangte von einem Arzt, beim Gott der Gesundheit zu schwören und nicht bei dem Gott des Lebens. Seine Sorge sollte stets der guten Gesundheit des ganzen Menschen gelten, nicht der Langlebigkeit des Körpers. Welches Prinzip uns bei Entscheidungen über Leben und Tod leiten sollte, wurde (und ich schreibe als Nichtkatholik) hervorragend dargestellt von Papst Pius XII.: Er hat (am 24. 11. 1957) zwischen üblichen und außergewöhnlichen Maßnahmen unterschieden. Unter üblicher Behandlung ist all das zu verstehen, was ein Kranker erhalten und ertragen soll, ohne dadurch sich selbst oder anderen eine allzu große Last aufzubürden.

Nur Erfahrung kann einen Arzt lehren, wie diese Unterscheidung in einer solchen Situation zu treffen ist. Es ist noch nicht lange her, daß wir glaubten, ein flaches Elektro-Enzephalogramm (d. h. die Abwesenheit jeder elektrischen Aktivität im Gehirn) zeige an, daß der Mensch tot sei. Nun kann jede Intensivstation

Geschichten von Patienten erzählen, die mit einem flachen EEG im Koma lagen und offensichtlich Wochen und sogar Monate tot waren und schließlich zu erwachen begannen. Die Frage, wann die intravenösen Infusionen einzustellen und die Beatmungsapparate abzustellen sind, durch die ein Patient mit einer Hirnverletzung künstlich ernährt und beatmet wird, ist nun wieder in das Urteilsvermögen des Arztes gelegt worden. Es gibt keine festen Regeln. Er kann nur sagen: Wenn eine Zeitlang (wie lange, das hängt von dem Ausmaß der physischen Schädigung ab) keine Hirntätigkeit mehr vorhanden ist und der Zustand des Patienten sich zu verschlechtern scheint, dann ist es an der Zeit, die Apparate abzustellen. Es leuchtet ein, daß das sein muß. Sonst wären Betten jahrelang mit lebenden Leichnamen belegt, während die Wartelisten für Lebende immer länger würden. Dieses medizinische Dilemma wurde in der Öffentlichkeit bekannt durch den weltberühmten Fall von Karen Ann Quinlan, die im April 1975 in ein irreversibles Koma fiel (vgl. dazu von Lutterotti 79 f.). Daraus entstand eine endlose Debatte, zu der viele Meinungen veröffentlicht wurden. In Amerika, wo die Ärzte viel weniger Vertrauen von seiten der Patienten genießen als in England, erfolgten überstürzt schützende Gesetzgebungsmaßnahmen. Diese reichten von heimlichen Bemühungen, die Euthanasie zu legalisieren, bis zu Versuchen, die rechtliche Lage eines Arztes zu klären, dessen Patient jede weitere Behandlung verweigert. Der „Natural Death Act" in Kalifornien war das erste dieser Gesetze, er hat aber auf die heutige medizinische Praxis wenig Einfluß gehabt, obwohl er zu einer ausgedehnten Debatte geführt hat.

Wohl oder übel zwingen uns Ärzte die Ereignisse dazu, uns Situationen zu stellen, in denen nur unser klinisches Urteil uns leiten kann. In einem Leitartikel der Zeitschrift „Lancet" (1972, 1169) hieß es:

„Es gehört zu den Pflichten eines Klinikarztes, zu erkennen, wann der Tod in bestimmten Situationen unabwendbar ist und wann ein unnötiges physisches und emotionales Trauma in Verbindung mit erfolglosen Wiederbelebungsversuchen zu vermeiden ist ..."

Dasselbe gilt für Chirurgen, denen nahegelegt worden ist, nicht ohne ausreichenden Grund alte Menschen zu operieren. Der berühmte Chirurg David Smithers hat einmal gesagt:

„Es gereicht der Kunst der Chirurgie nicht zur Ehre, das Leben eines schwachen alten Herrn durch Operation eines fortgeschrittenen Kehlkopfkrebses um einige Monate zu verlängern, wenn er dadurch vieler Dinge verlustig geht, die diese Monate noch erträglich gestaltet hätten."

Es gibt selbst eine Grenze für das, was Pflegekräfte versuchen sollten. Eine Zwangsernährung nimmt Sterbenden die Würde, und den Schwestern widerstrebt es oft, ihnen zwangsweise Medikamente verabreichen zu müssen. Tatsächlich hat das schon zu der skandalösen Entlassung einer Krankenschwester geführt, die es ablehnte, einer älteren Patientin Antibiotika zu geben, die die Einnahme verweigerte. Der Arzt argumentierte, da die Kranke verwirrt sei, sollten andere entscheiden, was gut für sie sei. Aber die Schwester fand die Entscheidung der alten Dame sehr vernünftig. „Warum zwingen Sie mich, diese Medizin zu nehmen, Sie grausame Person?" hatte sie die Schwester gefragt. Unter diesen Umständen fiel es dem Arzt zu, die Medikamente zwangsweise zu injizieren. Schwestern sollten nie gezwungen werden, etwas gegen ihr Gewissen zu tun.

Die Rechtslage

Jeder, den es beunruhigt, er selbst oder Angehörige könnten einer Behandlung unterzogen werden, die eine „ungefragte Einmischung" darstellen könnte, sollte mit dem eigenen Arzt darüber sprechen.

1961 wurde in Schweden ein Fall behandelt, in dem ein Dr. Sallin eine intravenöse Infusionstherapie einer über achtzig Jahre alten Dame einstellte, die an einer nicht mehr zu stillenden Hirnblutung litt. Erst im Februar 1965 wurde er schließlich von der Tötungsanklage freigesprochen.

Bisher sind noch keine wirklichen Testfälle vor britischen Gerichten verhandelt worden, aber natürlich steht es uns allen frei, jederzeit eine medizinische Behandlung abzulehnen. Es ist anzunehmen, daß ein Arzt, den ein Patient wegen Körperverletzung verklagte, weil er ihn wiederbelebt hatte, obwohl er nicht behandelt werden, sondern sterben wollte, vor Gericht Unterstützung fände. Er müßte jedoch nachweisen können, daß das Verhalten des Patienten auf Verwirrung hindeutete. Wurde dieser gegen seinen Willen und ohne befragt worden zu sein, wiederbelebt, würde ihm wahrscheinlich sogar Schadensersatz zugesprochen. In Amerika gilt jedoch in einigen Staaten der Grundsatz, daß ein Arzt sich in einem solchen Fall der Körperverletzung schuldig gemacht hat, während in anderen Staaten Patienten oder deren Angehörige, die vor Gericht gingen, wenn Ärzte sich weigerten, eine lebenserhaltende Behandlung abzubrechen, abgewiesen wurden. Es herrscht also Unklarheit.

Im englischen Gewohnheitsrecht stellt jeder chirurgische Eingriff oder die Verabreichung starker Betäubungsmittel genaugenommen eine Körperverletzung dar, ob der Patient eingewilligt hat oder nicht, so daß jede Art der Therapie nur erlaubt ist, wenn der abzuwehrende Schaden größer ist als der, der zugefügt wird. Das gilt selbstverständlich auch für jede Routine-Chirurgie.

Im deutschen Recht gilt ebenfalls der Grundsatz, daß ein Patient nicht gegen seinen Willen behandelt werden darf. Es ist gleichermaßen unbestritten, daß nur so viel Schaden zugefügt werden darf, als vernünftigerweise nötig ist, um größeres Übel zu verhüten. Daher mußte sich ein Chirurg vor Gericht mit allen Mitteln verteidigen, der während einer Gallenblasenoperation gleich auch noch den Blinddarm entfernt hatte. (Er wurde freigesprochen, aber nur weil er Statistiken vorweisen konnte, aus denen hervorging, daß eine entzündete Gallenblase sich häufig negativ auf den Blinddarm auswirkt.)

Das Abbrechen einer aussichtslosen Behandlung, in der Absicht, den Sterbeprozeß nicht zu verlängern, könnte durch den Grundsatz des Notstandes gerechtfertigt werden, desgleichen eine Behandlung, die das Leiden Sterbender erleichtert, aber möglicherweise den Tod beschleunigt. Euthanasie ist nicht auf diese Weise zu rechtfertigen, wie ich im nächsten Kapitel darlegen werde.

Der letzte Feind

Die letzten Worte des großen Chirurgen William Hunter, die er seinem Freund zuflüsterte, als er im Sterben lag, lauteten: „Wenn ich noch die Kraft hätte, eine Feder zu halten, würde ich aufschreiben, wie leicht und angenehm es ist zu sterben."

Es sind die moderne Flucht vor diesem Thema und die totale Ablehnung, auch nur daran zu denken, die unseren absurden Versuchen zugrunde liegen, ganz alte Menschen wiederzubeleben. Alle möglichen Mißgriffe folgen aus diesem Bemühen, den Tod vor uns selbst, vor der Gesellschaft und den Sterbenden zu verbergen. Das Ruhigstellen durch Psychopharmaka beim Herannahen des Todes z. B., wenn es nur aus dem Grund angewandt wird, den sterbenden Menschen daran zu hindern, bewußt zu sterben, ist eine bedauerliche Praxis, besonders für religiöse Patienten.

Ich erinnere mich an einen Fall, der mich wirklich belustigte. Eine alte Dame war gestorben, nachdem sie lange in einem Altenheim gelebt hatte. Sie hatte an keiner besonderen Krankheit gelitten, sondern war normal verschieden, sehr friedlich, und ich hatte auf den Totenschein geschrieben: „Sie starb am Alter." Der Standesbeamte gab mir den Schein zurück und warf mir vor, keine akzeptable Diagnose angegeben zu haben. Wenn ich das nicht änderte, würde der Coroner (also der Beamte, der Todesfälle untersucht), eine Autopsie vornehmen und eine Diagnose *finden*. Ich ließ mir also von dem betreffenden Beamten eine Diagnose vorschlagen und schrieb sie in Anführungsstrichen hin. Gerne hätte ich diese Farce bis zu ihrem unlogischen Ende weiterverfolgt, aber eine Autopsie hätte die Familie unnötig beunruhigt. Der Vorfall unterstreicht jedoch, bis zu welchem Grad unsere heutige Gesellschaft den Tod fürchtet: Nach moderner Ansicht ist er pathologisch, nicht normal: Er ist krankhaft und keine Selbstverständlichkeit. Die staatliche Gesundheitsbehörde gestattet ihn nicht!

9. Euthanasie in der Diskussion

Da ich mich nicht aus Überzeugung für Euthanasie einsetzen kann, möchte ich den Leser auf das Literaturverzeichnis am Ende dieses Buches verweisen; dort wird er auch Schriften finden, die das Argument zwingend und energisch vertreten.

Soweit ich sehe, wünscht der humanistisch orientierte Mensch Leben und Tod zu kontrollieren. Er möchte so lange am Leben gehalten werden, bis er sich zum Gehen entschließt, und dann möchte er Euthanasie, im Sinne eines „guten Todes", erhalten. Diese Vorstellung beruht auf einem wahren Sachverhalt und bezieht daraus ihre Stärke: Der Mensch hat die Freiheit, eine solche Entscheidung zu treffen und dann auch auszuführen, denn in ihrer vollen Größe sind die Menschen Götter (Ps 82,6 und Joh 10,30–38 bestätigen dies für jeden Christen unter meinen Lesern, der eine solche Bestätigung braucht). Es ist jedoch selten, daß ein Mensch seine volle (seelische) Größe bewahrt, vor allem wenn er von Schmerzen und Krankheit getroffen ist. Manche Menschen würden vielleicht die Wahl treffen, zu lange zu leben – aber, wie ich im vorigen Kapitel betont habe, auch der Tod hat seine richtige Zeit. Für andere ist die Entscheidung zu sterben vielleicht

Anmerkung des Übersetzers:
Für den deutschen Leser muß folgendes vorausgeschickt werden: Der Begriff „Euthanasie" ist in Deutschland nicht gebräuchlich, da er durch die Praktiken des Dritten Reiches belastet ist. Statt „Euthanasie" benützt man hier den Begriff „Sterbehilfe". Wenn in der angelsächsischen Literatur von „Euthanasie" die Rede ist, bedeutet dies bei uns „Aktive Sterbehilfe", d.h. die bewußte Tötung eines Patienten. „Voluntary Euthanasia" (freiwillige Euthanasie) hat dementsprechend die Bedeutung von „Tötung auf Verlangen". „Involuntary Euthanasia" ist die Tötung ohne ausdrückliches Verlangen des Patienten. Dies ist zu beachten, da aus manchen Gründen bei der Übersetzung oft der im Original verwendete Begriff „Euthanasie" beibehalten wurde.

eine Variante des Davonlaufens. Sie wandern jetzt (sozusagen) nach Neuseeland aus; Euthanasie, ebenso wie Selbsttötung, würde ihnen einen noch weiter entfernten Hafen vermitteln.

Der Mensch ist aber seiner Natur viel mehr verbunden, als eine solche humanistische Position annimmt. Es ist nicht seine Aufgabe, die Natur zu erobern, sondern ihr gehorsam zu sein, wenn er sein Höchstmaß an Glück und Freiheit erreichen will. So fliegen wir etwa nicht mit Flugzeugen, indem wir die Luft erobern, sondern nur weil wir ihren aerodynamischen Gesetzen gehorchen.

Begriffsbestimmungen

Das Wort „Euthanasie" bedeutet im Griechischen einen guten Tod. Heutzutage hat es indessen nicht mehr diese, sondern eine viel bestimmtere Bedeutung. Es ist damit gemeint, daß jemand einen anderen tötet, entweder um ihn von einem Leiden zu befreien, das nicht auf andere Weise behoben werden kann, oder weil er nicht mehr bei gesundem Verstand erscheint. Wir wollen also überlegen, was Euthanasie ist und was sie nicht bedeutet (vgl. Lamerton 1973).

1. In früherer Zeit, als Morphium und ähnliche opiathaltige Schmerzmittel noch nicht kunstgerecht verwendet wurden, mußte man manchmal zur Schmerzstillung so große Dosen geben, daß gleichzeitig die Atmung eingeschränkt wurde. Diese Nebenwirkung verkürzte oft das Leben des Patienten. Die christliche Ethik, das Recht und die medizinische Ethik waren aber einhellig der Meinung, daß dies moralisch vertretbar und richtig gehandelt sei. Diese Beschleunigung des Todes war nie ein Beispiel für Euthanasie, da das Ziel der Behandlung ja nicht der Tod war. Falls der Tod das Ergebnis war, handelte es sich immer nur um eine unvermeidliche Nebenwirkung. Heute ist eine solche Situation aber nur noch von theoretischem Interesse, da es medizinisch nicht vertretbar ist, Schmerzmittel so ungeschickt zu verwenden. Wie schon ausgeführt wurde, verkürzt die moderne Schmerzbekämpfung das Leben nicht und führt auch nur selten zur Beeinträchtigung des Bewußtseins. Es ist oft behauptet worden, daß Ärzte ihren Patienten absichtlich Überdosen von Morphium gegeben

hätten und daß daher die Legalisierung der Euthanasie nur die Anerkennung einer geübten Praxis wäre. Aber ein Arzt, der jemand töten wollte, könnte dies auf wirksamere und weniger auffällige Weise tun. Morphium wäre für eine solche Aufgabe ein hoffnungslos stumpfes Instrument und müßte außerdem in wirklich gewaltigen Dosen gegeben werden. Dies ist nicht die übliche ärztliche Praxis und war es auch nie.

2. Der Abbruch künstlich lebenserhaltender Maßnahmen wurde im vorausgehenden Kapitel behandelt. Dabei handelt es sich nicht um „Euthanasie", sondern nur um gut angewandte Medizin. Dieser Behandlungsabbruch ist rechtlich zulässig und erfordert keine gesetzliche Änderung. Man handelt nur aus der Erkenntnis, daß ein Therapieversuch erfolglos war.

3. Es handelt sich auch nicht um Euthanasie, wenn man auf eine Behandlung, die nicht sinnvoll und angemessen ist, verzichtet. Wenn etwa ein Mensch bei einem Verkehrsunfall große Hirnverletzungen erlitten hat, aber immer noch atmet, sollte man ihm keine Antibiotika zur Verhinderung einer Wundinfektion geben! Bei der Entscheidung, daß eine Wiederbelebung nicht im Interesse des Patienten liegen kann, handelt es sich um eine legitime ärztliche Beurteilung.

4. Suizid ist eine andere Art von Tötung. In den meisten Ländern wird Suizid nicht als Verbrechen gewertet, da man niemandem die Pflicht auferlegen kann, immer rational zu handeln und niemals deprimiert zu sein. Die Pflicht (eine moralische, nicht eine gesetzliche) liegt bei den Mitmenschen, zu verhindern, daß jemand einen suizidgefährdeten Zustand erreicht. Wenn aber bei einem Selbsttötungsversuch niemand in der Nähe ist, so geht die Überlegung dahin, daß es grausam wäre, den Suizidenten als Verbrecher zu brandmarken.

5. Was aber (in England) ungesetzlich ist, ist die Beihilfe zum Suizid, wobei es aber in einigen Ländern genau definierte Ausnahmen gibt. In Deutschland ist Beihilfe zum Suizid nicht strafbewehrt, da der Suizid selbst ja auch nicht strafbar ist. Eine Voraussetzung für die Straflosigkeit, die allerdings nur selten zutrifft, besteht darin, daß der Suizid wirklich freiverantwortlich geschieht und die Tatherrschaft eindeutig beim Suizidenten liegt. Für England gilt, daß Nötigung oder Beihilfe zum Suizid ein Verbrechen darstellen. Die Logik der gesetzlichen Position ist ein-

fach: Ein Mensch, der stark genug ist, sich selbst zu töten, ist auch stark genug, seiner Not zu begegnen und sie zu überleben, vorausgesetzt, er erhält genügend Hilfe. Wenn ich einen Menschen antreffe, der im Begriff ist, Suizid zu begehen, so ist es meine Pflicht, ihn zu bedrängen, daß er es nicht tue und für ihn auf eine Weise zu sorgen, daß er es auch nicht zu tun wünscht, und ihn mit sozialen Einrichtungen in Verbindung zu bringen, die dafür sorgen, daß er es nicht mehr nötig hat. Wenn ich dagegen zustimme und ihm auch noch helfe, so bin ich einfach zu träge, ihm zu helfen und meine Pflicht ihm gegenüber zu erfüllen. Und wer könnte hinterher sicher sein, daß ich ihn nicht ermordet habe?

6. Bei der Tötung auf Verlangen (Voluntary euthanasia) ist der Täter ein Arzt oder eine Pflegeperson und derjenige, der das Verlangen stellt, der Patient selbst. Man spricht nicht von Mord, weil das Motiv des Täters in Mitleid besteht. Aber man sollte sich hüten, von Schwurgerichten zu verlangen, sie sollten ihr Augenmerk mehr auf die Beurteilung von Motiven als auf die ihnen zugrundeliegende Absicht richten. Wer würde nämlich sagen können, ob Tante Johanna ihrem Schöpfer aufgrund ihrer Gesundheit oder wegen ihres Geldes übergeben wurde, oder vielleicht aus Rücksicht auf soziologische Theorien irgendeines mörderischen Menschenfreundes?

Die meisten Versuche zur Änderung von Gesetzen betrafen nur die Tötung auf Verlangen (voluntary euthanasia). Diese sollte jenen zugute kommen, die an schweren und unheilbaren Krankheiten litten. Der betreffende Patient sollte eine Erklärung unterschreiben, mit der er Euthanasie (aktive Sterbehilfe) verlangt. Falls er diesen Wunsch auch noch einen Monat später haben würde, dürfte ihn ein Arzt töten, oder wenn er seinen Entschluß drei Jahre später bestätigte, sollte die Erklärung für den Rest seines Lebens gültig bleiben, es sei denn, er widerrufe sie.

7. Die Tötung ohne ausdrückliches Verlangen des Patienten (Involuntary euthanasia) wurde auch für schwer behinderte Säuglinge oder Kinder vorgeschlagen (z.B. von Peter L. Singer), für Menschen mit seniler Demenz und tatsächlich auch für jeden, der suizidale Absichten hätte und dazu Hilfe brauchte. Lord Ailwyn berichtete im britischen Parlament, er hätte gerade eine geriatrische Abteilung niedrigen Standards besucht, und schilderte diesen Besuch mit allen Schrecken. Hier, sagte er, gab es das

schreiende Bedürfnis in all seiner leidvollen Realität, diesen armen Geschöpfen das einzige Hilfsmittel anzubieten, von dem man in seinem Innersten fühlte, daß sie es willig und dankbar ergreifen würden. Er sagte, es wäre ein trauriger Gedanke, „ihnen diese Wohltat vorzuenthalten, diese Milch menschlichen Wohlwollens, schmerzlos in das zukünftige Leben hinübergeweht zu werden". Indem Lord Ailwyn die Worte des hl. Paulus zitierte, wies er darauf hin, daß Euthanasie die letzte Liebestat sein würde: „Und jetzt bleiben Glaube, Hoffnung, Liebe, diese drei; das größte von ihnen aber ist die Liebe." Liebe würde aus dieser machtvollen Regel Glaube und Hoffnung wirksam ausschalten! Lord Ailwyns Endlösung wäre eine Ersparnis für die Nation, denn wir würden uns nie mehr um eine gute geriatrische Versorgung kümmern müssen. Denn darin liegt die wirkliche alternative Lösung.

Das Argument, daß die Legalisierung der Tötung auf Verlangen die Überschreitung einer Schwelle darstellen würde, hat zweifellos Gültigkeit: Dies ist auch die ausgesprochene Absicht ihrer Befürworter. Vorschläge dieser Art veranlassen viele Menschen, vor allem Katholiken, zu der Aussage, daß freiwillige aktive Sterbehilfe (voluntary euthanasia) den öffentlichen Widerstand für noch viel gefährlichere Gesetzgebungen aufweichen würde. Ihre Befürchtungen sind wahrscheinlich nicht grundlos.

8. Der Vollständigkeit halber möchte ich noch darauf hinweisen, daß Tötung in Notwehr oder im Kriege immer gesetzlich erlaubt war und daß Tod durch Fahrlässigkeit als Totschlag und nicht als Mord eingestuft wird. Die Todesstrafe wird immer noch in einigen Ländern durchgeführt. In den meisten Ländern wurde sie abgeschafft, aber nicht weil sie ungeeignet oder ein reines Abschreckungsmittel wäre oder auch irrtümlich verhängt werden könnte, sondern gerade weil sie als barbarische Reaktion auf ein Verbrechen angesehen wurde. Ich vertrete nun in gleicher Weise die Meinung, daß Euthanasie eine barbarische Reaktion auf Leiden wäre.

9. Letztlich werden Mord und Genozid ganz allgemein als Unrecht angesehen. Die Überlegung ist interessant, daß es gar nicht so leicht ist anzugeben, warum sie ein Unrecht sind; die beste Begründung lautet immer noch, weil wir sie allgemein als Unrecht empfinden. Diese natürliche Hemmung ist Grundlage der Zivilisation und sollte tief respektiert werden. Man fürchtet jeden un-

berechtigten Eingriff, zumal in einer Zeit moralischen Niedergangs.

Die Tatsache, daß die einzige Regierung, die Euthanasie legalisierte, auch jene war, die Mord und Genozid erlaubte, gibt dem Widerstand gegen Euthanasie noch zusätzliche Nahrung. Dies ist insofern bedauerlich, als emotionale Ausbrüche gegen Nazis für eine rationale Diskussion nicht hilfreich sind.

Die Argumente für Tötung auf Verlangen (Voluntary Euthanasia)

Die Argumentation der Befürworter einer Tötung auf Verlangen ist folgende:

Der Mensch sollte das Recht haben, darüber zu entscheiden, wieviel Leiden er ertragen will. Wenn diese Grenze erreicht ist, sollte der Mensch das grundsätzliche Recht haben, sein Leben zu beenden. Er hat es vielleicht gut genützt und alle seine Pläne verwirklicht, er ist es nun zufrieden abzutreten und bekommt eine tödliche Krankheit. Darauf folgt dann ein leerer Zeitraum, währenddessen sein Leben für ihn wertlos geworden ist. Seine Schwäche, die von zunehmendem Leiden begleitet wird, nimmt langsam zu. Er beobachtet, wie seine Familie durch die Pflege ängstlich und erschöpft wird. Die Verkürzung dieser Zeitspanne sollte ihm nicht verweigert werden, wenn die Notwendigkeit dafür eingetreten ist. Diese liegt nicht in einem Schwinden seines Mutes, sondern vielmehr in einer richtigeren Vorstellung über den Sinn des Lebens und darüber, was geschehen solle, wenn es zu nichts mehr nützlich ist.

Die Summe menschlichen Leidens würde durch die Einführung der freiwilligen Euthanasie vermindert, die somit eine gute Maßnahme wäre, weshalb sie auch von Plato und dem hl. Thomas Morus befürwortet wurde (vgl. R. Gillon 49). Und sagte nicht auch Jesus: „Eine größere Liebe hat niemand, als wenn er sein Leben hingibt für seine Freunde" (Joh 15,13; 10,18)?

Die Tatsache, daß die christliche Ethik aus Tradition gegen Euthanasie und Suizid ist, hat nichts zu bedeuten, da die Mehrheit unserer modernen Gesellschaft nicht christlich ist. Die Minderheit hat kein Recht, ihre Meinung der ganzen Nation aufzudrängen. Im übrigen sind auch die Christen in dieser Angelegenheit geteilter Meinung. Es war der Dekan von St. Paul's Cathedral, der gesagt hat: „Ich kann mir nicht denken, daß wir die Verlängerung von Qualen zum Nutzen für die Seele des Leidenden als Gottes Willen ansehen müssen" (So in einer Broschüre der Voluntary Euthanasia Society.)

Die Ärzte würden sich schnell mit diesen Vorstellungen vertraut machen, wenn sie feststellten, daß damit eine quälende Entscheidung von ihren Schultern genommen würde. Sie könnten ihre ganzen Techniken zur Lebensrettung so lange anwenden, bis der Patient angäbe, daß er nun genug habe: Nicht länger brauchten sie sich darüber Gedanken machen, wann ihre Behandlung einzustellen sei, oder sich über Menschen sorgen, die aufgrund übereifriger Therapie unter großen Qualen sterben. Wenn darüber hinaus jemand, bei dem es zu einer demütigenden senilen Demenz gekommen ist, schon früher die entsprechende Erklärung unterschrieben hat, könnten seine Familie und der Staat von der belastenden Pflicht der Sorge für ihn entlastet werden.

Es kann aber nicht genügend betont werden, daß es bei diesem Vorschlag nur um die *freiwillige* Euthanasie (d. h. um Tötung auf Verlangen) geht. Ein Patient, der sein Leben verlängert haben möchte, hätte natürlich die Freiheit dazu und brauchte keine Erklärung zu unterschreiben. Niemand würde zum Unterschreiben gedrängt, niemand würde getötet werden, der es nicht verlangt hätte. Kein Arzt und keine Pflegeperson, die es aus Gewissensgründen ablehnten, würden gezwungen, an der Tötung mitzuwirken.

Dies sind, so gut ich es erklären kann, die Argumente *für* die Euthanasie, und obwohl ich sie für Unsinn halte, ist es nur fair, diese Ansichten mit anzuführen.

Rechtliche Überlegungen

Ich werde zunächst die Prinzipien, auf denen grundsätzliche menschliche Rechte beruhen, betrachten und dann auf Euthanasie im Zusammenhang damit eingehen.

Als Mose sein Gesetz zusammenfaßte, gab er Zehn Gebote, aber er sprach überhaupt nicht über Rechte. Auf folgende Art hat

Maitland in seiner „Constitutional History of England" das Funktionieren des Rechts erklärt (Cambridge University Press 1968):

„Nun besteht der Großteil unseres gewöhnlichen Strafrechts aus Verboten, aus der Auferlegung negativer Pflichten, seine Sprache lautet: ‚Du sollst nicht morden', ‚Du sollst nicht stehlen' und so fort. Es sagt nicht: ‚Du sollst deinem Nachbar im Unglück beistehen' – ich begehe kein Verbrechen, wenn ich meinen Nachbar nicht aus dem Wasser ziehe, auch wenn ich dadurch sein Leben retten könnte, ohne mir die Füße naß zu machen. So besteht auch unser Zivilrecht bezüglich Vergehen, ‚Torts (Unrecht)' wie wir sie nennen, aus Verboten – Ich darf meinen Nachbarn nicht angreifen, verleumden oder betrügen, sein Land nicht unbefugt betreten oder seinen Besitz schädigen. Im allgemeinen bedarf es zur Schaffung einer aktiven Pflicht eines Vertrags oder einer besonderen Beziehung, oder einer Amtsstellung. In der großen Mehrzahl der Fälle, in welchen jemand aktiv dazu verpflichtet ist, irgend etwas zu tun, ist er es aus dem Grunde, weil er zugestimmt hat."

Das Geheimnis, das die Britische Magna Charta und den Pentateuch Moses zu großartigen Gesetzestexten macht, die den von ihnen geleiteten Menschen erhebliche Freiheit einräumen, besteht in ihren klaren und genauen Festlegungen der Pflichten eines Bürgers. Ich besitze Rechte, weil die anderen ihre Pflichten einhalten, und nicht umgekehrt. Ich habe nur so lange das Recht, ungehindert über die Straßen zu gehen, als mich niemand angreift oder beraubt. Wenn dies geschieht, welchen Nutzen hat dann mein Recht? Ich habe das Recht auf ein sicheres Heim, solange es niemand ausplündert. Wenn ein Räuber oder ein Gerichtsvollzieher eindringen, wo bleibt dann mein Recht? Rechte folgen aus der Beachtung der Pflichten durch die Gemeinschaft. Aus diesem Grunde belehren gute Gesetze den Menschen über seine Pflichten. Schwache Gesetze sprechen von seinen Rechten, und sie lassen sich kaum durchsetzen, da es gerichtlich bewiesen werden muß, daß die unrecht tuende Partei ungesetzlich handelt. Dies bedeutet Wochen von Rechtsstreitigkeiten, während andererseits der Beweis, daß jemand gegen eine bestimmte Pflicht verstoßen hat, einfach zu führen ist.

Jedes „Recht auf den Tod" schließt eine entsprechende Pflicht zu töten ein. Die Angabe, das Gesetz enthalte ja Gewissensklauseln, hilft nicht viel. Wie bei der Abtreibung würde die Allgemeinheit bald und zu Recht Euthanasie als Recht verlangen und Druck auf ablehnende Ärzte ausüben.

„Du sollst nicht töten" erlaubt keine gesetzlichen Diskussionen und keinen Mißbrauch durch Regierungen. Es ist ein Naturgesetz, es legt meine Pflicht fest. Wenn der Staat diese Pflicht von allen verlangt, dann bin ich sicher, frei zu kommen und zu gehen, frei von Angst. Meine Freiheit wird nicht dadurch eingeschränkt, daß ich anderen gegenüber Pflichten zu beachten habe.

Woraus entspringen solche Pflichten? Es ist offensichtlich, daß sie allgemein gelten. Sie werden von Ministern geschuldet, von auswärtigen Besuchern, vom Polizisten und vom Bischof, vom großen Geschäftsmann und von mir. Man schuldet sie jedermann, und alle Ausnahmen müssen besonders durch spezielle Gesetze definiert werden (so wie der „Mental Health Act", der es einem Arzt erlaubt, einen Geisteskranken zur eigenen und fremden Sicherheit in Verwahrung zu halten). Wenn die Bürgerpflichten nicht eingehalten werden, bedeutet dies einen Verlust von Freiheit für die ganze Gemeinschaft. Wenn ich keine Flugreise ohne die Gefahr der Entführung unternehmen kann, wenn eine Frau des Nachts nicht allein auf der Straße gehen kann, wenn die Gasgesellschaft in mein Haus eindringen darf, weil die Post die Rechnung verloren hat, wenn ich die Angst haben muß, daß mich mein Arzt vielleicht tötet, weil ich eine Belastung geworden bin, dann wird meine Freiheit durch all dies beschnitten. Wenn ich aber weniger frei bin, dann ist es auch die ganze übrige Gemeinschaft.

Es gehört zur Natur des Menschen, in Gemeinschaften zu leben, Handel zu treiben, zu arbeiten, zu lernen und zu lehren. Wenn eine Gemeinschaft den Einzelnen zur Entfaltung befähigen soll, dann muß dieser frei sein. In jeder Gemeinschaft, in der Freiheit herrschen soll, müssen die Grundpflichten von allen eingehalten werden. Es ist daher evident, daß die Pflichten der menschlichen Natur entstammen, sie wurden nicht von Mose oder anderen Gesetzgebern erfunden. Nirgends auf der Erde und niemals in der Geschichte gab oder gibt es Gemeinschaften, in denen diese Pflichten keine Geltung hätten.

Da die Prinzipien, die uns öffentlich und privat leiten, nicht aus unserer Erfindung stammen, sondern in die Natur und das Wesen der Dinge eingeprägt sind, werden sie so lange dauern wie Sonne und Mond – und noch lange, sehr lange, nachdem moderne Politik, Nationen und Religionen, alle Seifenblasen und

Spielzeuge der Gegenwart aus Dasein und Gedächtnis verschwunden sein werden.

Pflichten entstehen in manchen Situationen. Wenn ich ein Messer in der Hand halte, habe ich die Pflicht, nicht irgend jemand damit zu erstechen. Wenn ich Geld leihe, habe ich die Pflicht, es zurückzuzahlen. Da ich ein Elternteil bin, ist es meine Pflicht, die Kinder zu ernähren. Da ich ein Arzt bin, ist es meine Pflicht, meine Patienten wieder gesund zu machen. Gewerkschaften haben die Pflicht, die Rechte ihrer Mitglieder zu verteidigen; es ist die Pflicht des Parlaments, zu regieren und die Interessen eines Landes zu vertreten. Es handelt sich immer um etwas, das dem Schwächeren vom Stärkeren geschuldet wird. In der natürlichen Ordnung der Dinge sind daher die Schwächsten, die Ärmsten und die Bescheidensten jene, denen wir am meisten schulden und die am meisten erhalten. Geht es bei der ganzen Zivilisation nicht eigentlich darum? Die Natur verlangt von uns, daß wir unsere beste Fürsorge, die größte Teilnahme und den stärksten Schutz dem Kinde, dem Alten und Sterbenden zugute kommen lassen, weil sie sich nicht selbst helfen können.

Wenn man nicht für die Bedürfnisse Sterbender sorgt, so versagt man in einer grundlegenden Pflicht. Der selbstverständliche Anspruch eines Sterbenden besteht in der Linderung seiner Symptome und in der Möglichkeit, in Würde und friedlich zu sterben. Wenn wir aber alle seine schwierigen Probleme umgehen und ihn einfach töten, haben wir versagt. Es spielt dann keine Rolle, ob diese Tötung auf seinen Wunsch geschieht oder nicht; unsere Pflicht besteht darin, für diese Kranken auf eine Weise Sorge zu tragen, daß sie gar nicht erst um Euthanasie bitten. Ein Patient, der das Verlangen zeigt, sterben zu wollen, ist nicht richtig behandelt worden. Wenn wir ihn nicht richtig behandeln, dann besteht die Lösung in einer besseren Behandlung aber nicht darin, ihn zu töten. Versteht sich dies nicht von selbst?

Der fünfzigjährige Patient mit einer Herzerkrankung könnte sagen, er habe eine unheilbare Krankheit, die ihm wahrscheinlich Angst und Qual bereiten werde. Beschwerden sind aber so subjektiv – stimmen wir also auch mit der Beurteilung des Patienten überein, ob diese leicht oder schwer sind? Wenn ja, wie können wir Arthritis, Asthma, Psoriasis oder sogar Schizophrenie ausschließen? Man kann überhaupt nicht sagen, ob die Depression eines Patienten krankhaft oder normal und also unter den gegebenen Umständen verständlich ist. Wo findet sich die Trennlinie zwischen einer rationalen und einer irrationalen Existenz? Wenn man alles berücksichtigt, dann dürfte es schwer sein, gesetzliche Definitionen darüber zu finden, wer Euthanasie haben dürfe, ohne auch alle Menschen in mittleren Lebensjahren einzuschließen.

Falls Euthanasie legalisiert wäre, dann würde dies die einzige Ausnahme vom alten rechtlichen Prinzip sein, daß die Zustimmung des Opfers nicht die Begehung eines Unrechts entschuldigt. (Mißhandlung bleibt dann nicht weniger ein Verbrechen, wenn das Opfer ein Masochist ist und den Angriff gewünscht oder genossen hat.) Wie ich oben schon erwähnt habe, können Operationen von Rechts wegen durch eine Notlage legitimiert werden, Euthanasie könnte dies aber nicht. Der Tod ist, vom Recht her betrachtet, für den Menschen ein größeres Übel als Schmerzen, und so kann man nicht behaupten, daß durch die bewußte Tötung des Patienten ein größeres Übel abgewendet wurde.

Es wäre sehr gefährlich, in das Recht die Vorstellung einzuführen, daß manches Leben nicht lebenswert wäre. So, wie das Gesetz über die Abtreibung schließlich zu einer Minderung des allgemeinen Respekts vor dem menschlichen Leben geführt hat, wäre es auch ähnlich der Fall, falls eine Gesetzesvorlage über Euthanasie durchginge. Die Mißbrauchsgefahr wäre groß und auf dem Rükken des Kamels wäre ein weiterer Strohballen, wobei es sich beim Kamel um die Zivilisation selbst handelt.

Die genaue Definition, welches Leben nun nicht lebenswert sei, hat den Befürwortern einer Euthanasie-Gesetzgebung eine Niederlage beigebracht. Der Vorschlag, irgendein Vergehen an den Eigenschaften des Opfers zu messen, bringt einen wichtigen prinzipiellen Punkt in die Debatte: Gibt es wirklich ein Argument für die Annahme, daß manche Leben beendenswerter wären als andere, daß das Töten von Menschen einer bestimmten Kategorie weniger ernst wäre als von Menschen, die dieser Kategorie nicht angehören? Ein Leitartikel in der „Times" vom 29.9.1976 kommentierte: „Die Beendigung eines menschlichen Lebens – wie immer der körperliche oder geistige Zustand sein möge – ist eine sehr ernste Angelegenheit und sollte nicht durch eine Gesetzesnovelle gemindert werden, die bei aller guten Absicht das Ergebnis haben würde, bestimmte Arten von Tötung bedeutungslos erscheinen zu lassen."

Ärztliche Überlegungen

Frau H. litt an einem Krebs der Gebärmutter. Der Chirurg war über den Erfolg der Behandlung optimistisch, jedoch war ein Jahr später wieder ein Knoten zu fühlen, und die Patientin sah schlecht aus. Ihr Leib schwoll rasch an, und man holte Flüssigkeit heraus. Die Diagnose war eindeutig: der Krebs war rezidiviert (d. h. erneut aufgetreten) und hatte sich so ausgedehnt, daß die Reizung des Bauchfells zur Absonderung von Flüssigkeit führte. Die Patientin kam zur Betreuung ihres Endzustandes in das Hospiz. Alle zwei Wochen erleichterte ich die Überdehnung ihres Leibes, indem ich mehrere Liter Flüssigkeit abließ. Die Kranke verlor ständig an Gewicht. Nach einigen Monaten war es dem Laboratorium aber immer noch nicht gelungen, aus der Bauchflüssigkeit bösartige Zellen zu isolieren und Frau H. war immer noch nicht tot. So bekamen wir langsam Zweifel an der Diagnose. Schließlich war der Chirurg mit einer neuerlichen Operation einverstanden, denn man wollte sehen, was eigentlich los war. Die Operation war im Ergebnis so offen wie das Ziel einer Fahrt ins Blaue. Was wir dann fanden, war eine riesige Ovarialzyste, die den ganzen Bauchraum ausfüllte. Der Gewichtsverlust der Patientin war durch den großen Eiweißverlust infolge meiner Bauchpunktionen verursacht.

Frau H. ist wieder zu Hause und führt ein normales Leben.

Was wäre der Fall gewesen, wenn die Krebsdiagnose (die eine anfängliche Depression brachte) zu einer gesetzlich erlaubten Euthanasie geführt hätte? Falsche Diagnosen sind in der ärztlichen Praxis nicht ungewöhnlich.

Eine Frau, die zu uns mit einem Hirntumor und rechtseitiger Halbseitenlähmung eingewiesen wurde, wurde operiert, der Chirurg konnte aber den Tumor nicht entfernen. Die Diagnose eines hoch malignen (bösartigen) Astrocytoms wurde mikroskopisch bestätigt. Der Tumor wuchs weiter und bildete eine große Schwellung seitlich am Kopf. Die Lähmung nahm zu, es kam zum Sprachverlust und Sehverlust, und die Kranke wurde inkontinent. Ihr Gewicht nahm auf rund 115 kg zu. Die Kranke wurde zunehmend benommen und fiel ins Koma. Einen Monat lang reagierte sie kaum auf die täglichen Besuche ihres liebevollen jungen Ehemannes. Dann verschwand die Schwellung, sie wachte auf, konnte wieder sprechen und ihre Gliedmaßen bewegten sich. Die Krankengymnastin machte sich mit Freude an die Arbeit, brachte sie zuerst zum Stehen und schließlich zum Gehen. Der Neurochirurg versicherte mir aber, daß es sich nur um eine vorübergehende Behandlung handeln könne. Ein Jahr später kam sie zu uns, er sah sie wieder und drückte mir sein Erstaunen darüber aus, daß sie immer noch lebte. So unternahm er weitere Untersuchungen. Zum allgemeinen Erstaunen fand sich keinerlei Zeichen des Tumors mehr. Die Patientin wurde rehabilitiert und ist jetzt wieder zu Hause; ihre einzige zurückgebliebene Behinderung besteht in Blindheit, mit der sie allerdings fertig wird.

Aber das ist noch nicht alles. Als das Hospiz in einer Fernsehsendung erschien, wurde eine Unterhaltung mit dieser Patientin übertragen. Mehrere Freunde fragten mich, „wer dieses wunderbare Mädchen wäre". Sie strahlte auf jeden, dem sie begegnete, eine erstaunliche Freudigkeit aus. Die anderen Patienten verehrten sie, und immer, wenn man an sie erinnert wird, hebt sich die eigene Stimmung. Ihre Krankheit schien genau auf sie zugeschnitten, um sie etwas von tiefster Bedeutung zu lehren.

Was wäre gewesen, wenn der Bewußtseinsverlust zu einer gesetzlich erlaubten Euthanasie geführt hätte?

Vor einigen Jahren starb eine Patientin, die ich sehr gern hatte. Frau L. hatte einen guten Teil ihrer siebzig Jahre, einschließlich ihrer Kindheit, wegen einer angeborenen Hüftluxation in Krankenhäusern verbracht. In jenen Jahren kannte man noch keine entsprechende Therapie, und so entwickelte sich eine schwere Arthritis. Zusätzlich war sie durch eine Kriegsverletzung vollständig bettlägerig geworden. Die Arthritis verursachte ständige und oft sehr starke Schmerzen. Als ich die Patientin zum erstenmal sah, lächelte sie nie und war immer am Murren. Das Bett, die Schwestern, ihre Tabletten, das Essen, ich – alles war verkehrt, und sie hatte eine Unzahl kleinerer Beschwerden und Symptome. So hatte sie schlechte Verdauung, einen wunden Mund, schweres Jucken, grauen Star, Halsschmerzen, Schmerzen bei jeder Bewegung, Nebenhöhlenentzündung und so fort. Bei einer Gelegenheit sagte sie zu mir: „Ich wünschte, ich wäre in meinem Sarg", was nicht zu verwundern war. Dann sah sie ein bedeutender Rheumatologe, der zwar sagte, gegen die Arthritis könne nichts getan werden, was nicht bereits von uns getan worden sei, der jedoch eine chronische Depression diagnostizierte und den Vorschlag machte, diese zu behandeln.

Die Behandlung wirkte Wunder, und man legte Frau L. nahe, es mit einer Beschäftigungstherapie zu versuchen. Man fand besonders dicke Stricknadeln, die sie mit ihren verkrüppelten Händen noch halten konnte, und einen dicken Wollfaden. Man beredete sie dazu, mir einen besonders langen Schal zu stricken. Danach folgten Bettjacken, Decken, ein weiterer Schal und schließlich ein reizender Teewärmer, der aus vier verschiedenen Wollfarben gemacht war. Letzterer wurde uns von einer strahlenden Frau L. als Hochzeitsgeschenk überreicht. Sie strahlte wirklich jeden an, und ich traf sie wiederholt an, wie sie in „Lolita" las. Nicht lange vor ihrem Tode fragte ich sie, ob sie immer noch Schmerzen hätte. Ihre Antwort war nach vierzig Jahren mürrischer Laune erstaunlich: „O ja, aber es stört mich nicht." Hier war sie nun endlich mit den Folgen eines ganzen Lebens fertig geworden. Gewiß bedurfte sie der Hilfe anderer Menschen; deshalb hat Gott ja auch mehr als einen von uns auf die Welt gesetzt. Aber den großen Schritt nach vorne hat sie ganz allein getan. Wo immer sie sich jetzt befindet, benötigt Frau L. ihre Arthritis nicht mehr, denn sie hat alles gelernt, was diese sie lehren konnte. Dieses Wachsen zu einer verfeinerten, größeren Persönlichkeit bedeutet Arbeit, geistige Arbeit, die wichtigste Arbeit, die sie je getan hat.

Was wäre gewesen, wenn ihre ungestillten Schmerzen zu einer legalen Euthanasie geführt hätten, wie sie uns eine solche einmal nahelegte?

Wir nahmen einen Herrn N. mit einem sehr schmerzhaften Krebs auf, der außerdem an einer schweren Depression litt. Die Ehefrau hatte auf seine Krankheit mit einem Zustand von Angst reagiert, seine drei minderjährigen Söhne nahmen sie ihm übel. Er war sehr isoliert. Allmählich setzten sich seine Söhne aber mit seinem Zustand auseinander und bekamen ein neues Bild von ihrem Vater. Dieser war nun nicht mehr zu Hause, seine Frau beruhigte sich, und die Knaben begannen ihn zu besuchen. Sie gelangten zu einem neuen Respekt vor ihrem Vater, trotz dessen körperlichen Abbaus. Mit der Hilfe von Schwestern und Sozialarbeitern fand die ganze Familie langsam wieder zusammen.

Wenn er nun aufgrund seiner Schmerzen (die wir freilich unter Kontrolle hielten) Euthanasie bekommen hätte, wäre diese ganze Entwicklung nie zustande gekommen und die ihn ablehnende und mit der Euthanasie einverstandene Familie hätte hinterher schwere Schuldgefühle gehabt. Schuld ist eine übliche Begleiterin von Schmerz, insbesondere wenn der Verstorbene Suizid begangen hatte. Wie groß wäre erst das Elend für Angehörige hinterher, wenn sie mit der Tötung ihres Familienmitgliedes einverstanden waren?

Eine sehr unglückliche alte Dame, Frau E., kam an einem Donnerstag in unser Hospiz. Ihr Ehemann war gerade gestorben, und der Schmerz über den Verlust hatte ihre Arthritis wieder akut werden lassen, sie war außerdem durch einen Krebs sehr geschwächt. Unter Tränen klagte sie, daß ihr Leben nicht mehr lebenswert wäre. Sie wollte auf diese Weise nicht mehr weitermachen. Ob ich nicht, bitte, mit ihr ein Ende machen könnte, durch Euthanasie, worüber sie im Fernsehen ein Gespräch gesehen hatte.

„Wollen Sie sagen, daß Sie wünschen, ich solle Sie töten?" fragte ich.

„Ja, das tue ich."

„Nun gut", sagte ich bedauernd. „Ich nehme an, daß es niemand wissen würde, nur ich und die Schwester, und die würde nichts sagen". – „Wollen Sie, Schwester?" (Die Schwester schaute mich ganz verängstigt an.) „Wir wollen es jetzt mit einer Injektion tun, meine Liebe, bitte strecken Sie den Arm aus. Schwester, bitte geben Sie mir eine Spritze – nein, nicht diese – die große. Wir werden sehr viel brauchen, um sie zu töten. Nun kommen Sie, Frau E., strecken Sie Ihren Arm aus."

Aber der Arm war hinter ihrem Rücken, und sie kicherte nervös. (Die Schwester schaute ganz entmutigt drein.) Dann sagte Frau E. etwas, das ich nie vergessen werde: „Nein, Herr Doktor. Was ich sagen will, ist ... können Sie nicht irgend etwas tun, um mir zu *helfen?*"

Natürlich haben wir ihr geholfen, und Frau E. lebte noch lange genug, um die Geschichte einige Monate später amüsiert einem

Fernseh-Interviewer zu erzählen, der sie für eine Sendung über Alternativen zur Euthanasie befragte. Welche Lehre lag doch da in ihren Worten! Ebenso, wie wir im Suizidversuch eines jungen Menschen einen verzweifelten Hilfeschrei erkennen, so sollte uns allmählich klarwerden, daß es sich bei dem Verlangen eines alten Menschen nach Euthanasie um den gleichen Hilfeschrei handelt.

Frieren Sie? Sind Sie allein? Behandelt man Ihre Schmerzen nicht ausreichend? Machen Sie sich nichts daraus. Ich bringe das alles in Ordnung. Ich werde Sie töten.

Was ist das für eine Antwort auf menschliche Not! Wir sollten dafür dankbar sein, daß damals niemand von der Todesbrigade in der Nähe war, als wir darum kämpften, die Pocken, Cholera, Tuberkulose, Landstreicherei und Armut in unserer Gesellschaft zu bekämpfen. Bei besonnener Betrachtung der Probleme von Sterbenden und Alten kommen einem als Lösung weder die Überlegung „Töte ihn schnell" noch „Lasse ihn nicht sterben" in den Sinn. Beide Lösungen nämlich wären zwar das Gegenteil von Vernachlässigung, aber gewiß nicht die einzigen Alternativen.

Wenn jemand wirklich Euthanasie verlangt, dann muß sich irgend jemand nicht genug um ihn gekümmert haben.

Wie ich im vorigen Kapitel gezeigt habe, besteht die Pflicht des Arztes nicht darin, Kandidaten für die Euthanasie zu produzieren, indem er Altersschwache und Sterbende nicht zweckmäßig behandelt. Es besteht auch keinerlei Notwendigkeit, ihr Leben zu verkürzen. Wenn der potentielle Kandidat für die Injektionsnadel des Euthanasisten richtig behandelt wird, dann wird er einen neuen Sinn in diesem sehr wichtigen Abschnitt seines Lebens finden – Sterben ist nämlich immer noch ein Teil des Lebens. In diesem Zeitabschnitt kann ein Mensch manche der wichtigsten Lehren seines Lebens lernen. Wie ich hoffe, zeigen die obigen Beispiele, daß „die leere Zeitspanne" eine sehr erfüllte und sehr produktive sein kann. Der Tod muß nicht die letzte, zerstörende Niederlage sein. Im Gegenteil kann der Mensch aus dem Sterben eine positive Erfüllung gewinnen, einen großen, letzten Schritt nach vorne tun.

Wenn sich ein Patient erst einmal angenommen und nicht als Last für andere empfindet, seine Schmerzen erst einmal unter Kontrolle und andere Symptome auf ein erträgliches Maß zurückgeführt sind, dann verschwindet der Ruf nach Euthanasie. Es geht nicht darum, ob das Euthanasie-Problem richtig oder falsch ist, wünschenswert oder abstoßend, durchführbar oder nicht. Es geht vielmehr darum, daß es unerheblich ist. Richtige Versorgung stellt die Alternative dazu dar, sie wird allgemein verfügbar sein, sobald es eine angemessene Ausbildung der Medizinstudenten in unseren Krankenhäusern geben wird. Wenn wir in dieser Pflicht zur Fürsorge versagen, dann sollten wir nicht die Politiker darum bitten, uns aus der Patsche zu helfen.

Herr R., der vor seinem Tode fünf Wochen in einem Hospiz lag, hat die Situation sehr schön zusammengefaßt: „Einige Tage bevor ich herkam", sagte er mir, „waren die Schmerzen so schlimm, daß ich Angst hatte, ich würde sterben. Als ich dann hierher gebracht wurde, hatte ich Angst, ich würde nicht sterben. Aber jetzt, da ich hier bin, bin ich froh, daß ich nicht starb."

Die soziale Dimension

„Du sollst den Unschuldigen und den Gerechten nicht töten" (Ex 23,7). Die jüdisch-christliche Tradition kennt dieses Gebot, und zwar nicht als theoretische Norm, sondern weil es eine grundlegende Voraussetzung für das Zusammenleben einer zivilisierten Gesellschaft darstellt.

Weil in unserer Gesellschaft die Versorgung ungenügend ist, sterben manche Menschen in Qualen. Der Mangel an genügender Versorgung ist es auch, der Euthanasie als *die* Lösung erscheinen läßt. Die Menschen sind einsam, elend und voll Schmerzen, weil sich niemand die Mühe macht, sie davon zu befreien. Man schlägt Euthanasie als Lösung vor, da sich weiterhin niemand bemüht, für die Kranken zu sorgen. Dabei wäre letzteres doch eine attraktive und einfache Wahl.

Der Patient, der sich gedrängt fühlt, Euthanasie zu verlangen, wäre mit dieser Entscheidung nicht allein gelassen. Der wesentliche Teil unseres Lebens besteht in den Beziehungen zu anderen. Wir haben es mit einer gegenseitig verflochtenen Gesellschaft und nicht mit isolierten Individuen zu tun. Es folgt daraus, daß ein Gesetz zur Erlösung einzelner erst eingeführt werden sollte, wenn es durch seine gesellschaftlichen Konsequenzen gerechtfertigt wäre.

Wenn ein Gesetz durchginge, das auch nur einer kleinen Zahl von Ärzten erlaubte, einige ihrer Patienten zu töten, so würde damit ein völlig neues Bild des Arztberufes geschaffen, nämlich das Bild eines Berufs von lizensierten Tötern. Wenn die Gesellschaft der Legalisierung der Euthanasie zustimmte, würde sie damit vom Beruf des Arztes erwarten, ihr bei der Vermeidung all der Mühsale behilflich zu sein, die mit der Sorge um Schwerkranke verbunden sind. Die Einstellung der Gemeinschaft zur mitleidvollen und einfallsreichen Sorge um die Alten wäre ernstlich betroffen.

Vorläufig sind die Injektionsnadel oder der schmerzstillende Trank noch willkommene Mittel der Erleichterung für Kranke. Aber nehmen wir an, die Injektionsnadel oder der Trank dienten nicht der Erleichterung, sondern dem Töten? Könnte Vertrauen erhalten bleiben? Eine Gesetzgebung in diesem Sinne würde auch Druck auf die Alten und Kranken ausüben, selbst abzutreten. Es wäre so, als wenn man sagte: „Wenn du nichts mehr tun kannst, dann bist du wertlos". Die rücksichtsvollen Menschen würden darunter am meisten leiden. Viele Menschen, ob sie nun geliebt werden oder nicht, würden es als Verpflichtung empfinden, Euthanasie zu verlangen, weil sie ihrer Familie oder ihren Freunden nicht mehr zu Last fallen wollten. Und was wäre mit den etwas verwirrten oder vergeßlichen Alten, die sich nicht mehr ganz sicher wären, ob sie nun eine Erklärung unterschrieben hätten, oder nicht? Und was wäre mit Menschen, deren Familie sie los sein will und dies auch sagt? Würde man vielleicht nicht selbst die Euthanasie der Aufnahme in manche Altersheime unseres Landes *in deren gegenwärtigem Zustand* vorziehen? Wenn eine gute Versorgung überhaupt nicht möglich wäre, müßte man wohl drastische Alternativen überlegen. Aber da gute Versorgung ganz gewiß möglich ist und es genügend praktische Beispiele dafür gibt, müssen sich unsere Anstrengungen darauf richten, die Einstellung der Gesellschaft zu den Alten und Sterbenden zu verbessern. Wir müssen deren Rolle im Gemeinschaftsleben wieder entdecken und neu bestätigen.

Der damalige Erzbischof von Canterbury las am 16. Juli 1976 folgenden Abschnitt eines alten Essays über Großmütter dem britischen Parlament vor:

„Großmütter brauchen gar nichts anderes zu tun als einfach da zu sein. Sie sind alt, und so sollten sie sich nicht anstrengen oder herumrennen. Sie sollten niemals sagen: ‚Beeile dich'. Gewöhnlich sind sie beleibt, aber doch nicht zu dick, um die Schuhe der Kinder zu binden. Sie tragen Brillen und komische Unterwäsche, und sie können ihre Zähne und Prothesen herausnehmen ... Wenn sie uns etwas vorlesen, dann lassen sie nichts weg, und es macht ihnen auch gar nichts aus, wenn es immer wieder dieselbe Geschichte ist. Jeder sollte eine Großmutter haben, besonders wenn er kein Fernsehen hat, weil *Großmütter die einzigen Erwachsenen sind, die Zeit haben*". (Kursive von mir).

Wenn wir als Alternative das Töten von Menschen vorziehen (ob diese es nun wünschen oder nicht), dann müssen wir uns über die praktische Durchführung Gedanken machen. Falls es viele Ärzte ablehnten, Patienten zu töten (wie dies bei der Abtreibung der Fall ist), dann müßten zu diesem Zweck eigene Heime mit einem Honorar für den Arzt errichtet werden. Wie sollten wir sie nennen? Erledigungseinheiten? Thanatorien?

Man überlege die Beziehung des Patienten zu seiner Familie. Üblicherweise würde niemand Euthanasie oder Tod erwähnen. Wenn dies aber, auch aus den besten Absichten, geschähe, würde damit auf die familiären Beziehungen ein Schatten fallen. Nehmen wir an, ein Patient verlangte Euthanasie, aber seine Frau wäre nicht damit einverstanden. Nehmen wir an, die Hälfte der Familie verlangte, daß der Arzt den Patienten töten solle, und die andere Hälfte wäre dagegen. Und was wäre, wenn etwa eine Schwester des Patienten hinterher feststellte, daß die Ehefrau einverstanden war? Würde diese Gesetzgebung, kurz gesagt, wirklich die Summe menschlichen Leidens vermindern?

Wenn man dies alles überlegt, muß man sich wirklich fragen, ob wir davon überzeugt sind, unsere heutige Welt zu verbessern, indem wir unsere christlichen Sittenvorschriften, unsere gesetzlichen und freiheitlichen Traditionen und unsere reichen Erfahrungen an Können und Wissen durch etwas anderes ersetzen? Das Euthanasiekonzept, ob freiwillig oder nicht, würde gegen die christliche und jüdische Moral verstoßen; es würde durch die Einführung neuer Ängste für die alten Menschen unsere Freiheit beschränken; es würde schließlich die wissenschaftlichen Entdekkungen, deren Ziel ja die Überwindung der menschlichen Not und nicht deren Umgehung durch plötzlichen Tod war, in eine völlig falsche Richtung zwingen.

Auch jetzt schon fragt die Euthanasielobby, die auf eine weitere Diskussion im Parlament drängt, ob nicht auch mißgebildete Kinder zum Schweigen gebracht werden könnten. Wo soll das alles enden? Kann ein altes und unbeugsames Moralgesetz durch etwas ersetzt werden, was wohlmeinenden Menschen zweckmäßig und gütig erscheint? Wo findet sich der große Lehrer, der die Menschheit zu besseren ethischen Vorschriften führen könnte als jenen, die von Christus, Mose oder Buddha festgelegt wurden?

Sollte er sich unter der Euthanasielobby befinden, so möge er kommen und uns lehren.

Moralische Überlegungen

Wie lange wollt ihr frevlerisch richten, für die Ruchlosen Partei ergreifen? Schafft doch Recht den Unterdrückten und Waisen, sprechet den frei von Schuld, der arm und bedürftig ist, entreißet den Unterdrückten und Armen, rettet ihn aus der Frevler Gewalt! Sie haben weder Wissen noch Einsicht, in Finsternis wandeln sie hin; die Erde wankt in all ihren Festen. Ich sprach es wohl aus: „Göttliche Wesen seid ihr und Söhne des Allerhöchsten mitsamt! Doch sterben müßt ihr wie Menschen und stürzen wie einer unter den Fürsten" (Psalm 82,2–7).

Wie immer auch das Erscheinungsbild eines Menschen sein mag, so spiegeln sich doch in ihm die höchsten und schönsten Prinzipien des Universums wider (denn wie sonst könnte er über Einheit, Gerechtigkeit oder Liebe sprechen?). Sie können vielleicht unter einer dicken Schicht liegen, aber sie lassen sich nicht auslöschen. Dieses Göttliche ist in jedem Menschen. Diese innere Vollkommenheit kann in allen Menschen gefördert und respektiert werden. Es gibt keinen Menschen, der nicht bereichert werden kann, wenn er Liebe empfängt. Güte und aufrichtige Sorge machen Euthanasie überflüssig.

Wie uns der Psalm darauf hinweist, ist es die Natur des Menschen, unsterblich, beständig und weise zu sein. Die besten Gesetze spiegeln diese Eigenschaften wider. Der Wunsch der Mehrheit kann keine Grundlage für das Recht abgeben. Wie könnte dieses auf die „öffentliche Meinung" gegründet werden, die sich ja täglich ändert? Eine solche Ethik entspringt aus Zweckmäßigkeitsüberlegungen, die wechselhaft und unzuverlässig sind. Die großen Gesetzgeber unserer Geschichte wurden deshalb befolgt und respektiert, weil sie für eine Gesetzesordnung sorgten, die auf ewigen und mehr mit der Natur des Menschen übereinstimmenden Prinzipien beruhte. Mose hat die Zehn Gebote ebensowenig erfunden wie Newton die Gesetze der Schwerkraft. Beide gaben nur Gesetzen Ausdruck, die der Natur innewohnen.

Die größten Gesetzgeber erkannten, daß die Lockerung des Verbotes, sich gegenseitig zu töten, zum gesellschaftlichen Niedergang führen würde. Weniger bedeutende Menschen, vor allem die Stoiker, führten später alle möglichen Ausnahmen zu diesem Gebot ein: gegenüber Feinden, Verbrechern, Gladiatoren, ungeborenen Kindern und schließlich, wie vorgeschlagen wurde, gegenüber Alten und Leidenden. Alle diese Ausnahmen können hinterfragt werden. In der Regel verweigert die Gesellschaft den Menschen das Recht auf Euthanasie, um weiterreichende Freiheiten zu bewahren.

Auch vom Gesichtspunkt des Betreffenden aus muß man darüber nachdenken, was ein Verlangen nach Euthanasie wirklich bedeutet. Möchte er vor etwas fliehen oder irgendeiner Sache entkommen? Vielleicht ist es nicht möglich, der Gerechtigkeit zu entkommen (daher die römisch-katholische Lehre des Fegefeuers und die buddhistische der Wiedergeburt und des Karma). Aber in der Regel bedeutet das Verlangen eines Menschen nach Euthanasie nur einen Schrei nach Hilfe und keineswegs, daß er sterben möchte, wie ich gezeigt habe. Sollte uns nicht jedes Verlangen nach Euthanasie auffordern, die Qualität unserer mitmenschlichen Fürsorge zu überdenken?

Leiden und Tod werden nie aus der menschlichen Erfahrung ausgeschieden werden können, es kann jedoch jene Geisteshaltung überwunden werden, die deren Existenz verleugnen möchte und die immer versucht, ihnen zu entfliehen. Der Mensch kann über seine Beschwernisse hinauswachsen. Jeder Mensch vermag dies, wenn ihm geholfen wird, es handelt sich nicht nur um eine Sache seltener Heiliger. So habe ich zum Beispiel einen Gebäudeaufseher betreut, der in seinem Lehnsessel sitzend gestorben ist. Trotz einer erheblichen Atemnot hatte er sich wochenlang konstant geweigert, ins Bett zu gehen, weil er nicht aufgeben wollte – er wollte alles beobachten, was im Krankensaal geschah. Ich war voll Bewunderung für ihn, und die anderen Menschen in diesem Saal gewannen durch sein Beispiel Selbstvertrauen.

Oft berufen sich die Befürworter von Euthanasie auf ein „sinnloses" oder „nutzloses" Leben. Nach meiner praktischen Erfahrung kann man solche Definitionen niemals mit Sicherheit auf eine wie auch immer geartete menschliche Existenz anwenden. Kein Mensch ist nutzlos, wenn er noch von anderen Liebe erfahren kann. Kein Leben ist sinnlos, in welchem immer noch jegliches Maß an Selbstverwirklichung möglich ist (vgl. Dunphy 313).

Als mir eine Krankenschwester erzählte, in welcher Weise sie für hirngeschädigte Kranke sorgte, war ich so beeindruckt, daß ich sie bat, ihre Beobachtungen aufzuschreiben.

„Als sehr junge und unerfahrene Orthopädieschwester wurde ich in den Anbau geschickt, der für bewußtlose Patienten reserviert war. Die meisten von ihnen waren bei Autounfällen schwer verletzt worden.

Ich konzentrierte mich auf drei Patienten und verbrachte dementsprechend einen Großteil der Zeit bei ihnen. Woran ich mich bei dieser Arbeit am meisten erinnere, waren die Menge und Art der Liebe, die diese drei Patienten aus mir herausholten. Ich bin über den Gedanken schokkiert, daß manche Leute sie nur als ‚vegetabiles Leben' abtun wollen. Ich habe hauptsächlich allein mit ihnen gearbeitet, außer wenn ihr Bettzeug gewechselt wurde, und ich habe ununterbrochen mit ihnen gesprochen. Besonders an einen Patienten, der Jimmy hieß, erinnere ich mich mit einem Gefühl der Verehrung, ja fast der Scheu. Er war in mittleren Jahren, halb bewußtlos und spastisch. Jimmy bekam Sondenernährung und hatte einen Luftröhrenschnitt, der häufiges Absaugen erforderte. Ich sprach immer mit ihm und legte meinen Finger über seinen Luftröhrenschnitt, wenn ich auf seine Antwort horchte. Häufig sprach ich mit ihm darüber, daß Besserung nur eine Sache der Willenskraft sei, aber vor allem war es mein Bestreben, ihm bei der Kommunikation behilflich zu sein. Ich lehrte ihn ‚ja' zu sagen, und es war mir ganz deutlich, daß er genau wußte, was passierte, und daß er gewaltige Anstrengungen machte, um sich mir mitzuteilen. Meine Erinnerung an die Arbeit mit diesen Patienten hinterläßt in mir ein Gefühl der Verehrung, deren stille Gegenwart eher die Atmosphäre einer Kathedrale als eines Treibhauses aufkommen ließ."

Der Gebrauch des Wortes „vegetabil" („pflanzlich") zählt zu den alarmierendsten Herabwürdigungen der modernen Medizin. Der Versuch, es wissenschaftlich dadurch annehmbar zu machen, daß man das Wort „vegetativ" zur Beschreibung der Körperfunktionen von dezerebrierten (d. h. durch Zerstörung des Großhirns geschädigten) Patienten verwendet, ist lachhaft. Was ist daran wissenschaftlich? Worin ähnelt ein bewußtloser Mensch einer Pflanze? Photosynthese? Wurzeln? Eßbarkeit? Wissenschaft verlangt genaue Beobachtung, die durch Beweise bestätigt wird und zu logischen Schlußfolgerungen führt. Ich fordere jeden dazu heraus, mir die pflanzlichen Eigenschaften eines Menschen nachzuweisen.

Cicely Saunders hat bei einem Vortrag vor Studenten im Jahre 1974 gesagt: „Eine Pflanze hat keine Beziehungen und keine Vergangenheit." Es gibt viele andere Ausdrücke, um einen geschädigten Menschen zu bezeichnen – bewußtlos, mit Großhirnverlust, mit nur körperlichen Funktionen, dezerebriert und so fort. Solche Beschreibungen benennen die Schädigung ohne die zugrundeliegende Menschlichkeit des Patienten in Frage zu stellen.

Ein Bewußtloser hat einen Körper, der atmet, und er hat Bedürfnisse, die von jenen einer Pflanze oder eines Tiers ganz verschieden sind. Auch wenn der Mensch nicht bei sich ist, so ist sein Körper immer noch das Symbol eines Menschen: das empfindsamste und intelligenteste Ergebnis der Evolution, das bis jetzt auf Erden aufgetaucht ist. Er ist ein Haus, das von einem Geschöpf mit der Fähigkeit zum Nachdenken über Gerechtigkeit, Ewigkeit und Wahrheit bewohnt werden kann. Dieses Symbol hat große Bedeutung. Es zu verletzen ist eine Schädigung des Geistes und gefährdet die gesellschaftliche Ordnung.

Es ist wirklich so, bevor wir die Integrität einer Person verletzen können, müssen wir sie geistig herabsetzen. Also erfinden wir einen Namen, den wir verachten können. Es spielt dann keine Rolle, wie dieser untermenschliche Name lautet: Seine Auswirkung besteht darin, unser Verhalten zu der betroffenen Person zu ändern. Sie wird verfügbar.

Die andere Gefahr, die in solchen Ausdrücken liegt, besteht in ihrer Ungenauigkeit. Das Wort „vegetabil" wurde anfangs für Menschen verwendet, die vollkommen unansprechbar waren. Dann verwendete man es für sehr senile Menschen oder für geistig behinderte Kleinkinder. Jetzt benützt man es, um Menschen zu beschreiben, die bei ganz klarem Verstand, aber nach Unfällen an allen vier Gliedmaßen gelähmt sind. Tatsächlich hat eine Frau, die noch in der Lage war, dem Rundfunkprogramm „Any Answers" zu schreiben, diesen Ausdruck verwendet, um ihren Zustand zu beschreiben.

Wenn man diesen Ausdruck für Menschen verwendet, die verletzt oder bewußtlos sind, so kann damit unsere ganze Bereitschaft verändert werden, für sie zu sorgen und alles für sie zu tun. Sein Gebrauch kommt der Euthanasielobby sehr gelegen. Es ist einem ein bißchen zuwider, über das Töten von Menschen zu sprechen, so rechtfertigt man es, indem man die Ausdrucksweise verdunkelt. Natürlich befürworte ich nicht eine Intensivtherapie, um diese Unglücklichen endlos am Leben zu halten, aber solange sie leben, behaupte ich, daß auch sie Achtung verdienen. In ihrer Gegenwart sollten wir unsere Zunge hüten und für alle ihre Bedürfnisse wachsam sein. Da sie ihre Bedürfnisse nicht mitteilen können, muß die Pflege doppelt so gut sein.

Wenn man die richtigen Worte benützt, kann man alles rechtfertigen. Das Denken kann auf diese Weise leicht verwirrt werden. Nehmen wir als Beispiel einen Brief, den Reverend Dr. Leslie Weatherhead an die „Times" schrieb:

„Jene Menschen, die Euthanasie aus religiösen Gründen verurteilen, scheinen ihr Gefühl für Logik verloren zu haben. Sie sagen: ‚Überlasse es Gott.' Ich würde ihnen gerne Teile meines Gartens zeigen, die ich Gott überlassen habe! ... Wir müssen mit Gott zusammenarbeiten, indem wir alle verfügbaren menschlichen Hilfsmittel einsetzen, und wir müssen unseren praktischen Verstand gebrauchen. Der Mensch bemüht sich, Herr über die Geburt zu sein, er muß vernünftigerweise genauso versuchen, Herr über den Tod zu sein. Ich würde einem Patienten gerne die heilige Kommunion geben und dann bei ihm bleiben, während ein Arzt Maßnahmen ergreift, die dem Patienten erlauben, in die nächste Seinsphase zu schlüpfen, solange noch ein gewisser Grad von Würde erhalten bleibt."

Einige Tage später antwortete ein Arzt auf diesen Leserbrief:

„Wir benötigen keine medizinisch ausgebildeten Personen. Schließlich waren und sind unser Henker und die meisten Mörder nicht medizinisch ausgebildet. Nach einer kurzen Anleitung könnte jeder einigermaßen intelligente Mensch den letzten Akt ausführen. Menschen mit genügend Verantwortungsbewußtsein, wie etwa Rechtsanwälte und Pfarrer, könnten trainiert und zu gesetzlichen Thanatophoren (Todbringern) ernannt werden. Dr. Weatherhead könnte zum Beispiel die heilige Kommunion geben, den Segen spenden und anschließend den Gnadenstoß."

Der entscheidende Punkt einer Antwort an Dr. Weatherhead wäre natürlich, daß „alle menschliche Hilfe" für diesen Garten in der Entfernung des Unkrautes der Schmerzen und Verzweiflung bestehen müßte, und nicht darin, das ganze Land in die Luft zu sprengen.

Das holländische Experiment

Mit allen Spekulationen ist es jetzt indessen vorbei. Eine Nation, nämlich Holland, hat den entscheidenden Schritt getan. Euthanasie wurde zwar nicht legalisiert (wenigstens nicht bis 1990). Seit 1982 haben die Richter einfach versprochen, sie würden keinen Arzt mehr verurteilen, der einen Patienten auf dessen Wunsch tötet, vorausgesetzt, das Verlangen des Patienten geschieht vor Zeugen, und zwei Ärzte stimmen überein, daß die Krankheit unheilbar und qualvoll ist. Auf diese Art werden jährlich weit über 10000 Holländer getötet, d. h. einer von zwölfen. Auf die eine oder andere Weise muß der Arzt feststellen, daß der Patient zurechnungsfähig ist, keine Zweifel über die Art seines Wunsches hat und von niemandem unter Druck gesetzt wird. Den Behörden blieb keine große Wahl, da die Akzeptanz der „freiwilligen" Euthanasie in Holland im Zunehmen ist. Wie zwei aufeinanderfolgende Befragungen zeigten, waren im Jahre 1985 70% der Holländer und 1986 76% mit aktiver Euthanasie einverstanden. Die Medien haben dies als ein Votum für die menschliche Freiheit ausgelegt (einschließlich der Freiheit des Menschen, über sein Leben oder seinen Tod zu entscheiden). Aber die Wirklichkeit ist viel komplexer. Eine Analyse der öffentlichen Meinung zeigt andere und davon abweichende Einstellungen, insbesondere Ansichten, die der persönlichen Wahlfreiheit entgegengesetzt sind und das Recht der Gesellschaft unterstützen, das Leben eines Menschen zu beenden. So gibt es eine weite öffentliche Zustimmung zu der Ansicht, daß man schwer Behinderten, Alten und vielleicht auch Menschen ohne Familie lebenserhaltende Maßnahmen vorenthalten sollte. Weiterhin zeigten Meinungsumfragen, daß die Mehrheit derselben Öffentlichkeit, die Unterstützung für freiwillige Euthanasie, Wahlfreiheit und das Recht zu sterben zu erkennen gab, genauso eine unfreiwillige Euthanasie akzeptierte – d. h. eine Verweigerung der freien Wahl und des Rechts auf Leben.

Die Königlich Niederländische Medizingesellschaft (KNMG) hat ihre Unterstützung für die unfreiwillige Euthanasie erklärt. Die Königlich Niederländische Pharmakologie-Gesellschaft (KNMP) stellte die offizielle Liste der Medikamente, die zur Durchführung der aktiven Euthanasie verwendet werden können, zusammen und ließ sie drucken. Der Gesundheitsrat (Gezondheidsraad, die offizielle ärztliche Körperschaft zur Beratung der holländischen Regierung) gab zahlreiche detaillierte Richtlinien über die Indikationen und Durchführung der aktiven Euthanasie heraus. Eine davon, die im März 1987 veröffentlicht wurde, legte fest, daß auch Euthanasieverlangen von Kindern nachgekommen werden müsse, und zwar nicht nur bei Einverständnis, sondern auch bei Widerspruch der Eltern.

Die Ärzte erlauben jährlich wenigstens 300 behinderten Neugeborenen in Holland zu sterben; sie verhindern einen chirurgischen Eingriff bei angeborenen Herzfehlern von Kindern mit Down Syndrom (Mongolismus), indem sie sich weigern, die Anästhesie durchzuführen; sie weigern sich bei Patienten, die über 75 sind, einen Schrittmacher einzupflanzen, oder sie weigern sich, bei Alten und bei Einsamen ohne Familie ein akutes Lungenödem zu behandeln. Manche Ärzte rechtfertigen dieses Vorgehen mit dem Argument, daß es im besten Interesse dieser Patienten wäre, möglichst bald zu sterben, aber oft besteht die Erklärung darin, daß die Gesellschaft nicht damit belastet werden sollte, solche Menschen am Leben zu halten. Die Entscheidungen werden ohne Wissen der Patienten und gegen deren Willen getroffen. Ärzte, die manchen ihrer Patienten verfügbare Maßnahmen zur Lebensrettung verweigern, verletzen damit die Richtlinien 1, 6 und 7 der ärztlichen Richtlinien der KNMG, den Code ärztlicher Ethik der Welt-Gesundheitsorganisation, die Erklärung von Tokyo aus dem Jahre 1975, den Europäischen Vertrag zur Verteidigung der Menschenrechte und der Grundfreiheiten, das holländische bürgerliche Recht und den Artikel 450 des holländischen Strafgesetzes.

Man kann sich nicht darauf berufen, daß das heimliche Töten durch Ärzte von irgendwelchen kriminellen Gesetzeslosen durchgeführt wird. Das Gegenteil ist wahr. Zwei aufeinanderfolgende Befragungen durch das NIPO-Institut zeigten, daß 76% der holländischen Öffentlichkeit mit „freiwilliger" Euthanasie einverstanden waren, aber 77% die unfreiwillige Euthanasie unterstützen. Dreiunddreißig Prozent der Befragten zeigten „erhebliches Verständnis" und weitere 44% „einiges Verständnis" für jene, die aus Mitleid ihren eigenen Vater oder die eigene Mutter ohne deren Einwilligung töteten. 43% billigten die unfreiwillige aktive Euthanasie für Bewußtlose „mit geringen Besserungsaussichten", während 10% sicher waren und zusätzliche 17% es für wahrscheinlich hielten, daß sie für einen geisteskranken Verwandten unfreiwillige, aktive Euthanasie verlangen würden. Neunzig Prozent der Volkswirtschaftstudenten stimmten für die Unterstützung der zwangsweisen Euthanasie auf nicht näher definierte Menschengruppen, um die Wirtschaft in Ordnung zu bringen. Jene, die heimliche Euthanasie („crypthanasia") durchführen, erfreuen sich einer weiten öffentlichen und behördlichen Zustimmung und völliger gerichtlicher Milde. Der Arzt, der in Den Haag unter dem Verdacht, zwanzig Einwohner des De-Terp-Altersheimes ohne deren Zustimmung oder Wissen getötet zu haben, festgenommen wurde, bekannte sich bei fünf Fällen schuldig, war für vier Fälle angeklagt und wurde für drei Tötungen verurteilt. Zeugen sagten aus, daß einige dieser Opfer nicht krank, sondern nur alt und streitsüchtig waren, daß der Arzt mit alten Leuten keine Geduld hatte, sie ungern behandelte, oft abwesend war und viele Entscheidungen dem Oberpfleger überließ. Letzterer führte die Tötungen durch (indem er nicht nachweisbare intravenöse Insulininjektionen gab), er bedrohte außerdem andere Insassen des De-Terp-Altersheimes mit Euthanasie. Zur Unterstützung des angeklagten Arztes bildete sich ein Bürgerkomitee in Den Haag, und er erhielt öffentliche Erklärungen der Unterstützung, so unter anderem vom Präsidenten der holländischen Gesellschaft für freiwillige Euthanasie, dem Vizepräsidenten der KNMG, einem früheren Generalstaatsanwalt des Obersten Gerichtes und von weiteren. In einer offiziellen Erklärung bekannte sich die Leitung der KNMG für beunruhigt, aber nicht durch die Tötungen, sondern durch die Verurteilung des Arztes, da eine solche Reaktion

Unsicherheit unter den Ärzten, die ihren Patienten Sterbehilfe leisteten, erzeugen und diese Ärzte entmutigen könnte, es offen zu tun und aktive Euthanasie als Todesursache anzugeben. Ein Obergericht hob den Schuldspruch für den Arzt schließlich auf und fand ihn unschuldig an den Tötungen, während ihm ein Zivilgericht 300000 Gulden an Schadenersatz zubilligte.

Ähnlich erhielten vier Schwestern der neurochirurgischen Abteilung des Freien Universitätskrankenhauses in Amsterdam, welche zugegeben hatten, mehrere bewußtlose Patienten heimlich getötet zu haben, die Unterstützung der Angestelltenvertretung des Krankenhauses (Ondernemingsraad), die ihre sofortige Freilassung und Wiedereinstellung verlangte. Die Vertretung der Angestellten stellte die Verantwortlichkeit der im Krankenhaus arbeitenden Ärzte zur Diskussion und wies darauf hin, daß diese durch ungebührliche Verzögerung der Euthanasie möglicherweise die Schwestern zum Handeln gezwungen hätten. Als die Schwestern aus der Haft entlassen wurden, vertrat das Amsterdamer Gericht die Auffassung, ihre Taten seien durch humane Überlegungen gefördert worden. Wenn jemand also meint und vorschlägt, es wäre möglich, die „freiwillige" Euthanasie gesetzlich zu erlauben, ohne gleichzeitig automatisch die unfreiwillige Euthanasie einzuführen, so übersieht er völlig die holländische Realität.

Die Vereinigung der Holländischen Patienten erklärte 1985, daß: „in den jüngsten Monaten die Angst vor Euthanasie unter der Bevölkerung erheblich zugenommen habe". Eine Gruppe Schwerbehinderter aus Amersfoort erklärte in ihrem Brief an den Parlamentsausschuß für Gesundheit und Recht: „Wir fühlen unser Leben bedroht ... Wir sind uns darüber klar, daß wir der Gesellschaft viele Kosten verursachen ... Viele Menschen meinen, daß wir nutzlos wären ... oft stellen wir fest, daß man uns bedrängt, den Tod zu wünschen ... es schiene uns sehr gefährlich und beängstigend, wenn die neue medizinische Gesetzgebung Euthanasie mit einschlösse." In ihren Ängsten unterscheiden die Menschen nicht zwischen „freiwilliger" und unfreiwilliger Euthanasie.

Ein Untersucher namens Hilhorst fand heraus, daß viele Ärzte Menschen ohne viele Worte töteten, um deren Gefühle nicht zu verletzen, da sie ihnen sonst sagen müßten, sie wären unheilbar tödlich erkrankt, und um ihnen die Angst der Entscheidung zu ersparen, ob sie der Euthanasie nun zustimmen sollten oder nicht.

Man hat oft gesagt, die Euthanasie hätte in Holland eingeführt werden müssen, um den Menschen, deren Leben künstlich durch Maschinen verlängert wurde, Leiden zu ersparen, oder weil sie sich in schrecklichen Altersheimen befanden. Tatsächlich aber werden die meisten Euthanasie-Handlungen in Holland durch Allgemeinpraktiker in den Wohnungen der Patienten durchgeführt, und zwar bei Patienten, die ohne besondere Techniken behandelt werden. Die Behauptung, daß das zunehmende Bedürfnis für Euthanasie auf die Zunahme von Altersheimen zurückzuführen sei, wo Isolierung und Sinnlosigkeit des Lebens die Menschen dazu brächten, den Tod zu verlangen, ist falsch. Altersheime sind kein natürliches Unglück, bei dem wir mit allen Konsequenzen zu resignieren hätten. Diese Einrichtungen sind das Ergebnis unseres eigenen bewußten Entschlusses. Sie wurden als Orte geschaffen, wo alte Menschen *leben* können. Wenn unsere Bemühungen nur das gegenteilige Ergebnis gehabt hätten, in den Menschen Todeswünsche zu erzeugen, dann wäre die logische Folgerung, diese Stätten zu schließen, aber nicht, die Bewohner umzubringen.

Angst vor Schmerzen wird auch als Begründung für Euthanasie angeführt, was nicht überraschen kann. Kürzlich hat die Holländische Ärztegesellschaft einen Bericht über Schmerzbehandlung veröffentlicht. Eine ihrer Schlußfolgerungen war: „Schmerzen bei Krebspatienten werden oft unzureichend behandelt, da Ärzte und Schwestern ungenügende Kenntnisse über die Natur der Schmerzen und über die Möglichkeiten, sie zu behandeln, haben."

In Großbritannien, Irland, Skandinavien und Deutschland ist die Hospizbewegung im Wachsen. Die Holländer haben keine. Weil sie nicht damit belästigt werden können, sich um die Bedürfnisse Sterbender zu kümmern und die Methoden der Hospizbehandlung zu erlernen, bringen sie jetzt diejenigen um, die man in anderen Ländern so gut behandeln würde, daß sie gar nicht erst um den Tod bitten würden.

Ich habe selbst einem Verfechter der holländischen Euthanasie, Dr. Peter Admiraal, zugehört, als er Fragen darüber beantwortete, was er tun würde, wenn sich ein Patient, der von ihm getötet würde, dagegen wehrte, und was er tun würde, wenn der Patient nicht beim ersten Tötungsversuch stürbe. Seine phlegmatische und rein sachliche Beschreibung ließ meine Haare zu Berge stehen, vor allem als die Diskussion darum ging, wie man mit Hader in der Familie nach dem Tod fertig würde. Wenn ein Teil der Angehörigen mit der Tötung einverstanden ist und ein anderer Teil nicht, dann gibt es Jahre der Bitterkeit und Entzweiung. Familienberater sehen darin ein häufiges Problem in Holland.

Da bei einigen Tötungsmethoden lähmende Medikamente verwendet werden, kann man überhaupt nicht wissen, ob die Patienten Schrecken empfinden. Manche Menschen können gewiß nur schwer sediert (ruhiggestellt) werden.

Um diesen Abschnitt vorzubereiten, habe ich mich auf ein Supplement des Hastings Centre (Jan./Febr. 1989) bezogen, das von einem holländischen Kardiologen, Richard Fenigsen, stammt. Er zieht folgende Schlußfolgerungen:

„Euthanasie wird als ein durch Wahrheit und Weisheit geleiteter Akt der Liebe dargestellt. Aber die Wirklichkeit der Euthanasie bestätigt diesen Anspruch leider nicht, viel eher ist das Gegenteil wahr. Ärzte, deren Handlungen ich beobachtet habe, versuchten immer wieder, die Euthanasie durch falsche Angaben zu rechtfertigen, indem sie einen nicht vorhandenen Lungenkrebs anführten oder ein angenommenes, aber niemals erfolgtes Verlangen der Familie. Oder aber sie stellten einen Patienten mit einer großen und liebenden Familie als einen Menschen vor, der in der Welt ganz allein ist. Ein Neurologe empfahl Euthanasie nach einer nicht besonders sorgfältigen Untersuchung des Patienten, denn er hielt eine Frau für einen Mann. Ein Internist verordnete aktive Euthanasie, weil der Patient halb bewußtlos war. Sein Zustand war jedoch durch die Verordnung von Valium durch denselben Arzt verursacht. Derselbe Arzt hielt es in der Regel nicht für nötig, Kandidaten für unfreiwillige Euthanasie selbst zu untersuchen, und verließ sich dafür auf die Meinung der Oberschwester. Ein anderer Internist ließ es absichtlich zu, daß ein sechzehn Jahre alter, körperlich aktiver junger Mann und begabter Student an einer Herzrhythmusstörung starb, weil er einen angeborenen Herzfehler hatte, der damals noch nicht operiert werden konnte. Als bei einer Abteilungsbesprechung in einem Rotterdamer Krankenhaus ein Internist gefragt wurde, warum er (unfreiwillige, aktive) Euthanasie bei einem Patienten, der gar nicht schwer krank war, versuchte, ohne die Diagnose zu kennen, erklärte er, es wäre der Beruf des Arztes, Euthanasie ohne Berücksichtigung der Diagnose dann durchzuführen, wenn sich die Gelegenheit dazu böte, um den Menschen die Krankheiten und Leiden des Lebens zu ersparen. Eine lebensrettende medizinische Behandlung wurde Kindern mit Down-Syndrom (Mongolismus), Alten, Einsamen ohne Familie verweigert, damit die Gesellschaft nicht mit dem Unterhalt für solche Menschen belastet würde und mit der Begründung, es sei in ihrem eigenen besten Interesse, so bald als möglich zu sterben. Soviel zu meinen eigenen Beobachtungen; manche der in der holländischen medizinischen oder populären Presse veröffentlichte Fälle sind ähnlich erschreckend. Eine Frau, die ihren kranken Ehemann nicht länger pflegen wollte, bot ihm die Wahl zwischen Euthanasie und Aufnahme in ein Pflegeheim an; der Mann hatte Angst, in einer ungewohnten Umgebung und in der Hand von Fremden zu sein, und entschied sich, getötet zu werden. Ein älterer Mann zwang seine gesunde, dreiundsiebzig Jahre alte Frau, sich der Euthanasie zu unterziehen, indem er ihr versprach, nach drei Tagen das gleiche zu tun, aber nur um nach Österreich zu verschwinden. In beiden Fällen waren sich die Ärzte der Nötigung bewußt, sie brachten diese Menschen aber trotzdem um. Ein Allgemeinpraktiker machte einen Hausbesuch bei einer Patientin, und obgleich er sie zum erstenmal sah, verlangte er von ihr, sofort zwischen Krankenhausaufnahme und Euthanasie zu wählen. Als die dadurch völlig verschreckte Patientin nicht antworten konnte, gab er ihr eine Stunde Bedenkzeit. Ein Thoraxchirurg erzählte einem Interviewer von einem chronisch erkrankten Patienten, ‚der noch sehr jung war und am Leben hing', und wie er ihn über mehrere Jahre behandelte, aber schließlich aus Ungeduld in einem Anfall von Ärger tötete. Laut Zeugenaussagen vor Gericht während der De-Terp-Verhandlung pflegte der Oberpfleger eingeschüchterte Insassen mit den Worten zum Schweigen zu bringen: ‚Wenn ich und der Arzt Euthanasie beschließen, dann wird es Euthanasie geben, und Sie halten lieber den Mund. Ich möchte kein einziges Wort mehr von Ihnen hören, sonst ...' In dem Krankenhaus, in dem Pater P. Verspieren Seelsorger ist, ist es die Gewohnheit des Arztes, (unfreiwillige) Euthanasie anzuordnen, indem er der Schwester warnend sagt: ‚Wenn ich vom Wochenende zurückkomme, wünsche ich diesen Mann hier nicht mehr vorzufinden.'"

Die Einstellung gegenüber dem Übel und der Absurdität der Euthanasie wird am besten durch die zwei Gesichtspunkte der Diskussion charakterisiert. Den einen ist menschliches Leben so einzigartig, daß schon allein die Möglichkeit des Irrtums ein ausreichender Grund ist, Euthanasie ein für allemal zu verwerfen. Für andere ist Euthanasie so überwältigend wichtig, daß sie trotz allen damit verbundenen Unsinns, aller Falschheit, aller ruchloser Taten und bösen Handlungen weiter durchgeführt werden soll.

Die holländische Situation ist um so erstaunlicher, wenn man den Mut bedenkt, mit dem sich holländische Ärzte gegen das Euthanasieprogramm der Nazis stellten und seine Durchführung in Holland verhinderten. 4210 Ärzte unterschrieben damals einen Brief an den Reichskommissar in Holland und erklärten:

„... Obwohl wir nicht bestreiten, daß die Sorge für das Gemeinwohl und für Maßnahmen der gesellschaftlichen Hygiene einen Teil der ärztlichen Aufgaben ausmachen, können wir diese Pflicht nur insoweit anerkennen, als sie von der ersten und heiligsten Regel für den Arzt ausgeht und ihr nicht entgegensteht, nämlich der Achtung vor dem Leben und dem körperlichen Wohlergehen des Menschen, der sich der Sorge des Arztes anvertraut ..."

10. Beratung der Sterbenden

Warum bloß verschwenden Menschen Zeit,
um elegante Namen für den Tod zu erfinden?

Sir John Betjeman, Churchyards

Daß ein Mensch keine Angst vor dem Tod hat, ist selten genug. Psychotherapie hat ganz einfach die Aufgabe, den Menschen daran zu erinnern, wer er ist. Unsere heutige Verschwörung, den Tod zu ignorieren, ist wie ein Akt der Feigheit, der die ganze Gesellschaft befallen hat. Irgendwie müssen wir den Tod wieder ins Gespräch bringen, wir müssen aufhören, Kinder vor jeder Berührung mit ihm zu schützen. Wir müssen uns überlegen: für welche Dinge wären wir bereit zu sterben? Was wären die Dinge, ohne die wir keine Lust mehr hätten, weiterzuleben?

Der Hauptgrund, warum eine Scheu besteht, mit Patienten über den Tod zu sprechen, ist der, daß es für alle Beteiligten schmerzhaft ist. Der Hausarzt ist gewöhnlich am besten geeignet, wenn er ein vertrauenswürdiger Freund ist. Im allgemeinen finden sich Menschen mit vielen Beschwerden ab, wenn sie das Vertrauen haben, daß ihre Pfleger sich bemühen, ihnen Erleichterung zu schaffen, und sie als eigenständige Persönlichkeiten respektieren. Zahllos sind die Schwierigkeiten, wenn ein Patient über seine Diagnose getäuscht worden ist. Wenn er im Glauben ist, wieder gesund werden zu können, und sich schwächer fühlt, wird er womöglich eine aktivere Behandlung verlangen. Er versäumt vielleicht, seine Angelegenheiten in Ordnung zu bringen oder, wenn er religiös ist, sich an seinen Seelsorger zu wenden. Wenn ihm eine eingreifende Behandlung vorgeschlagen wird, ist er vielleicht beunruhigt, weil er nie wirklich der Wahrheit ins Gesicht gesehen hat, auch wenn er sie wahrscheinlich ahnt.

Ein Teil der Angst vor einer schlimmen Prognose kann Angst vor dem Leiden sein, manchmal eine sehr ungewöhnliche Angst, die man aber mit gesundem Menschenverstand und Beruhigung mildern kann. Wenn man nicht offen darüber spricht, kann diese Art der Angst nie eingedämmt werden. Denn Ängste sind fast immer vorhanden. Durch Ungewißheit werden sie nur verschlimmert.

Gemeinhin wird angenommen, daß jemand zusammenbricht, sich mit dem Gesicht zur Wand dreht und stirbt, wenn er erfährt, seine Angst, sterben zu müssen, sei berechtigt. „Ich kann es tragen, aber er könnte es nicht", sagen die Verwandten. Und wenn dem widersprochen wird, fügen sie hinzu: „Ich kenne ihn besser als Sie. Es würde ihn töten." Tatsächlich aber kommt es nur ganz selten vor, daß die Reaktion des Patienten darauf eine so tiefe Depression ist, daß er nicht mehr aus ihr herauskommt. Die Leute denken: „Wie würde *ich* empfinden, wenn ich ein morgen vollstreckbares Todesurteil bekäme?" Und sie ziehen den Patienten selber überhaupt nicht in Betracht. Ehe der Kranke aber Fragen über seine Krankheit und den Tod stellt, hat er sicher schon wochenlang darüber nachgedacht. Ehe er darüber spricht, hat er diese Tatsache fast immer schon in Betracht gezogen und sich weitgehend damit zurechtgefunden. Es geht also keineswegs um ein plötzliches Todesurteil.

Ein Arzt hat seine Patienten nicht richtig angesehen, wenn er denkt, sie wüßten nicht, daß sie sterben müssen, bloß weil er es ihnen nicht gesagt hat. Wenn Verwandte fragen: „Glauben Sie, er weiß es?" können wir darauf hinweisen, daß es sehr unwahrscheinlich ist, daß er es noch nicht gemerkt hat. „Schließlich", habe ich in solchen Situationen gelegentlich gesagt, „ist er ja nicht blöd, oder?" Untersuchungen in Krankenhäusern, durchgeführt von Prof. Hinton und Dr. Exton-Smith, haben ergeben, daß der Anteil von Kranken, die starke Vermutungen oder gar genaue Kenntnis über ihre Diagnose hatten, viel höher ist als bisher angenommen (vgl. Hinton 1963, 1; Exton-Smith 305).

Es gibt so viele Möglichkeiten für einen Patienten, die Diagnose herauszufinden. Vielleicht hat er sein Krankenblatt gelesen oder zufällige Bemerkungen von Verwandten oder Ärzten mitgehört, oder einfach den naheliegenden Schluß aus der Tatsache gezogen, wenn sich die Familie um ihn versammelt, ihn später aber aus Verlegenheit eher meidet. Ein Mädchen sagte mir: „Ich wußte, daß es Krebs ist, von dem Augenblick an, als sie anfingen, mich zu belügen." Die Überweisung zu einer Strahlentherapie oder in ein Krankenhaus, von dem bekannt ist, daß es auf Krebsbehandlung spezialisiert ist, wird vom Patienten oft als Todesurteil angesehen und sollte sofort mit ihm besprochen werden. Wie sollen Menschen begreifen können, daß Krebs oft geheilt werden kann, wenn man nicht einmal mit ihnen darüber spricht? Viele Patienten haben abgelehnt, mit einem Krebs im Frühstadium zum Arzt zu gehen, weil sie dachten, er könnte unheilbar sein. Man muß ihnen klarmachen, daß dies heute nicht mehr stimmt.

Es gibt eine aufschlußreiche Untersuchung: Von über 231 Patienten, denen man gesagt hatte, daß sie Krebs hätten, sagten nur 7 Prozent, es wäre ihnen lieber gewesen, es nicht zu erfahren. Einer von fünf bestritt sogar, es je erfahren zu haben: Diejenigen, die nicht bereit sind, es zu erfahren, haben offensichtlich einen eingebauten Schutzmechanismus, der sie hindert, die Diagnose zu hören. Mit Sicherheit wurden keine schädlichen Wirkungen festgestellt. Im Zusammenhang einer Untersuchung fragte J. M. Hinton 60 Patienten mit unheilbarem Krebs, was man ihnen gesagt hätte. Zwei Drittel wußten, daß sie sterben mußten, und keiner war gegen ein offenes Gespräch. Neun kritisierten Ärzte und Pflegepersonal wegen ihres ausweichenden Verhaltens (vgl. Hinton 1974, 25).

Natürlich ist ein Schlag mit der Keule nicht die einzige Alternative dazu, dem Patienten etwas vorzulügen. Die Unterhaltung über dieses Thema sollte von dem Kranken selber geführt werden. Die Wahrheit kann in kleineren Dosen durch mehrere Unterredungen hindurch verabreicht werden, und zwar in einer Form, die nicht weh tut. Was die jeweils richtigen Worte sind, hängt ganz von der jeweiligen Situation ab. Hier einige Beispiele:

Frau W. war in einem leicht verwirrten Zustand, der zu ihrer Angst vor physischem Schmerz noch die Furcht hinzufügte, wahnsinnig zu werden. Nach mehreren erfolglosen Versuchen, sie zu beruhigen, sagte ich: „Frau W., Sie sind ganz in Ordnung, Sie sind nur nicht unsterblich." Sie entspannte sich und lächelte. „Gut, ich weiß Bescheid", sagte sie, „und das ist das Ende der Geschichte."

Herr T. fragte mich, ob er Leukämie habe. Ich sagte: „Nein, nichts so Schreckliches wie Leukämie, aber Beschwerden an der Prostata."

„Das habe ich mir schon gedacht", sagte er.

„Ja, es entwickelt sich bösartig, aber offensichtlich nicht so schlimm, das können Sie schon daraus ersehen, wie lange Sie es schon haben, nämlich mehr als vier Jahre." Er sah erleichtert aus und erkundigte sich nach seinem Hörgerät.

Zwei Tage, ehe Herr V. starb, hatten wir folgende Unterhaltung, in der alles Nötige gesagt wurde, ohne daß es nötig gewesen wäre, zu schmerzenden Worten zu greifen:

„Mir wurde gesagt, auf dem Röntgenbild sei ein Schatten auf meiner Lunge? Was ist das?"

„Ein Stück Gewächs auf dieser Seite."

„Aber man sagte auch, es sei nichts, worüber ich mich aufregen müsse."

„Das ist es nie."

„Gut."

Herr S. war ein Patient, der uns alles überlassen wollte und deutlich machte, daß er seine Diagnose nicht wissen wollte. Ich akzeptierte diese Entscheidung, wollte mich aber nicht an seinem imaginären Spiel „wenn es mir besser geht", beteiligen.

„In Ordnung", sagte ich, „wir werden Ihre Schmerzen in den Griff bekommen."

„Das freut mich. Ich werde doch nicht gerade jetzt abkratzen?"

Zuerst zögerte ich (was er aber nicht merkte), ehe ich zur Antwort gab. „Nicht *gerade jetzt.*"

„Wie gut", sagte er, „ich habe viel im Garten zu tun:"

„Also, da bin ich nicht so sicher, ob Sie davon sehr viel tun können."

„Ich verstehe, aber ich werde doch ein bißchen herumwerkeln können?"

„Wir müssen zunächst einmal sehen, wie Sie über die nächsten paar Tage kommen."

„Gut, ich bin froh, daß Sie etwas für mich tun können."

„Ja, wir werden die Schmerzen beheben."

Es kommt darauf an, daß man dem Patienten die Wahl läßt, in welche Richtung die Unterhaltung gehen soll. Er wird zu erkennen geben, was er bereit ist, zu hören. Es ist beinahe so wie beim Tanzen. Ein Mann wie Herr S. wird erst ganz allmählich so weit kommen, seine Lage richtig zu beurteilen, und er wird dabei sein eigenes Tempo vorgeben.

Ein Patient hat für uns aufgeschrieben, was er empfand, als ihm seine Krebsdiagnose mitgeteilt wurde.

„Ich hatte unterschwellig immer Angst vor einem chirurgischen Eingriff. Als ich also zur ersten Untersuchung ging, war ich, gelinde gesagt, ängstlich. Aber der Chirurg war so offen, daß ich, als über eine Operation gesprochen wurde, ihm so völlig vertraute, daß alle Angst von mir abfiel.

Ich wurde ins Krankenhaus eingewiesen, und die Operation zur Entnahme einer Gewebeprobe wurde sehr bald vorgenommen. Am nächsten Tag sagte man mir, ich hätte einen Tumor in der Speiseröhre und eine größere Operation sei unbedingt erforderlich. Wieder empfand ich keine Angst, weil ich genau darüber informiert wurde, was geschehen würde.

Außer dem unmittelbaren postoperativen Beschwerden hatte ich noch Schluckschwierigkeiten und fühlte mich entsprechend depressiv. Wie auch immer, allmählich konnte ich kleine Mengen weicher Nahrung schlucken, und als ich dann entlassen wurde, hatte ich wieder Mut gefaßt. In den folgenden Wochen schien meine Genesung große Fortschritte zu machen, und ich begann schon mit der Planung einer frühen Rückkehr zu meinen Aktivitäten.

Aber dann fühlte ich meine Kräfte schwinden, und meine ehrgeizigen Pläne lockten mich nicht mehr – die Depression kam wieder.

Dann erfolgten die Besuche der Schwester für ambulante Patienten (aus dem Hospiz) und die Aufforderung, die Klinik aufzusuchen. Bald spürte ich neues Interesse, und ich sah den Besuchen in der Klinik mit wirklicher Freude entgegen, und die Behandlung da brachte bald Besserung.

Inzwischen war jedoch ein Verdacht in mir aufgekeimt, daß da etwas mehr sein könnte als die übliche Schwäche nach einer größeren Operation, und ich begann in der Familie vorsichtig zu sondieren, ob sie mir etwas verbargen. Ich erfuhr nichts!

Schließlich entschloß ich mich – ich würde den Arzt direkt fragen. Er war offensichtlich zu dem gleichen Entschluß gekommen – ich war nun bereit, die Wahrheit zu erfahren.

Ich empfand keinen Schock oder Angst – der Arzt hatte meine eigenen Gedanken ausgesprochen, und ein Gefühl der Ruhe und der Erleichterung trat an die Stelle des Zweifels.

Ich bin sicher, daß es ganz falsch gewesen wäre, mich in meiner schwachen und verwirrten Verfassung unmittelbar nach der Operation und der

Depression in den darauffolgenden Wochen mit dem Wissen zu belasten, daß ich nicht geheilt werden konnte."

Nachdem er erfahren hatte, daß er sterben müsse, schrieb die Frau des Patienten:

„Er nahm es gelassen auf – ich war sicher, daß er es tun würde – und ich bin jetzt der Ansicht, daß es richtig war, mit der Aufklärung zu warten, bis er seinen Gleichmut wiedergefunden hatte. Wir können nun ohne Schwierigkeit über die Zukunft reden und entsprechende Vorbereitungen treffen."

Ähnliche schriftliche Zeugnisse, verfaßt von Todkranken über ihren Zustand, sind ebenso aufschlußreich.

Frau K., eine polnische Musiklehrerin, die wußte, daß sie sterben würde, kam eines Tages auf ihre Schwäche und Schläfrigkeit zu sprechen. Die Unterhaltung entwickelte sich folgendermaßen:

„Die Schwäche kommt von Ihrer Anämie."

„Nehme ich nicht dagegen die Tabletten ein?"

„Sie sind hilfreich, aber sie können die Anämie nicht völlig beseitigen. Wenn wir das verlorene Blut durch eine Bluttransfusion in Ihren Arm ersetzen könnten, würde das den Zustand normalisieren. Möchten Sie das?"

„Was geschähe dann? Wäre ich geheilt?"

„Nein. Sie würden sich besser fühlen, aber Sie würden den gleichen Prozeß wieder durchmachen müssen, wenn sich die Anämie von neuem entwickelt. Sie würden etwas länger leben:"

„Ich glaube, ich möchte lieber in Frieden gelassen werden ... ich habe keine Angst zu sterben", sagte Frau K., „und ich danke ihnen sehr, Doktor, daß Sie mir das angekündigt haben, daß Sie den ersten Schritt getan haben, mich auf die vor mir liegende lange Reise vorzubereiten."

Wie soll ich beschreiben, wie sie aussah, als ich wegging? ... Freudig? Strahlend? Auf jeden Fall hatte sie etwas Ehrfurchtgebietendes. Ihre Ruhe und ihre Stärke ließen nie nach, bis sie sechs Wochen später dann starb.

Frau K. war bereit zu sterben, aber im allgemeinen tun die Menschen so, als ob so etwas nie passieren könnte, und es muß ihnen ganz allmählich nahegebracht werden, es zu akzeptieren. Metropolit Anthony, der in England lebende russisch-orthodoxe Erzbischof Anthony Bloom, hat einmal in einer in „Newsletter" dokumentierten Rede seine Bestürzung und sein Entsetzen über die vorherrschende Haltung gegenüber dem Tod beschrieben, die er in England aufkommen sah:

„Ich gehöre zu einem Volk und zu einer Kirche, wo der Tod als Teil des Lebens angesehen wird. Der Tod ist eine normale Angelegenheit – er ist eine Aufgabe, vor der jeder Mensch steht. Und etwas, womit ich in diesem Land konfrontiert werde, ist, daß der Tod beinahe anstößig ist. Die Menschen dürfen das ihren Freunden nicht antun! Und wenn sie so tief fallen, daß sie es doch tun, wendet man sich gewöhnlich an Spezialisten, die mit dem Problem umgehen können. Das bedeutet, der Tote wird in einer Ecke liegen gelassen, bis das Bestattungsinstitut kommt und tut, was getan werden muß. Familie und Freunde werden dann bestenfalls noch mit dem Sarg konfrontiert."

Es ist aufregend festzustellen, wie verschieden Menschen den Tod schließlich akzeptieren. Eine Frau L. wurde drei Wochen, ehe sie starb, argwöhnisch, ob sie sich je wieder erholen würde:

„Ich mache keine Fortschritte, nicht wahr?"

„Im Augenblick nicht", sagte ich.

„Als ich die Operation wegen Magenkrebs hatte – es war doch Krebs, nicht wahr?"

„Ja."

„... ich frage mich, ob sie vielleicht nicht alles entfernt haben?"

„Es könnte damit zusammenhängen."

„Ich muß also gute Miene zu bösem Spiel machen."

Für einige Tage war Frau L. schwierig zu pflegen und erklärte dann, daß sie nach Hause wolle, da wir nichts für sie tun könnten. Ihre Familie wandte sich in großem Schrecken an uns – zu Hause konnte sie niemand pflegen, wie könnte sie also nach Hause kommen? Sie hörte mißmutig zu, als ich sie zu überzeugen versuchte, und willigte schließlich ein, darüber zu schlafen. Am nächsten Tag begrüßte mich eine völlig andere Frau L. mit einem Lächeln und sagte: „Also gut, ich habe mich abgefunden."

Die ganze letzte Woche ihres Lebens war sie heiter.

Ein mürrischer irischer Arbeiter, Herr D., schloß seinen Frieden mit dem Tod auf eine Weise, daß die ganze Pflegestation durcheinander kam. Als er merkte, daß er sterben würde, wurde er aufgebracht und verweigerte alle Medikamente. Eines Morgens ging er mich an:

„Doktor! Es ist unerträglich!"

„Warum?"

„Ich habe solche Schmerzen. Könnte ich nicht noch einmal im London Hospital untersucht werden?"

„Ich fürchte, es gibt nichts, was jemand noch tun könnte, um es zu heilen."

„Ich möchte einen Spezialisten sehen."

„Das haben Sie bereits, und er hat Sie zu uns geschickt. Wenn Sie Schmerzen haben, ist das Ihre eigene Schuld. Sie haben die Medikamente verweigert."

„Ich möchte keine Medizin mehr."

„Dann werden Sie Schmerzen haben."

„In der Medizin ist Gin", warf die Schwester ein und reichte ihm eine schmerzstillende Mixtur. Er zögerte einen Augenblick, trank sie dann mit Vergnügen, indem er hoheitsvoll das Glas hob.

„Man hat mir gesagt, es sei ein Streukrebs", sagte er.

„Ja", bestätigte ich.

„Also werde ich nicht lange hier sein? Bald werde ich dort oben sein. Und ich bin bereit zu gehen." Und mit erhobener Stimme: „Tod, wo ist dein Stachel, *Grab, wo ist dein Sieg?*"

Ich ging hinaus.

In allen solchen Gesprächen bestimmt der Patient den Weg. Es ist seine Leistung, und Aufgabe des Pflegepersonals ist es, nach Hindernissen Ausschau zu halten, die seinen Seelenfrieden stören könnten. Einige werden sich nie mit ihrem Schicksal abfinden und bis zuletzt Beruhigung brauchen. „Sie müssen ihre eigene Wahl treffen können. Sie finden ihren eigenen Weg hindurch, und man muß nicht notwendigerweise wissen, daß der Tod noch bevorsteht, um ihm vorbereitet entgegentreten zu können. Vertrauen und Glauben in und an das Leben bzw. den Tod unterscheiden sich nicht so sehr" (Saunders 1973, 125).

Herr H. war ein Patient, der deutlich zum Ausdruck brachte, daß er keine weitere Diskussion mehr wünschte. Bei seiner Ankunft im Hospiz sagte er mir: „Soweit ich weiß, bin ich zur Rekonvaleszenz hierher gebracht worden. Das heißt, soweit ich weiß." Es war ganz klar, daß er *wußte,* daß er sehr krank war. Aber noch nicht bereit, die Tatsache zu akzeptieren.

Es geht nicht darum, was einem Patienten gesagt werden soll, sondern darum, was wir ihn uns sagen lassen wollen. Wir brauchen nur zuzuhören. Dann wird der Patient alle Hinweise geben, wie kurz die Unterhaltung auch immer sein mag. Wenn diese kleinen, vorfühlenden Halbfragen aufkommen: „Der Knoten ist größer, nicht wahr? Ich glaube, Schwester, die Lähmung dehnt sich aus. Ich kann in den letzten Tagen meine Tasse nicht mehr halten" – und ähnliches, wenn also solche Fragen auftauchen, dann müssen wir bereit sein, es zu erkennen, und einige Minuten aufbringen, ehrlich zuzuhören. Müdigkeit, Überarbeitung oder Eile können nie eine Entschuldigung sein, diese unschätzbare Hilfe zu verweigern. Wenn wir wirklich zuhören, dann dauern solche Unterhaltungen gewöhnlich nicht lange. Zeit ist keine Frage der langen Dauer, sondern der Tiefe.

Auch im Sterben kann ein Mensch noch einen Sinn für Entschlossenheit und Selbstachtung haben. Die Art des Sterbens wird so persönlich sein wie die Person selbst.

Ich kannte eine alte Dame, die uns den Zeitpunkt ihres Todes eine Woche vorher mitteilte. Ihr war in einem Traum gesagt worden, daß sie ihre verstorbene Schwester am Freitag, dem 13., wiedersehen würde. Am 12. sah sie so gut aus, daß wir Scherze darüber machten, aber am nächsten Tag, als sich ihr Zustand plötzlich verschlimmert hatte, kündigte sie an, daß sie bald sterben würde. Und sie tat es auch.

Ein Herr D. fragte sich, ob er seinen nächsten Geburtstag in drei Wochen noch würde feiern können. „Ja", sagte ich, „aber nicht den übernächsten." Er lächelte und sagte: „Gut, das möchte ich gar nicht."

Eine Frau G. sagte einem Hospizarzt: „Ich werde immer schwächer, können Sie nichts dagegen tun?"

„Im Augenblick nicht", antwortete er.

„Also werde ich nur schwächer und schwächer werden?"

„Sie könnten auch glücklicher und glücklicher werden."

„Ich weiß." Sie lächelte und entspannte sich. „Ich habe ein glückliches Leben gehabt."

Auf diese Weise kann die ganze Haltung eines Menschen geschickt verändert werden, und das zum Vorschein zu bringen, was positiv ist. Das ist jedoch nicht immer so leicht, und einige

Kranke werden mehr Zeit eines Begleiters beanspruchen. Wenn wir helfen wollen, müssen wir zunächst in Betracht ziehen, daß ernsthaft erkrankte Patienten die Möglichkeit des Todes bereits erwogen haben. Prof. Hinton (1966, 22) fand heraus, daß fast drei Viertel einer Gruppe Sterbenskranker sehr wohl ahnten, daß sie sterben würden. Ein Viertel davon dachte, daß sie möglicherweise sterben würden, die Hälfte, daß sie sehr wahrscheinlich sterben würden, und der Rest wußte mit Sicherheit, daß sie auf den Tod krank waren.

Dieses Mißlingen, sich mitzuteilen, ist zum großen Teil darauf zurückzuführen, daß das Zuhören nicht gelingt. Zuhören stellt in sich selbst schon die hauptsächliche Therapie dar. Die Patienten können eine große Erleichterung erfahren, einfach dadurch, daß sie sich ihrer Ängste, ihres Kummers, ihrer Schuldgefühle und Mißerfolge, ihrer Einsamkeit oder Enttäuschung darüber, daß sie von anderen abhängig sind, entledigen können. Solche Gefühle mit jemand anderem zu teilen kann den Patienten trösten, obgleich es für den, der zuhört, weniger angenehm werden kann. Um diesen Dienst leisten zu können, müssen wir bereit sein, uns selber beunruhigen zu lassen. Indem man einem Patienten zuhört, kann man seine Aufmerksamkeit von seinen Symptomen oder Sorgen ab- und hinlenken auf das erörterte Thema. Oder man gibt ihm die Möglichkeit, einige seiner schlimmsten Ängste und Zweifel an die Oberfläche des Bewußtseins zu bringen, wo sie viel von ihrer Bedrohlichkeit verlieren. Erkannte und verstandene Emotionen sind zu bewältigen, besonders wenn man den Patienten beruhigen kann, daß es sich nicht um seine schuldhaften Geheimnisse handelt, sondern um Gefühle, die unter solchen Umständen üblich sind. Der Angst vor Schmerzen kann mit Vertrauen begegnet werden.

Welchen Wert für einen Sterbenden die Begleitung eines Menschen hat, der ihm zuhört, ist wundervoll beschrieben in einem Brief, den der Philosoph Epiktet (50–120 n. Chr.) am Tage seines Todes schrieb:

„An diesem wahrhaft glücklichen Tag meines Lebens, da ich kurz vor dem Tode stehe, schreibe ich Dir. Die Krankheiten in meiner Blase und in meinem Magen nehmen ihren Verlauf und haben nichts von ihrer schon gewohnten Heftigkeit verloren, aber dagegen steht die Freude in meinem Herzen, wenn ich mich der Unterhaltung mit Dir erinnere."

Manchmal gibt es nur sehr wenig zu sagen. Frau K., eine tapfere alte Cockney, reagierte auf meine tastenden Fragen mit: „Ich weiß, irgend etwas stimmt bei mir nicht", und wechselte das Thema. Kurz bevor sie starb, ihre Familie saß um ihr Bett, fixierte sie mich streng mit ihrem Blick und sagte: „Ich gehe nur schlafen, das ist alles."

Leugnen, Abhängigkeit, Übertragung und Regression

Was tun die Menschen zunächst einmal mit schlechten Nachrichten? Sie kehren sie unter den Teppich.

Herr L., ein junger Familienvater mit Dickdarmkrebs, sagte zu mir: „Doktor, dieser Schmerz bringt mich um. Können Sie nicht etwas dagegen tun?"

„Ja", sagte ich, „den Schmerz können wir unter Kontrolle bringen."

„Das ist gut, denn mein kleiner Sohn kommt diesen Nachmittag, und ich möchte nicht, daß er mich in diesem Zustand sieht, verdammt noch mal!"

Etwas später, nach einer Diamorphin-Spritze, frage mich Herr L., wie lange er noch im Hospiz würde bleiben müssen.

„Ich möchte nicht zu lange von meiner Arbeit wegbleiben. Diese Spritze hat hingehauen. Vielen Dank. Ich habe das Gefühl, ich könnte jetzt aufstehen – wäre das in Ordnung? Ich möchte nicht, daß die Familie denkt, ich sei ans Bett gefesselt."

Trotz starker Schmerzen in der Beckengegend und beträchtlichem Gewichtsverlust war Herr L. nach der operativen Entnahme einer Gewerbeprobe in der Klinik wieder arbeiten gegangen und fühlte sich nun sehr schlecht. Seine Weigerung, sich mit seiner Krankheit auseinanderzusetzen, schnitt ihn von seiner Umwelt ab. Die Mauer von Optimismus, die er hartnäckig um sich errichtete, erschwerte jedes Mitgefühl, besonders da er noch nicht einmal die Antworten auf seine Fragen abwartete. Daß er sich offensichtlich vor möglichen Antworten fürchtete, zeigt, daß er im Unterbewußtsein seine Prognose kannte, aber noch nicht in der Lage war, eine konkrete Bestätigung seiner Ängste zu akzeptieren. Wir hatten eine Dame bei uns, die tatsächlich bei drei verschiedenen Stationsvisiten nach ihrer Diagnose fragte und jedesmal bestritt, sie schon zuvor gehört zu haben, so groß war ihre Weigerung, dem, was sie sehr wohl wußte, ins Auge zu sehen. Es scheint sich also um eine ganz normale Entwicklung zu handeln. Diese Mauer des Leugnens schützen den Menschen wie Zinnen einer mittelalterlichen Burg bis zu dem Augenblick, in dem er die Wahrheit ertragen kann.

„Meine Frau ist tot, die meisten meiner Freunde sind tot, nichts ist mehr da, was mich hält. Von mir aus könnte ich morgen sterben." Dieser schon ältere Patient sprach aus, was die meisten seiner Generation dachten. Sie sind gewöhnlich bereit, abzutreten. Aber einige haben Schwierigkeiten, sich der Situation anzupassen, und benötigen vielleicht eine eingehendere Beratung.

Eine verhältnismäßig verbreitete Reaktion, wenn jemand zum erstenmal zu realisieren beginnt, daß Heilung nicht mehr möglich ist, ist Wut. Dem kann eine ganze einfach Idee zugrunde liegen: „Wie kann es mein Körper wagen, mich im Stich zu lassen?" Oder: „Warum kann dieser Arzt nicht aufhören herumzupfuschen und mich heilen?" Oder: „Aber ich *muß* für die Kinder sorgen, bis sie aus der Schule sind." Wenn der Patient sehr höflich ist, können diese Gefühle als Zustand der Angst an die Oberfläche kommen, aber für gewöhnlich wird der Kranke sie als Wut gegen eine besondere Person oder gegen das Krankenhaus richten. Der Begleiter kann ihm helfen zu erkennen, worauf sich der Zorn in Wirklichkeit richtet. Er muß aber immer bedenken, daß ein Teil einer Wut durchaus gute Gründe haben kann.

Die wertvollste Hilfe in dieser Zeit ist eine gefestigte, zuverlässige Person, die in der Lage ist, den Sturm auszusitzen – so etwas wie eine „Vaterfigur". Für diese Rolle ist gewöhnlich der Hausarzt am besten geeignet, obgleich Probleme entstehen können, wenn der Patient ihn braucht und er statt dessen von einer Vertretung besucht wird. Die Gegenwart einer solchen stützenden Person oder auch einer Gruppe von Menschen gibt dem Patienten ein großes Gefühl der Sicherheit.

Es gehört zur Natur des Menschen, in Familien zu leben. Während unseres ganzen Lebens spiegeln unsere Beziehungen mit anderen die Verhältnisse unseres früheren Familienlebens wider. In emotional schwierigen Situationen können wir das volle Gewicht unserer Liebe oder der Abneigung, die wir für Gefährten aus der Kindheit empfanden, auf die Menschen übertragen, die für uns sorgen. Wenn das Pflegepersonal das versteht, kann unnötige Kritik am Patienten oder auch eine unangemessene Verstrickung in diese Gefühle vermieden werden. Gelegentlich hilft es dem Patienten auch, wenn man ihm eine Einsicht in diese Reaktion vermitteln kann. Darauf sollte sich jedoch nur ein erfahrener Begleiter als Ratgeber einlassen, damit nicht etwa eine kostbare Beziehung zerstört wird und der Patient nicht mehr genug Zeit hat, sie wieder aufzubauen. Die Intensität dieser Gefühlsübertragung ist oft auf den Ratgebenden selbst gerichtet. Es sollte also die gleiche Person als Ratgeber dem Patienten bis zum Ende zur Seite stehen, weil dieser sonst einen zusätzlichen Verlust erleidet.

Wenn ein kürzlich durch den Verlust betroffener Verwandter seine Zuneigung für den Verstorbenen auf einen der Helfer überträgt, die sich um die Familie bemüht haben, und sich plötzlich Hals über Kopf in einen Arzt oder eine Krankenschwester verliebt, dann kann das zu einer der schwierigsten Herausforderungen des Berufs führen. Man sollte solche Fälle also einem erfahrenen Berater übertragen, bevor beide Seiten verletzt werden.

Es können noch andere Reaktionen erfolgen, die besonders das Pflegepersonal zur Verzweiflung bringen können: das, was man „Regressionen" nennt, den Rückzug in ein früheres Verhalten. Da immer mehr für den Patienten getan werden muß, wird dieser abhängig wie ein Baby, sein Benehmen wird immer kindischer. Er kann daher aufsässig und trotzig werden in dem Versuch, seine verlorene Unabhängigkeit wiederzuerlangen oder auf ärgerliche Weise fordernd werden. Das Pflegepersonal neigt dazu, einen solchen Patienten abzulehnen. Das macht ihn noch unerträglicher. Oder es wird bemutternd und nachsichtig, was einem intelligenten Patienten auf die Nerven geht.

Frau G. z.B., eine 77jährige Dame mit Zungenkrebs, der sich auf die Drüsen im Nacken ausgedehnt hatte, fragte mich eines Tages:

„Was ist das für ein Knoten in meinem Nacken?"

„Es ist derselbe wie auf Ihrer Zunge", erwiderte ich ausweichend.

„Was es auch immer sein mag", gab sie zurück, „ich weiß, Sie werden es mir nicht sagen."

„Natürlich werde ich das, wenn Sie es wünschen."

„Was ist es denn? Krebs, nicht wahr?"

„Ja, aber auf dieses umgrenzte Gebiet beschränkt."
„Ich habe schon einige Male gefragt", sagte sie, „ich habe ihnen erklärt, ich sei alt genug, um es zu erfahren! ... Danke. Ich werde also weiter lächeln und mich dreinschicken."

Und sie lächelte, strahlend.

Einige Kranke versuchen Zeit herauszuschinden, um sich mit ihrer schlechten Prognose abzufinden. Ein Mann, der sagte, er wolle seine Angelegenheiten in Ordnung bringen, bat mich, ihm die Diagnose mitzuteilen. „Es wird mich nicht umwerfen", sagte er, „gleich, was Sie mir sagen werden." Das Wort Krebs fiel nicht, aber man sagte ihm, daß sein Körper sich schnell erschöpfe und nie wieder zu Kräften kommen würde. Er fragte, wieviel Zeit ihm noch bliebe. Ich sagte, ich wüßte es nicht, aber wahrscheinlich nur wenige Monate. „Aber würden Sie sagen, ich könnte auch noch ein paar Jahre weitermachen?" Er sagte, er sei gewillt zu sterben, vorausgesetzt, er könnte noch einmal Ferien auf dem Lande machen. Tatsächlich ist es nie ratsam, eine Prognose von soundsovielen Tagen, Wochen oder Monaten zu geben, die der Patient noch leben wird. Sie kann nur ungenau sein und den Propheten dem Spott aussetzen.

Ein anderer Patient fragte jeden einzelnen der medizinischen Mitarbeiter, wie seine Prognose lautete – auf der Suche nach jemand, der eine längere Zeit voraussagte. Drei Tage vor seinem Tod jedoch fand ein völliger Umschwung statt. Er verglich Sterben mit dem Besuch einer neuen Schule: „ein beunruhigender Wechsel, aber in der Rückschau vergnüglich!"

Viele Menschen antworten auf die Nachricht des bevorstehenden Todes mit Depressionen, besonders wenn sie Schmerzen haben, die nicht richtig unter Kontrolle gebracht wurden. Fortwährende, sinnlose Schmerzen erschöpfen den Menschen, „schwächen sein Ego", wie man sagt, weil es keine geeignete Antwort gibt, kein erkennbarer Sinn darin zu sehen ist. Ein erfahrener Gesprächspartner kann dem Patienten helfen, einen Sinn in seinem Leiden zu finden – etwas, das für den Patienten sinnvoll ist, nicht notwendigerweise für den Beratenden.

Zu Recht sagt LeShan:

„Möglicherweise ist es für den Therapeuten selbst wichtig, sich über seine eigenen Gefühle in diesem Bereich klarzuwerden, ehe er dem Leidenden wirksam helfen kann. Wenn er glaubt, daß ein Sinn vorhanden ist, auch wenn er ihn nicht entdecken kann, ist er besser in der Lage, Hilfestellung zu geben" (LeShan 1964, 119).

Ich habe einen Freund, der an Multipler Sklerose leidet und in bewundernswerter Weise mit dieser Krankheit lebt. Er hat einen Rollstuhl und eine besondere Schreibmaschine. Häufig trifft er sich mit Menschen, die genau so krank sind wie er, manchmal sogar noch schlimmer, und er ist für sie eine ständige Quelle der Ermutigung, weil sie sehen, wie jemand mit erdrückenden Problemen fertig werden kann. Er sieht das als seine Aufgabe an und ringt damit dieser Krankheit auch für sich Positives ab.

Ein deprimierter Patient pflegt sich Sorgen zu machen über nicht zu Ende geführte Arbeiten in der Vergangenheit und vorweggenommene Leiden und Verluste in der Zukunft. Man kann ihn beruhigen, wenn man hervorhebt, was er geleistet hat und wofür sein Leben gestanden hat, und indem man ihm sagt, daß der Tod friedvoll sein wird. Er wird das auch für sich selbst herausfinden, wenn er in einem Hospiz mit anderen sterbenden Patienten zusammen ist. Wenn er das Gefühl hat, er sei zu Hause den anderen eine Last, kann man ihm sagen, daß seine Familie ihn wirklich gerne bei sich hätte. Wenn er in einem Krankenhaus ist, kann man ihm deutlich machen, daß die Schwestern und Ärzte sich diese Art Arbeit ausgesucht haben, weil sie gerade solchen „Plagegeistern" helfen wollten. Wie auch immer, Schuldgefühle sollten nicht generell von der Hand gewiesen und wegdiskutiert werden, auch wenn das möglich wäre. Schuld oder Schmerz oder andere „Anzeichen der Umkehr", die sich daraus entwickeln, werden oft von einem Patienten als Sühne oder Buße empfunden. Ohne sie könnte er das Empfinden haben, daß seine Wertvorstellungen zerschlagen sind und ihn ziellos zurücklassen.

Um noch einmal L. L. LeShans Arbeit (ebd.) zu zitieren:

Man sollte die Frage stellen: „Steht hinter dem Schmerz dieses bestimmten Kranken ein Zweck?" „Hält der Patient eine Schuld zurück?" „Soll ein Schuldgefühl ferngehalten werden?" – „Verhilft es ihm zu dem Gefühl, wirklich zu existieren, was er so verzweifelt nötig hat?" – „Ist es Symptom einer Umkehr, und wenn ja, von welcher?" Wer diese Fragen nicht stellt, läuft Gefahr, das bewußte Anliegen des Patienten, sich Erleichterung zu verschaffen, nicht zu erfüllen und er verhindert seine Anpassung.

Keine dieser Stimmungen und Verhaltensweisen kann festgelegt werden. Wer einen Patienten bei jedem Besuch neu betrachtet, wird große Verhaltensschwankungen feststellen: zwischen Würde und Eigenständigkeit einerseits und infantiler Abhängigkeit anderseits. Es ist möglich, daß er sich regressiv verhält, wenn er gebadet wird, und verantwortungsbewußt, wenn er sein Testament schreibt. Wenn seine Würde aufrechterhalten werden soll, muß man ihm auch Gelegenheit geben, seine Unabhängigkeit zu beweisen. Man sollte ihn an den Entscheidungen des Arztes bezüglich seiner Behandlung teilhaben lassen; wenn er in der Lage ist, in der Beschäftigungstherapie Dinge herzustellen, sollte ihm Gelegenheit gegeben werden, diese zu verkaufen, entweder um zum Familienunterhalt beizutragen oder für caritative Zwecke. Man könnte auch die Einnahme gewisser Notfallmedikamente seiner eigenen Entscheidung überlassen; er könnte seine Speisen aus einem täglichen Menüplan selbst aussuchen und die Fotos, Nippes-Sachen oder Postkarten seiner eigenen Wahl auf seinem Nachttisch aufstellen, so daß die Umgebung seines Bettes den Stempel seiner Persönlichkeit trägt. Solange er dazu imstande ist sollte auch ein todkranker Mensch seine Angelegenheiten selbst erledigen und bei Familienproblemen konsultiert werden. Ein Verhalten des „Belästigt ihm bloß nicht in seinem Zustand" wird sein Gefühl der Isolierung nur verschlimmern.

Eine Art Stützungsplan ist wesentlich, um mit Problemen fertig zu werden, die entstehen, wenn ein Patient zwischen Abhängigkeit und Selbständigkeit hin- und herschwankt. Die Person, die diese Unterstützung gewährleistet, sollte in der Regel nicht dieselbe sein, die ihn pflegt und versorgt. Dadurch würde der Zustand der Abhängigkeit noch verstärkt werden. Jemand, der mit Pflege überhaupt nicht befaßt ist, ist geeigneter: vorzugsweise ein Sozialarbeiter, die Schwester der Sozialstation oder ein Psychiater. Seine Besuche können Unterstützung für das Pflegepersonal, aber auch für den Patienten bedeuten, besonders dann, wenn die Auflehnung im Innern des Patienten sich gegen andere Personen richtet oder gegen die Institution, die ihn pflegt. Das Pflegepersonal kann mit dem Berater eventuelle Gefühle von Aggression gegenüber einem Patienten besprechen oder auch die Gefühle von Trauer, wenn ein besonders geliebter Patient stirbt.

Diese verschiedenen Muster gegenseitiger Einwirkung von

Menschen, Patienten und ihrer Umgebung lassen oft Schwierigkeiten entstehen, gegen die anzugehen viel Zeit kosten kann. Sie sind jedoch nur unwillkürliche Funktionsstörungen im geistigen Bereich. Und man sollte sie genausowenig mit *dem* Menschen gleichsetzen, wie man das bei der Störung von körperlichen Funktionen tut. Es ist leicht, sich einzubilden, man habe den Menschen verstanden, wenn man Psychologie studiert hat. So hilfreich ein studierter Kopf voll theoretischer Psychologie sein kann, um ausgesprochen pathologisches Verhalten zu erkennen, so hinderlich kann er manchmal sein, wenn es sich um normale zwischenmenschliche Beziehungen handelt. Versuche zu „verstehen" im Sinne von „unter Überschriften abzulegen" stören ganz einfach das Zuhören. *Jede* vorgefaßte Idee, die man sich von einem Menschen macht, wirkt hinderlich. Am destruktivsten sind selbstbezogene Gedanken: „*Ich* weiß genau, worüber er spricht." – „*Ich* wünschte, *ich* könnte diese Situationen verstehen." – „*Ich* wünschte, er hätte nicht *mich* gefragt." – „Verrät *mein* Gesicht irgend etwas?" – „Was habe *ich* bloß letztes Mal gesagt, als ich hier war?" – „Was habe *ich* in diesem Buch gelesen?" Es ist durchaus üblich, daß Menschen, wenn ein Patient bohrende Fragen stellt, nach Antworten in ihrem eigenen mehr oder weniger dunklen Kopf suchen und dort auf Nicht-Wissen stoßen. Nicht wissen, das heißt: die eine und einzige mögliche Quelle der Information nicht kennen, die uns Auskunft darüber geben könnte, was man diesem Patienten jetzt zu sagen hätte. Jeder von uns trägt in seinem Kopf so etwas wie einen hochempfindlichen Computer – unseres Wissens der beste, den es bis jetzt auf diesem Planeten gibt –, der die richtige, die gütige, die hilfreiche Antwort auf jedes uns vorgetragene Bedürfnis kennt. Aber kein Computer arbeitet richtig, wenn er mit den falschen Informationen gefüttert worden ist. Man muß auf die Stimme des Patienten und auf sein Gesicht achten. Hier kann man seine augenblicklichen Nöte herausfinden, hier drücken sie sich klar aus. Wenn wir *aufhören* zu denken und unsere Teilnahme ganz nach außen wenden, uns ganz einlassen auf diese Mitteilung des anderen, dann können wir uns – und zwar jeder von uns – gänzlich darauf verlassen, daß dieser unser „Computer" die Antworten schon geben wird. (Wer dieser Art von Wissen *nicht* trauen will, sollte sich vor den Fernsehapparat setzen oder irgendwohin sonst, wo er hilfreichen

Menschen wenigstens nicht im Weg steht.) Wenn nun aber, bei aller Sensibilität und Offenheit, Herz, Verstand und Geist nichts zu sagen wissen, dann kann auch das hilfreich sein. In jedem schwierigen Gespräch sind Momente des Schweigens durchaus in der Ordnung. Das sind Ruhepunkte und nicht peinliche Verlegenheitspausen, vorausgesetzt, die Aufmerksamkeit ist ganz auf die Nöte des anderen konzentriert und nicht auf das eigene Selbst. Es könnte sein, daß der Patient seine tiefliegende Frage noch nicht wirklich ausgedrückt hat und nach Worten sucht. Und wenn Sie dann sprechen, vertrauen Sie darauf, daß Sie wissen, was zu sagen ist, indem Sie es kommen lassen, ganz aufmerksam auf den anderen und von sich selbst ganz absehend. Denn der „Computer" braucht weiterhin die Eingabe von Daten. Sie könnten gezwungen sein, mitten im Satz die Gesprächsrichtung zu ändern.

Unterstützung am Ende

Der Sterbende braucht regelmäßige und häufige Besuche. Solche Besuche zeigen ihm, daß ihm immer noch Interesse entgegengebracht wird. Vor allem anderen muß solchen Patienten versichert werden, daß sie nicht verlassen sein werden, was immer auch geschehen mag. Wenigstens ein Mitglied des Teams sollte bei der Familie sein, um sie in der Endphase zu stützen, sonst haben sie niemand, in den sie ihr Vertrauen setzen können. Das kann ein Mitarbeiter der Sozialstation sein, die Krankenschwester oder der Hausarzt. Wenn diese Person anruft, während der Patient schläft, sollte sie zumindest ein paar Zeilen hinterlassen, die zeigen, daß sie angerufen hat. Dem Patienten sollte geholfen werden, Dinge nicht aufzuschieben, „bis es mir besser geht". Man sollte ihn auch nicht unter dem gleichen Vorwand darin unterstützen, gefühlsbesetzte Kontakte mit anderen zu vermeiden. Es könnte freilich nötig sein, ihn zu beruhigen, daß das Ende nun nahe ist und daß jemand in der Stunde seines Todes bei ihm ist.

„Ich kannte mehrere Menschen, die erst einige Stunden vor ihrem Tod sprechen wollten. Sie hatten keine Angst und waren auch bereit zu gehen, denn sie waren zu diesem Zeitpunkt schon zu weit weg, als daß sie zurück wollten. Sie waren sich bewußt, daß sie eher Schwäche und Erschöpfung hinter sich lassen würden als das Leben mit seinen Aktivitäten. Sie hatten keine Schmerzen mehr, sondern fühlten sich unendlich müde. Sie wollten ihren Lieben auf Wiedersehen sagen, hatten aber kein Verlangen mehr, länger bei ihnen zu bleiben" (Saunders 1976).

Sterben ist eine einzigartige Erfahrung in jedem Leben. Der Mensch, der stirbt, erwartet also zu Recht eine besondere Aufmerksamkeit und Nachsicht. Auch diejenigen unter uns, die aufgrund ihres Berufs immer wieder Menschen sterben sehen, sollten sich vergegenwärtigen: Das, was uns vertraut ist, stellt für den Patienten das größte Abenteuer dar.

11. Trauer

Die, die über die Welt hinaus lieben, können nicht durch sie getrennt werden. Der Tod kann weder töten, was unsterblich ist, noch können geistige Wesen je getrennt werden; sie lieben und leben in demselben göttlichen Prinzip: Wurzel und Grund ihrer Freundschaft.

William Penn, Union of Friends

Zur Fürsorge für Sterbende gehört auch die Sorge für die Hinterbliebenen. Das sind zwei Seiten der gleichen Münze.

Es ist wichtig, dies zu begreifen: Trauer beginnt in dem Augenblick, wenn ein Familienmitglied erfährt, daß der Patient nicht mehr gesund werden wird. Sobald jemand erkennen muß, daß ihm bald ein Teil seines Lebens entrissen werden wird, beginnt ein langer Trauerprozeß, der sich in erkennbaren Stufen vollzieht. Als ein Prozeß der Heilung und Wiedergutmachung erfordert er eine Anstrengung, die der Hinterbliebene selbst leisten muß. Andere Menschen können zwar dabei helfen, aber der Prozeß an sich kann nicht vermieden oder umgangen werden. Die Psychoanalytikerin Helen Deutsch drückte es so aus: „Der Prozeß des Trauerns als Reaktion auf den tatsächlichen Verlust eines geliebten Menschen muß völlig abgeschlossen werden" (Deutsch 12). Und es wird sogar die Ansicht vertreten, daß dies selbst dann gilt, wenn die Trauer unterdrückt oder durch Beruhigungsmittel hinausgezögert wird.

Die wissenschaftliche Erforschung der Trauerarbeit steckt noch in den Kinderschuhen, und viele Fragen, besonders was verwaiste Kinder betrifft, sind noch ohne Antwort. Zu vielem, was in diesem Kapitel angesprochen ist, gibt es unterschiedliche Meinungen. Ich kann nur die Ergebnisse und Theorien einiger wichtiger Forscher auf diesem Gebiet herausstellen.

Die Mühe, die ein Trauernder aufwenden muß, hat man unterschieden in eine Phase „angstvoller Erwartung", ehe der geliebte

Mensch stirbt, und in die „Trauerarbeit" nach seinem Tod. Wie ein Teil dieser Arbeit vor dem Tod getan werden kann, erlebten wir bei den Eltern eines Teenagers, der vor einigen Jahren bei uns starb. Sie verbrachten alle freie Zeit bei ihm auf der Station, versuchten, alle seine Wünsche zu erraten, ließen den Schwestern keine Ruhe und quetschten die Ärzte aus. Die Mutter schüttelte die Kissen zurecht, strich die Laken glatt, räumte den Spind auf und gab ihm ständig zu trinken. Der Vater holte Fotos des Jungen hervor, aus der Zeit, ehe seine Krankheit ihn entstellt hatte. „Das ist der richtige Dick", sagte er immer. „So sieht er wirklich aus." Diese Eltern bereiteten sich dadurch intensiv auf den Tod vor, sie begannen schon vorher zu trauern. Das Ende, als es dann eintrat, war freilich noch schlimm genug für sie.

Ein anderes Ehepaar nahm einen Bruder mit einem Hirntumor nach Hause, so daß seine Pflege von der Ambulanzstation des Hospizes überwacht werden konnte. Das Wohnzimmer wurde zum Krankenzimmer, und die anderen Familienmitglieder wechselten sich bei den nächtlichen Sitzwachen ab. Sie entwickelten Möglichkeiten, daß er trotz der Lähmung aufsitzen und essen und sich auch dann noch verständlich machen konnte, als er die Sprache verlor. Als er bewußtlos wurde, begannen sie seine von ihm gesammelten Schätze und selbstgebastelten Dinge wegzugeben, als ob sie Stück für Stück von ihm Abschied nähmen.

Wie Trauer schon vor dem Tode beginnt, wurde von einem Mann beschrieben, der wußte, daß seine Frau das Hospiz nie mehr verlassen würde. „Ohne sie ist es zu Hause wie in einer Wüste", sagte er.

Deswegen sollten Angehörige mit einer ernsten Prognose nicht sich selbst überlassen bleiben. Sie sollten eingeladen werden, wiederzukommen und über ihren Kummer und ihre Fragen zu sprechen. Sie werden so viele Entscheidungen zu treffen haben: Wer sollte dem Patienten sagen, daß er sterben würde, und wann sollte das geschehen? Sollte sein Haus verkauft werden? Sollte sein Sohn aus Australien nach Hause gerufen werden? Wie könnte man ihn veranlassen, ein Testament zu schreiben? Wenn die Angehörigen sehr aufgeregt und durcheinander sind, sollten sie etwas für den Kranken Positives zu tun bekommen. Eine Möglichkeit ist z. B., ihnen pflegerische Handgriffe beizubringen oder sie anzulernen, beim Baden oder Füttern eines sehr schwachen Patienten zu helfen. Auf diese Weise kommen sie vielleicht eher über ihre Schuldgefühle hinweg, die sehr oft zur Trauer gehören, wie ich noch ausführen werde. Andere Verwandte sollten soviel wie möglich herangezogen werden, denn es ist ja die ganze Familie, die einen lieben Menschen verliert, und gemeinsam können sie viel besser damit fertig werden als jeder für sich allein.

Oft sucht eine Familie nach einem Sündenbock für das Unglück, das sie betroffen hat. Vielleicht hadern sie mit Gott, vielleicht sind sie böse auf das Krankenhaus oder auf ein bestimmtes Mitglied des Pflegepersonals. Ärzte und Schwestern müssen lernen, mit solchen Feindseligkeiten und Widersprüchen fertig zu werden. Streiten ist keine Hilfe. Gebraucht werden Verständnis und Bereitschaft, die Last des Leids zu teilen. Das ist möglich, wenn man sie ermutigt zu reden und ihnen aufmerksam zuhört. Oft ist ein Geistlicher am besten für diese Art der Unterstützung geeignet. Er sollte daher so früh wie möglich im Verlaufe einer unheilbaren Krankheit in die Familie eingeführt werden. Was das Hadern mit Gott betrifft, so werde ich nie die Antwort von Elisabeth Kübler-Ross vergessen, die sie einem Patienten gab, der Schuldgefühle wegen dieses Zornes äußerte: „Machen Sie sich keine Sorgen, Gott kann es aushalten."

Allmählich wird die Zeit näherrücken, Abschied zu nehmen, was nicht beiseite geschoben werden sollte. Ein Ehemann vertraute mir an: „Ich weiß, sie macht sich Sorgen um mich, aber sie will nicht davon sprechen. Ich möchte ihr so gerne sagen, daß ich schon mit allem fertig werde, wenn sie nicht mehr da ist." In diesem besonderen Fall konnte das Pflegepersonal das Eis für das Paar brechen und es ihnen ermöglichen, alle Ängste und Hoffnungen miteinander zu teilen.

Wenn die letzten Stunden kommen, werden sich die Angehörigen verlassen fühlen. Wahrscheinlich werden sie viel Zeit mit dem Patienten verbringen wollen, sie werden aber auch selbst viel Fürsorge und Beruhigung brauchen. Bequeme Stühle neben dem Bett, Essen und Trinken sollten ihnen gereicht werden. Wenn sie müde sind, kann man ihnen vorschlagen, sich etwas auszuruhen, wenn möglich in einem angrenzenden Raum. Einige werden im Augenblick des Todes bei dem Kranken sein wollen, andere lieber nicht. Weder das eine noch das andere sollte von seiten des Personals begünstigt oder kritisiert werden, sondern man sollte eher bestärken und beruhigend sagen, daß das für sie so richtig ist, und ihnen jede Hilfe zuteil werden lassen. Es ist auch zweckmäßig, den Angehörigen einen Hinweis zu geben, wie bald der Tod eintreten wird, wofür die Medikamente und Injektionen gegeben werden. Sagen sollte man auch, daß das Pflegepersonal nicht zulassen wird, daß Schmerzen den Schlaf des Patienten stören.

Wenn der Tod eintritt, wird er ein Schock für die Angehörigen sein, wie sehr sie auch darauf vorbereitet waren. Eine der hilfreichsten Personen in dieser Situation könnte der Bestattungsunternehmer sein, der seine Anordnungen mit ruhiger Anteilnahme trifft. Aber gewöhnlich brauchen die Angehörigen viel länger kompetente Hilfe, als er leisten kann. Wenn jemand im Krankenhaus stirbt, sollten daher Hausarzt und Gemeindepfarrer sofort informiert werden, so daß sie Hilfe mobilisieren können, besonders wenn es sich um alleinstehende Angehörige handelt. Der Hausarzt sollte häufig vorsprechen, und der Geistliche in der zweiten Woche nach dem Trauerfall seinen Besuch machen und dann während des ersten Jahres immer wieder kommen. Auch ein Sozialarbeiter sollte eingeschaltet werden, wenn es darum geht, in Versicherungsangelegenheiten, Sterbebeihilfen, Rentenfragen, gerichtlichen Testamentsbescheinigungen usw. zu beraten.

Meistens durchläuft eine normale Trauer eine Reihe von vorhersehbaren Stadien, obgleich natürlich jeder einzelne sein eigenes abgewandeltes Verhalten durchleiden muß (vgl. Bowlby 1961).

In den ersten Tagen, nur gelegentlich länger als eine Woche, verhält sich die betroffene Person so, als ob nichts geschehen sei. Wie automatisch verrichtet sie die täglich anfallenden Arbeiten und fühlt sich leer und wie betäubt.

Eine Dame, deren Mutter gerade gestorben war, wurde von einer Nachbarin auf der Straße angesprochen.

„Guten Morgen, E., wie geht's deiner Mutter?"

„Danke, gut", war die Antwort, begleitet von einem abwesenden Lächeln.

Nach dieser Betäubung beginnen die stechenden Schmerzen der Trauer. Es ist, als ob die betreffende Person die Tatsache des Todes vor sich selbst leugnete und eine tiefe Sehnsucht empfindet, mit dem Verstorbenen vereint zu sein. Die Seele sucht nach dem verlorenen Gefährten und wird doch immer wieder schmerzlich enttäuscht. Diese Gefühle sind um so heftiger, wenn der Tod plötzlich und unerwartet eingetreten ist, so daß keine geeignete Trauervorbereitung geleistet werden konnte.

Medizinisch kann man diese plötzlichen Anfälle von Trauer folgendermaßen beschreiben:

„Es ist ein Gefühl der Verzweiflung, das in Wellen über einen hereinbricht und zwischen zwanzig Minuten und einer Stunde andauern kann, das einhergeht mit einem Gefühl der Beengtheit in der Kehle, des Erstikkens, Kurzatmigkeit, des tiefen Seufzens und einer Leere im Unterleib, fehlender Muskelspannung und einer tiefen subjektiven Niedergeschlagenheit, die als Anspannung oder seelischer Schmerz beschrieben wird" (Lindemann 101).

Über die Stimmung zwischen den Anfällen hat der Psychiater C. M. Parkes geschrieben:

„Der Trauernde ist depressiv und apathisch und hat ein Gefühl der Sinnlosigkeit. Damit einher gehen Schlaflosigkeit, Appetitlosigkeit, Unruhe, Reizbarkeit mit gelegentlichen Zornesausbrüchen gegenüber anderen und sich selbst und einer ständigen intensiven Beschäftigung mit dem Verstorbenen. Meistens hat man das Gefühl seiner Anwesenheit, und man neigt dazu, so an ihn zu denken, als lebe er noch, und ihn in der Erinnerung zu idealisieren. Die Intensität dieser Empfindungen nimmt gewöhnlich innerhalb von sechs Wochen ab und ist nach sechs Monaten minimal, obwohl Erinnerungen an den Verlust noch nach mehreren Jahren gelegentlich kurze Perioden der Sehnsucht und Niedergeschlagenheit auslösen können" (Parkes 1965,1).

Vorstellungen von der Anwesenheit des Verstorbenen sind verbreitet und können in gewissen Abständen noch während der nächsten zehn Jahre vorkommen. Etwa 50 Prozent der Hinterbliebenen haben in einer walisischen Untersuchung diese Vorstellung gehabt, und in Japan waren es sogar 90 Prozent. Es kann sein, daß er an seinem gewohnten Platz zu sitzen scheint, oder man meint, sich beim Namen gerufen zu hören. Oder er scheint täglich zur üblichen Zeit durch die Wohnungstür zu kommen. Die gleichen Erfahrungen wurden berichtet, wenn nur angenommen wurde, die Person sei tot, aber tatsächlich später wieder auftauchte, wie es z. B. häufig bei Kriegsgefangenen vorkam. Daher ist es nicht sehr wahrscheinlich, daß sie eine wirkliche fortdauernde Verbindung mit dem Toten darstellen. Trotzdem können solche „Gesichte" überwältigend realistisch sein mit allen Attributen eines tatsächlichen Treffens, weil sie vielleicht einen Aspekt der Persönlichkeit des Verstorbenen enthüllen, der während seines Lebens nicht richtig wahrgenommen worden war und erst beim Nachdenken auftaucht.

Da diese Phänomene aus einem inneren Leugnen des Todes hervorgehen und sowohl tröstlich und aufschlußreich als auch oft erschreckend sein können, werden sie von denen, die sie erleben, oft als Bereicherung empfunden. Wenn andere versuchen zu trösten und damit in gewissem Sinne die Tatsache des Todes bestätigen, werden ihnen ihre Bemühungen oft übelgenommen. Der Psychoanalytiker John Bowlby sagt:

„Wir sehen also, daß wiederholte Enttäuschungen, Weinen, Zorn, Anklagen und Undankbarkeit typisch sind für die erste Trauerphase und als Ausdruck des Bemühens anzusehen sind, den verlorenen Gegenstand wiederzuerlangen" (Bowlby 1961, 317).

(Bowlby ist nicht herzlos, wenn er eine geliebte Person als „Gegenstand" bezeichnet: es ist ein Ausdruck, möglicherweise ein unschöner, der von Psychologen benutzt wird.)

Wenn ein Arzt um die Genehmigung einer Autopsie nachsuchen muß, sollte er bedenken, daß die trauernde Person sich wahrscheinlich in dem oben beschriebenen Zustand befindet und das Gefühl hätte, wenn sie zustimmte, das Zerstückeln einer lebendigen Person zu erlauben.

Die stechenden Schmerzen der Trauer weichen allmählich Depressionen und Verzweiflung, wenn der Trauernde die Gewohnheiten ablegt, die er um die Beziehung mit dem Verstorbenen gewoben hat. Die Wellen des Schmerzes nehmen an Häufigkeit und Intensität ab. Gewöhnlich tritt nach ungefähr zwei Jahren eine Wende ein. Der Appetit kehrt zurück, und es wird wieder Wert auf das Äußere gelegt. Man beginn, ein neues Leben aufzubauen. Gemeinhin sagt man, daß der Prozeß der Anpassung für ältere Menschen einfacher ist, die auf den Tod ihrer Lieben eingestellt sind, doch für die junge Witwe oder für Eltern noch jüngerer Kinder ist es schwerer.

Ein guter Ratschlag für Hinterbliebene, nicht nur in Ländern, deren Traditionen auf britische zurückgehen: „Versucht nicht, zu phantastisch zu sein. Laßt euch von anderen helfen."

Um Hinterbliebene wirksam beraten zu können, muß der Berater selbst den Tod als ein sinnvolles Ereignis ansehen. Er muß offen mit den trauernden Menschen sprechen, sowohl vor dem Tod wie danach. In einem Buch über die psychosozialen Aspekte der Trauer führt C. M. Parkes aus:

„Schmerz ist in einem solchen Fall unumgänglich und nicht zu vermeiden. Beide Seiten müssen erkennen, daß keine der anderen das geben kann, was sie möchte. Der Helfende kann nicht die Person zurückbringen, die gestorben ist, und der Trauernde kann den Helfenden nicht dadurch erfreuen, daß er zeigt, ihm sei geholfen worden. Kein Wunder, daß beide sich von der Begegnung unbefriedigt fühlen" (Parkes 1972).

Während der Periode der Betäubung und auch in der ersten Phase des akuten Schmerzes brauchen Hinterbliebene Hilfe auf fast allen Gebieten, und besonders, wenn sie Entscheidungen zu treffen haben. Sie brauchen es, daß man sie bemuttert. Daher rührt die jüdische Sitte, daß sich die ganze Familie während der Periode von „Schiw'ah" (7 Tage) in dem betroffenen Haushalt versammelt. Die tägliche Hausarbeit und das Begräbnis zu organisieren sind nicht Aufgabe des nächsten und liebsten Verwandten des Verstorbenen: der braucht sehr praktische Hilfe; Mitgefühl kann später kommen in Form von Toleranz gegenüber seiner Niedergeschlagenheit und Reizbarkeit, die den Trauernden monatelang heimsuchen können. Besucht man jüdische Freunde in dieser Zeit, erkennt man, daß man kein Eindringling, sondern meistens durchaus willkommen ist. Man sollte fragen, an welchen Tagen sie „sitzen" (zu diesem Zweck werden besondere niedrige Stühle von der Synagoge ausgeliehen). Männer sollten einen Hut aufhaben und können den Raum auch während der formellen Gebete betreten, während die Frauen schweigend im Hintergrund bleiben oder sich in einem anderen Raum versammeln und reden, reden, *reden.*

Helfer sollten nichts tun, was Schmerzäußerungen unterdrükken könnte. Sie sollten dem Trauernden klarmachen, daß sein Weinen sie nicht stört. In den Wochen nach dem Todesfall werden Besuche von Freunden sehr geschätzt, selbst wenn zunächst Verlegenheit aufkommt. Die Freunde werden vor der Aufgabe stehen, die Trauer teilen zu müssen, um der betroffenen Person versichern zu können, daß deren Verwirrung normal ist und nicht etwa Zeichen von beginnender Geisteskrankheit. Jede Erwähnung von Selbstmord sollte jedoch ernst genommen werden. Sie ist ein Hinweis, daß man einen Psychiater oder einen ausgebildeten Sozialarbeiter zu Rate ziehen sollte.

In einem Hospiz arbeiten oft mehrere Leute, die vor kurzem einen Todesfall erlebt haben, die versuchen, ihrer Trauer Herr zu werden, indem sie einige Monate freiwillig helfen. Die beste Hilfe für Trauernde kommt jedoch von anderen Menschen in der gleichen Situation. Leidtragende Mütter oder Witwen finden leichter Beistand von anderen Eltern oder Witwen, die das gleiche durchmachen, als in den eigenen Familien. Ein Gemeindepfarrer kann Witwen zur Selbsthilfe zusammenbringen. In England gibt es zwei Organisationen, die auf diesem Gebiet landesweit an Bedeutung zunehmen. „Cruse", die 1959 von Margaret Torrie gegründet wurde, gibt praktische und freundschaftliche Ratschläge und Hilfe für Witwen und ihre Kinder: Informationsblätter werden zugeschickt, es gibt das Angebot einer direkten Beratung auf lokaler oder nationaler Ebene.

Obgleich die Cruse-Klubs in verschiedenen Teilen des Landes existieren, besteht doch die Hauptfunktion der nationalen Organisation nicht darin, soziale Unterstützung zu geben, sondern darin, vor allem Frauen, besonders jüngere, deren Partner gestorben ist, zu beraten. Sie haben Freunde sehr nötig, denn eine Witwe ist oft ein sozialer Außenseiter, der nicht mehr eingeladen wird. Diese gesellschaftliche Isolierung sollte durchbrochen werden, nicht nur an Weihnachten. Im Falle von jungen Witwen sind Babysitter eine ganz wichtige Hilfe. Statistiken für Großbritannien besagen, nur 6 Prozent verwitweter Frauen zwischen 20 und 50 Jahren werden vielleicht noch einmal heiraten. Sie sind potentiell eine sehr einsame Gruppe. Wenn die Trauer noch zusätzlich durch finanzielle Schwierigkeiten kompliziert wird, weil der Ernährer gestorben ist, wird eine beträchtliche Unterstützung durch Sozialarbeiter, Gesundheitsfürsorger, Erziehungs- und Mietberater und viele andere vonnöten sein.

Eine andere Organisation, die den Eltern verstorbener oder chronisch kranker Kinder hilft, ist die „Gesellschaft Mitfühlender Freunde" (Society of Compassionate Friends), die 1969 von Simon Stephens gegründet wurde. „Cruse" ist ein Beratungsdienst durch

Fachleute, während die „Mitfühlenden Freunde" eine Selbsthilfe-organisation für Eltern ist. Auch im deutschen Sprachraum gibt es zahlreiche Gesprächskreise und Selbsthilfegruppen für trauernde Eltern (Kontaktadressen in: Goldmann-Posch 377 ff.).

Solche Institutionen helfen Menschen über eine der schmerzlichsten Lebenserfahrungen hinweg, denn ein Trauerfall kann wie eine Verstümmelung empfunden werden. Ein ähnliches Verhalten wird tatsächlich bei Menschen beobachtet, die z. B. ein Körperglied verloren haben, durch einen Unfall schwer behindert wurden und ihr Zuhause verloren haben. Ihr gesundheitliches und seelisches Gleichgewicht ist gestört. Während der ersten sechs Monate nach dem Trauerfall liegt die Sterblichkeit von Verwitweten nach einer Untersuchung um 40 Prozent höher, als es in einer vergleichbaren Altersgruppe ist. Sie starben hauptsächlich an Herzinfarkt – sozusagen an gebrochenem Herzen. Verwitwete haben mehr unter Arthritis, Asthma, Darmkrebs zu leiden als ihre verheirateten Altersgenossen (Lindemann 141) und nehmen doppelt so viele ärztliche Konsultationen wegen Osteoporose in Anspruch. Man vermutet sogar, daß Kummer gelegentlich Krebs verursachen oder beschleunigen kann, besonders bei Menschen, die ihrer Persönlichkeit nach nicht aggressiv auf Streß reagieren können.

Viele schon vorhandene psychische Erkrankungen können durch einen Verlust ebenfalls verstärkt werden, wenn der Streß durch den Trauerfall dazukommt. Es gibt Untersuchungen, nach denen Trauernde tatsächlich ähnliche Schmerzen verspüren wie die, unter denen der Verstorbene litt.

Ein besonders schwieriger Tag ist der erste Jahrestag des Todes. Der Besuch eines Freundes, Geistlichen oder Arztes ist dann sehr willkommen, und einige Hospize schicken eine Karte als Zeichen und bieten – wenn nötig – ihre Hilfe an. Das erste Weihnachtsfest kann ebenfalls schwierig werden. Freunde sollten an diesem Tag ihre Gastfreundschaft anbieten, aber es nicht übelnehmen, wenn die Einladung abgelehnt wird.

Nach ungefähr einem Jahr mag es schließlich angebracht sein, einen Menschen, der noch tief in seiner Trauer versunken ist, darauf hinzuweisen, daß die Schuldigkeit dem Verstorbenen gegenüber nun getan ist und er lange genug getrauert hat. Ein Gedenkgottesdienst oder ein Besuch des Grabes können dazu beitragen, die Wende herbeizuführen. Es ist nun an der Zeit, sich wieder anderen Menschen zuzuwenden, gewissermaßen das Haus neu zu tapezieren.

Pathologische Trauer

„Der Zurückgebliebene durchforscht die Zeit vor dem Tod nach Beweisen, daß er gegenüber dem Verstorbenen versagt habe. Er klagt sich an, daß er nachlässig gewesen sei, und übertreibt kleine Unterlassungen. Nach einem Brandunglück, bei dem ihr Mann umgekommen war, war es die Hauptsorge einer jungen Frau, daß ihr Mann starb, als er sie nach einem Streit verlassen hatte, und ein junger Mann, dessen Frau gestorben war, meinte, daß er zu schnell ohnmächtig geworden war und sie daher nicht retten konnte.

Mit geeigneten Methoden können diese verzerrten Bilder erfolgreich in eine normale Reaktion der Trauer umgewandelt werden."

Erich Lindemann

Diese Umwandlung kann meistens von jemand angestoßen werden, der bereit ist, zuzuhören, ohne zu kritisieren, die Bitterkeit und Schuldgefühle ernst zu nehmen, die aus dem Trauernden hervorbrechen. Dieser merkt, daß er die aufgestauten Gefühle gefahrlos herauslassen und danach befreit mit seiner „Trauerarbeit" weitermachen kann.

Wenn alles normal verläuft und nichts zurückbleibt, sollte Trauern ein Heilungsprozeß sein. Aber es gibt Umstände, die ihn verzerren, verlängern oder in physische und psychische Krankheit führen. Eines der faszinierendsten Beispiele in der Geschichte ist Königin Victoria, die vierzig Jahre lang depressiv blieb und ihre schwarzen Witwenkleider nie ablegte.

Wenn es sich um einen gewaltsamen Tod handelte oder der Tote entstellt worden ist, dann kann dieser Anblick den Überlebenden verfolgen. Man muß dies alles mit dem Betroffenen durchsprechen.

Menschen in der Phase der Trauer brauchen eher psychischen Beistand als vorher. Besonders jüngere Frauen, so nimmt man an, brauchen ihn eher als Männer, zumindest im ersten Jahr. Es gibt Fälle, die die Gefahr einer psychischen Störung mit anormal langer oder intensiver Trauer in sich bergen (vgl. Parkes 1975, 303). Wenn z. B. eine offensichtliche Animosität zwischen dem Sterbenden und dem überlebenden Angehörigen geherrscht hat, dann neigt der letztere dazu, unter Zorn- oder Schuldgefühlen zu leiden. Besonders Menschen, die sehr intensiv trauern oder sich leicht dem Kummer hingeben und schon früher schwer mit einem Verlust fertig wurden, brauchen freundschaftlichen Beistand. Auch solche, die gesellschaftlich isoliert leben oder bei denen eine Phase der Depression dazu führt, daß sie sich völlig zurückziehen oder nur noch in der Vergangenheit leben. All diese, aber auch solche Menschen, die sich schuldig fühlen, wenn sie aufhören zu trauern, sind in der Gefahr, in einen Zustand fortdauernder Trauer zu verfallen, die ihnen jede Lebensfreude nimmt. Das Risiko ist besonders groß bei älteren Menschen. Durch regelmäßige Besuche bei den Betroffenen könnte dieses Risiko gemildert werden. Diese Besucher sollten auch auf eine angemessene Ernährung achten, da Trauernde gerade diesen Bereich ihres Lebens oft vernachlässigen.

Der normale Prozeß der Entwöhnung von dem Verlangen, den Verstorbenen zurückgewinnen zu wollen, kann gestört werden durch ein starkes Stimulans der Erinnerung. Dies kann zu chronischer Trauer führen. Verwitwete sollten daher nicht ermutigt werden, an spiritistischen Sitzungen und Ähnlichem teilzunehmen. Selbst wenn ein Teil der Persönlichkeit des Verstorbenen auf diese Weise für den Verwitweten lebendig werden mag, sind die erhaltenen „Botschaften" doch belangloser Unsinn und das Ganze ist letztlich ohne Bedeutung.

Vielleicht wegen des Unvermögens der Kirchen ist es heutzutage Mode, moderne Menschen anzusprechen, sich mit dieser „gespenstischen" Seite des Todes zu beschäftigen. Besonders in Amerika besteht zur Zeit die Gefahr, daß Sterbende und Hinterbliebene anstatt Hilfe in ihrer offensichtlichen Not zu bekommen, in eine esoterische Welt der Phantasie und Pseudoreligion geführt werden. Vorstellung von Geistern, Silberschnüren, Lichtwesen, außerkörperliche Erfahrungen und Kommunikation mit den Toten hinterlassen eine große Bibliothek populärer Vielschreiber, sie haben sogar eine gewisse Form der Forschung angeregt, bedauerlicherweise unterstützt von einigen illustren Wissenschaftlern, deren Gelehrsamkeit und Erfahrung untadelig sind. Ich tue ihre Ergebnisse nicht als unwahr ab – alle diese Dinge mögen durchaus existieren –, aber sie sind für die Situation belanglos. Ich möchte an meinem Totenbett niemand, der sich in Verzückungen über das Leben *nach* dem Tode ergeht, sondern jemand, der Nägel mit Köpfen macht und dafür sorgt, daß ich vorher nicht zu sehr leiden muß. Nicht ohne Grund haben die großen Religionen Menschen davon abgehalten, sich an Totenbeschwörung zu versuchen (z.B. Dtn 18,11), denn es gibt wohl kaum hartnäckigere Träume, um unsere Aufmerksamkeit von unseren Pflichten in diesem Leben abzulenken. „Der Unwissende", heißt es in den Katha-Upanischaden, „läuft dem Vergnügen nach und verheddert sich in den Fallstricken des Todes; der Weise jedoch sucht das Ewige und begibt sich nicht unter sterbliche Dinge" (W. B. Yeats, The Ten Principal Upanishads, London 1937, 33). Wenn ein Mensch stirbt, ist er fortgegangen. Er läßt nur die sterblichen Reste zurück, sei es einen verwesenden Leib oder seine ganz besondere Persönlichkeit. Das, was möglicherweise von ihm in der geistigen Welt zurückbleibt, zu stören, ist genauso anstößig, wie mit dem Leichnam zu schlafen. Die Erfahrungen, von denen Menschen auf diesem Gebiet sprechen, können durchaus wahr sein, aber sie werden falsch interpretiert. Uns fehlen die weisen Menschen, die das könnten. Möglicherweise bedeutet dieser Prozeß für einige einen gewissen Trost, aber er kann doch die Trauerphase vieler Menschen verlängern und ungesund machen.

Dickens lieferte uns eine eindrückliche Beschreibung chronischer Trauer in seinem Werk „Der Raritätenladen", auch wenn es manchmal noch schmerzlicher zugeht:

„... sie erzählte ihm, wie sie geweint, gestöhnt und gebetet hatte, daß sie selbst sterben möge, als das geschehen war; und wie sie, als sie zum erstenmal an jenen Ort kam, das Grab ihres Mannes, eines jungen Menschen, kraftvoll in Liebe und Kummer, gehofft hatte, ihr Herz würde brechen. Aber diese Zeit ging vorbei, und obgleich sie immer noch traurig war, wenn sie dorthin ging, ertrug sie es doch, und ging also hin, bis sie keinen Schmerz mehr empfand, sondern eine feierliche Freude und eine Pflicht, die sie liebgewonnen hatte. Und nun, da 55 Jahre vergangen waren, sprach sie von dem toten Mann, als ob er ihr Sohn oder Enkel gewesen wäre mit einer Art Mitleid angesichts seiner Jugend ..."

In diesem Zustand kann ein verwitweter Mensch durchaus direkte Gesichte von dem Verstorbenen haben, obgleich es häufiger vorkommt, daß er einfach meint, seine Gegenwart zu spüren. Er glaubt, dem Andenken des Verstorbenen leben zu müssen, und sieht die Pflichten nicht bei den viel dringlicheren Bedürfnissen des noch Lebenden.

Eine andere Art des Verlustes, der oft zu Schwierigkeiten führt, ist der Tod eines Kindes. Plötzlicher Kindstod, Unfälle oder Suizid von Jugendlichen sind besonders traumatisch für die Eltern, die Schuldgefühle haben und verzweifelt sind und in der Folge manchmal sogar sich selbst umbringen. „Warum habe ich nicht besser aufgepaßt oder mehr Verständnis gehabt?" fragen sie. Wenn niemand dieser Tirade von Selbstvorwürfen zuhört, können sie zu einer lebenslangen Last werden. Wenn dann noch die Ehe belastet ist oder wenn es sich bei dem verstorbenen Kind um das einzige handelte, wird das Problem noch schlimmer.

Der plötzliche Kindstod, bei dem das Kind ohne ersichtlichen Grund tot in seinem Bett gefunden wird, gibt den modernen Kinderärzten Rätsel auf. Zu dem Kummer der Familie kommt oft noch der peinliche Eindruck der Untersuchung durch die Polizei, die nicht eindeutige Todesfälle zu überprüfen hat. Wenn eindeutig festgestellt ist, es handelte sich um einen „Krippentod", wird die Familie hoffentlich an einen an diesem Problem interessierten Kinderarzt verwiesen, der sie beruhigen und ihren Fall mit anderen ähnlichen vergleichen kann. Es gibt Initiativen, die sich speziell mit diesem Problem befassen: Gruppen von Eltern, wissenschaftliche Forschungen und spezielle Begleitung betroffener Eltern (vgl. Goldmann-Posch).

Trauernde Kinder

Bei Kindern verläuft Trauer eher nach pathologischen Mustern (vgl. Black 1976, 684). Es gibt einige Hinweise darauf, daß besonders Kleinkinder Trauer eher unterdrücken, so daß sie erst viel später als ein anscheinend isoliertes Symptom manifest wird. Die gleichen Reaktionen können durch eine vorübergehende Trennung von der Mutter ausgelöst werden. Das gleiche Problem kann bei Kindern entstehen, die von anderen vertrauten Elementen ihrer Umgebung getrennt wurden. Dieses Thema wird immer wieder behandelt. Solche Erfahrungen können jedoch zu psychisch auffälligem, ja sogar zu kriminellem Verhalten im späteren Leben führen, wenn die Trennung nicht verarbeitet wurde. Wenn der Vater stirbt, wird das Kind möglicherweise jemand brauchen, der einige von dessen Funktionen erfüllt, selbst wenn er nicht immer anwesend ist. Psychologe, Hausarzt oder Seelsorger können die Ansprechpartner sein, raten und auch nötige Disziplin fordern. Oft scheint es, als ob kleine Kinder schneller über einen Trauerfall „hinwegkommen" als ein Erwachsener, und auf keinen Fall sollte ihnen eine Pflicht zu trauern auferlegt werden. Wenn sie vergnügt spielen, ist es gut. Sie schließen sich bald wieder jemand an, der ihnen den Verstorbenen ersetzt. Wenn es sich bei dem Toten um jemand von größerer Bedeutung gehandelt hat, z. B. die Mutter, dann muß so schnell wie möglich eine neue, verläßliche und nicht ständig wechselnde Mutterfigur ihren Platz einnehmen.

Weiter verbreitet ist das Problem, daß ein Kind von jeder Familientrauer ausgeschlossen wird, weil Erwachsene meinen, daß sie nicht vor einem Kind weinen sollten. Dadurch kann es sich aber ganz ausgegrenzt fühlen. Kinder sollten also Gelegenheit haben zu trauern, aber man sollte nicht erwarten, daß sie sich wie die Erwachsenen verhalten, denn vielleicht sind sie gar nicht so schrecklich erschüttert.

Es wird allgemein angenommen, daß wenn ein Tod verschwiegen und nie erwähnt wird, ein Kind nicht trauere. Aber nichts ist falscher. Vielleicht stellt man fest, daß seine schulischen Leistungen nachlassen und daß es Angst zeigt. Kinder zwischen sechs und zehn Jahren neigen dazu, bei einem Tod Schuldgefühle zu entwikkeln und sich zu fragen, ob sie vielleicht etwas getan haben, was ihn hervorrief – eine Angst, die leicht zu beheben ist, wenn man sie entdeckt. Entscheidend ist, ehrlich mit Kindern umzugehen, sie mit den Eltern trauern zu lassen. Eltern sollten sich nicht scheuen, ihren Kummer zu zeigen und über ihre Sorgen zu sprechen.

Im Hinblick auf spätere psychische Gesundheit ist der Tod eines Elternteils schädlicher für Kinder als eine Trennung durch Scheidung. Wenn ein Vater oder eine Mutter das Haus nach einer Scheidung verläßt, hört wenigstens das Zanken auf, und ein Gefühl der Erleichterung kommt auf: „Gott sei Dank ist er weg!" Aber im Falle eines Todes muß das Kind zusätzlich noch mit der Trauer des überlebenden Elternteils fertig werden. Da ist zunächst

Niedergeschlagenheit und ein Durcheinander im Haushalt. Und wegen der zusätzlichen Aufgabe, Vater und Mutter sein zu müssen, Hausmann und Ernährer, wird der überlebende Elternteil auch weniger Zeit für die Kinder haben. Sehr leicht werden sie Hunger nach Liebe empfinden, und ein Gefühl mangelnder Zuneigung kann aufkommen. Wenn ein Geschwister gestorben ist, fühlen sich die übrigen Brüder und Schwestern leicht verunsichert – vielleicht müssen sie auch sterben? –, werden dadurch wie die Kletten und reizen die Eltern nicht selten durch ständiges Gerede über ihre Gesundheit. Sollten diese auch noch ein Schuldgefühl haben, weil sie etwa anfängliche Krankheitssymptome des verstorbenen Kindes als Verhaltensstörungen angesehen haben, kann es zu ernsten inneren Konflikten kommen.

Wie kann man also einem Kind helfen, das einen Todesfall erlebt? Zunächst und in erster Linie, indem man den Eltern beisteht. Der hinterbliebene Elternteil kann z. B. in einem ebenfalls betroffenen Elternkreis praktische und emotionale Hilfe bekommen. Er kann vielleicht über zornige und sogar zerstörerische Gefühle gegenüber den überlebenden Kindern sprechen, wenn diese Schwierigkeiten machen. Hat der Betroffene dann selbst das Gefühl, verstanden zu werden, kann er nach Haus gehen und liebevoller mit den Kindern umgehen. Es muß einen offenen Austausch zwischen Eltern und Kindern über ihre Trauer geben, ein Zuhören in beiden Richtungen. Das trägt dazu bei, die Trauer in Worte zu fassen, über den Verstorbenen zu reden und gemeinsam zu weinen (vgl. auch Sauer).

Manchmal hilft es, wenn ein von außen kommender Berater allein mit dem Kind spricht, aber die größte Hilfe entwickelt sich allmählich unter den Familienmitgliedern selbst. Wenn das nicht von Anfang an geschieht, können große Spannungen entstehen, da jeder nur an sich selbst denkt. Wenn das Kind sich Phantasien hingibt, der Tod sei durch sein Zutun verursacht worden, fällt es meistens nicht schwer, dieses Mißverständnis auszuräumen. Man kann sagen, daß der Verstorbene ja nicht sterben wollte und daß sein Tod durch niemand verschuldet wurde. Aber das wichtigste ist, das Kind darüber sprechen zu lassen. Man muß herausfinden, was es darüber denkt, entweder in direktem Gespräch oder indem man beobachtet, welche Gedanken in Spielen zum Ausdruck kommen, in denen es auch um den Tod geht. Indem sie Spiele spielen, bei denen jemand stirbt, können sich Kinder mit dem Gedanken auseinandersetzen. Man sollte ihnen diese Spiele nicht ausreden. Es ist außergewöhnlich, daß ein Kind sich an einem Tod schuldig fühlt, aber wenn es sich so äußert, läßt es sich im allgemeinen gerne beruhigen.

Ein schmerzlicher Verlust ist genug. Wenn dann dazu aber noch ein Umzug stattfindet oder das Kind in fremde Obhut gegeben und dadurch die Familie auseinandergerissen wird, erlebt das Kind eine zusätzliche Belastung. Es gibt eine gute allgemeine Regel: mindestens sechs Monate lang sollten drastische Veränderungen vermieden werden. Man sollte auch im Auge behalten, daß genau wie bei Erwachsenen die Trauer noch viel länger dauern kann.

Die Trauer von Sterbenden

Wie ich im vierten Kapitel ausgeführt habe, wird der Sterbende genauso trauern wie seine Angehörigen. Am härtesten ist es für Menschen, die aus einem erfolgreichen, wohlgeordneten Leben scheiden müssen und starke Bande zu anderen Menschen und zu Besitz haben. C. K. Aldrich schrieb: „Eine starke Persönlichkeit kann einem Patienten nicht so sehr helfen, Niedergeschlagenheit angesichts des nahen Todes zu unterdrücken, als diese Depression vor anderen zu verbergen" (Aldrich 329). Ein Weg, diese Trauer erträglich zu machen, ist: ihm das Gefühl zu geben, nützlich für andere zu sein. Ich habe viele todkranke Patienten gekannt, die Studenten auf der Station mit großer Begeisterung unterrichteten, zu ihnen von Schmerzbekämpfung sprachen, warum sie nicht länger an Euthanasie glaubten, und darüber, wie ihnen selbst geholfen worden war, dem Tod ins Gesicht zu sehen.

Ein Sterbender kann seiner Familie helfen, sich das Leben ohne ihn vorzustellen. Wenn er mit seinem Partner die Pläne für die Zukunft und die Vorkehrungen, die er in seinem Testament getroffen hat, bespricht, wird es viel leichter für den anderen sein, die eigene Zukunft als Witwe oder als Witwer anzunehmen. Kurz vor seinem Tod tröstete Hans Zinsser, ein amerikanischer Bakteriologe, seine Frau, indem er Sonette für sie schrieb.

Traditionelle Verhaltensmuster erlauben es gewöhnlich auch, Trauer öffentlich zum Ausdruck zu bringen. Da gab es das viktorianische Begräbnis mit Leichenwagen, Blumen und schwarzem Krepp, das vorgeschriebene Gebet des Kaddisch in der orthodoxen Synagoge, das von einem kurz vorher von einem Todesfall betroffenen Juden gesprochen werden mußte, und zwar jede Woche, während elf Monaten und am Jahrestag des Todes; es gab den Pomp und die Würde von Staatsbegräbnissen; die alte irische Totenklage und -wache, in der sich Frauen die ganze Nacht über wie in Trance wiegten und Klagelieder sangen.

Jede Kultur hatte ihre entsprechende Zeremonie, aber heute in unseren modernen Gesellschaften bleibt dieses Bedürfnis oft unbefriedigt. Man meidet die Trauernden, und deren Kummer staut sich auf wie ein Gift, das, anstatt aus dem Körper ausgeschieden zu werden, dort verbleibt und ihm Schaden zufügt. Irgendwie bringen wir es fertig, den Tod zu ignorieren. Selten sehen wir jemand sterben; die meisten von uns haben nie einen Leichnam gesehen; selten unterweisen wir unsere Medizinstudenten auf diesem Gebiet. In amerikanischen Leichenhallen werden Kosmetika eingesetzt, und man bemüht sich, ein starres Lächeln zu fixieren, um dieses große Verleugnen noch zu verstärken.

Da bei uns aber solche Zeremonien der Trauer und des Abschieds fehlen, muß man einigen Menschen helfen, damit sie über diese schwierigen Meilensteine des Lebens hinwegkommen. In „Modern Medicine" (1973, 554) schrieb R. M. Magraw:

„Eine der Hauptfunktionen des Arztes in atypischen oder ungelösten Trauerreaktionen ist es, den normalen Ausdruck der Trauer zu katalysieren. Wenn er das in wirksamer Form tun soll, braucht der Arzt selbst eine positive Einstellung, um einen gefühlsmäßigen Ausdruck der Trauer zu fördern. Er muß ungefähr die gleiche Begeisterung haben, eine verkapselte Kummerbeule einzuschneiden und zu drainieren wie einen reifen und zugänglichen Abszeß."

Die jüdische Familie kennt in einem Trauerfall die genau definierten Pflichten während der Trauerzeit, und jeder weiß, was von ihm erwartet wird. Im Viktorianischen England waren die Trauerrituale sogar noch strenger, wie der folgende Abschnitt aus „Spon's Household Manual" aus dem Jahre 1894 zeigt:

„Die Trauer einer Witwe ist die tiefste und dauert am längsten. Während der ersten zwölf Monate müssen Kleid und Umhang aus einem ganz bestimmten Stoff aus Baumwolle und Kammgarn sein, Rock und Kleid sind mit Krepp zu bedecken, und zwar in einem Stück, zwei Zentimeter von der Taille entfernt. Ärmel eng anliegend, das Oberteil ist völlig mit Krepp zu bedecken ... tiefer Batistkragen. Der Umhang ist dicht mit Krepp zu besetzen. Die Witwenhaube muß ein Jahr, aber nicht länger getragen werden. Nach sechs Monaten (also nach achtzehn Monaten im ganzen) kann der Krepp weggelassen werden, und einfache schwarze Kleidung für die nächsten sechs Monate ist geboten. Zwei Jahre dauert die vollständige Trauerzeit. Im ersten Jahr, wenn die Witwe ihre Trauerkleidung trägt, kann sie natürlich keine Einladungen annehmen, und es würde von schlechtestem Geschmack zeugen, wenn sie bei einer öffentlichen Veranstaltung gesehen würde. Nach dem ersten Jahr kann sie, wenn sie will, allmählich ihren Platz in der Gesellschaft wieder einnehmen."

Sogar die Breite des schwarzen Randes um die Visitenkarte des Trauernden und die Tiefe der Trauer für einen Vetter zweiten Grades wurden sorgfältig festgelegt. Trauer wurde nach außen gekehrt, formalisiert und auf diese Weise „entgiftet". Heute nimmt man oft noch nicht einmal Abschied.

Um diesem Trend entgegenzuwirken, haben fast alle Hospize eine Aufbahrungskapelle, wo der Leichnam, nicht entstellt durch Kosmetik und andere Versuche, zu verbergen, um was es sich handelt, unaufdringlich aufgebahrt wird, damit die Familienangehörigen, wenn sie wollen, Abschied nehmen können. Viele Bestattungsinstitute haben „Ruhekapellen" für den gleichen Zweck. Man kann, wenn man will, allein und ungestört beten.

Niemand, der den toten Körper eines lieben Menschen sehen will, sollte abgewiesen werden. Aber es gibt auch Hinterbliebene, die das nicht wollen, und auch hier gilt: jeder sollte die individuellen Gefühle der Betroffenen achten. Einige wollen sich vielleicht lieber so an ihn erinnern, wie er war, und nicht so, wie sein Körper jetzt aussieht, nachdem er verschieden ist. Besonders Kinder sind sehr verletzlich. Wenn jemand sagen kann: „Er ist tot, und sein Körper ist nun ganz friedlich", wird man merken, ob das betroffene Kind einen Beweis für diese Feststellung braucht. Den meisten hilft es, wenn sie Abschied nehmen können.

Die Engländer pflegen in unerschütterlichem Schweigen zu trauern, aber dieses Verhalten ist keineswegs die Norm, und allen Menschen sollte gestattet werden, auf ihre Weise zu trauern. Ich erinnere mich an eine entsetzte Ordensfrau im St.-Josephs-Hospiz, die erzählte, wie siebzehn Mitglieder einer italienischen Familie sich allmählich um das Bett des sterbenden Großvaters in seiner letzten Nacht versammelten. Sie warteten gespannt und gelassen, wie sein Atem schwächer wurde. Die Schwester kniete neben ihm, wiederholte die Sterbegebete und fühlte seinen Puls. Als er aufhörte, sagte sie: „Er ist tot", worauf die ganze Gesellschaft in Geheul ausbrach, und zwei untröstliche Frauen sich schreiend über seine Brust warfen in einer Aufwallung von Mitleid mit dem Verstorbenen. Der Leichnam tat noch einen keuchenden Atemzug und äußerte ein letztes befriedigtes Stöhnen.

12. Die Bedeutung der Religion

„Unsichtbar sind die Anfänge der Wesen und ihr Ende auch, die Mitte nur ist sichtbar uns – was gibt's für Grund zur Klage da? ... Die Seele unverletzbar ist, in eines jeden Leib. Darum die Wesen allesamt darfst du betrauern nimmermehr."

Bhagavadgita, 2. Gesang

Unter all den Schmerzen, von denen ich oben gesprochen habe, erwächst der größte aus einer tiefen inneren Sehnsucht. Diesem Gefühl der Leere oder der Unzulänglichkeit, oder der Sünde, oder wie immer es sich ausdrücken mag, kann am besten mit den Lehren einer der großen Religionen begegnet werden. Wir haben unsere Persönlichkeit in eine Festung verwandelt, in der wir uns verstecken, sehen uns nur als Körper, den wir füttern, verwöhnen, schmücken und nach all unseren Kräften vorführen. Wenn der Körper zerstört ist und der Schutzwall bröckelt, sind wir gezwungen, nach etwas Beständigerem zu suchen. Erst der unmittelbar bevorstehende Tod wird bei vielen die Ketten der Selbstgefälligkeit zerbrechen. Aber dann könnte auch der hartgesottenste alte Sünder eine Frage haben, vielleicht auch zwei. Herr R., der alte Sträfling aus Glasgow, dessen Geschichte ich oben schon erzählt habe, sagte mir eines Tages nach kurzem Nachdenken: „Neulich habe ich über Religion nachgedacht, weil ich auf den Tod zugehe."

Welche Religion?

Es gibt eine Anzahl praktischer Erwägungen bei der Betreuung von Patienten, die unterschiedlichen Religionen angehören.

Katholiken kennen das Sakrament einer Krankensalbung, die, wenn es angebracht ist, die Kommunion und Buße, d. h. das Sündenbekenntnis und die Lossprechung von den Sünden, mit dem ausdrucksstarken Zeichen einer Salbung des Kranken verbindet. Diese weise Einrichtung bedeutet für die Angehörigen einen großen Trost, ohne den Patienten unnötig aufzuregen. Wenn ein Katholik stirbt, sollte ein Priester anwesend sein. Ist das nicht möglich, kann jeder andere den Kranken ermutigen, um Vergebung der Sünden zu bitten. Übrigens ist heute auch die Feuerbestattung für Katholiken erlaubt. Anglikaner haben einen weitgehend ähnlichen Zugang, wenn auch weniger formalisiert. Geistliche anderer reformatorischer Traditionen, die keinen vorgeformten rituellen Rahmen haben, werden auf ihre eigene Weisheit, Einsicht und Güte zurückgreifen. Alle können die Lesung aus der Bibel als wichtiges Element einsetzen.

„Da hörte ich eine laute Stimme vom Thron her rufen: Seht, die Wohnung Gottes unter den Menschen! Er wird in ihrer Mitte wohnen, und sie werden sein Volk sein; und er, Gott, wird bei ihnen sein.

Er wird alle Tränen von ihren Augen abwischen: Der Tod wird nicht mehr sein, keine Trauer, keine Klage, keine Mühsal. Denn was früher war, ist vergangen" (Offb 21,3–4).

Rabbis werden auch einen Bußgottesdienst lesen wollen, weil sie die Notwendigkeit geistiger Heilung kennen. Wenn es sich um einen orthodoxen Juden handelt, kann der Körper des Verstorbenen in die Totenhalle gebracht werden, wobei Arme und Hände zu beiden Seiten des Körpers ausgestreckt werden. Die Reinigung wird jedoch von Mitgliedern eines eigenen Bestattungsunternehmens durchgeführt. Sektion oder Entfernung irgendwelcher Organe (außer der Hornhaut) sind zu vermeiden. Der Leichnam sollte bis zur Beerdigung nicht allein gelassen werden und die Bestattung so bald wie möglich erfolgen. Liberale Juden halten sich nicht mehr streng an diese Vorschriften. Nach dem Tod folgt die Zeit des Schiw'ah, von der ich oben im Zusammenhang der Trauerphasen geschrieben habe.

„Der Herr hat gegeben, der Herr hat genommen; gelobt sei der Name des Herrn" (Ijob 1,21).

Moslems haben noch strengere Vorschriften: Meistens wird der Imam dem Kranken mitteilen, daß er bald sterben wird, und ihn drängen, seine Sünden zu bekennen und um Vergebung zu bitten.

Wenn irgend möglich, sollte die Familie anwesend sein, wenn er stirbt, und danach müssen sie den Körper waschen und bereiten. Er wird in Richtung Mekka aufgebahrt, und nur Angehörige und Freunde sollten ihn tragen oder bewegen. Kein Ungläubiger darf den Leichnam berühren, aber gewöhnlich wissen die Angehörigen nicht richtig Bescheid und sind nur allzu froh, wenn ihnen gezeigt wird, was zu tun ist. „Richtung Mekka" heißt in Deutschland, daß die Füße nach Südosten zeigen müssen. Der Kopf liegt leicht angehoben auf einem Kissen. Eine Obduktion muß unter allen Umständen vermieden werden, nicht einmal die Hornhaut darf entfernt werden. Moslems werden meistens begraben und nicht kremiert, gewöhnlich ohne Sarg.

„Gläubige, fürchtet Allah, und vertraut seinem Propheten. Er wird euch seine Gnade in doppeltem Maß zuteil werden lassen. Er wird eure Schritte erleuchten und euch vergeben: Allah ist der Mitleidende und Gnadenvolle" (Koran, Sure 57,29).

Für den Buddhisten ist es, um in guter Verfassung in das nächste Leben einzutreten, vor allem anderen wichtig, glücklich zu sterben. Wird bei einem Patienten, der dieser Religion angehört, eine unheilbare Krankheit festgestellt, sollte man einen Mönch aus dem nächsten buddhistischen Kloster bitten, sich seiner anzunehmen. Wenn die Zeit gekommen ist, wird er Sutren rezitieren, den Patienten segnen und ihn auffordern, sich seiner *guten* Taten zu erinnern. Im Augenblick des Todes wird ein Mönch sich bemühen, mit einem Bild Buddhas anwesend zu sein, aber danach werden alle Bestattungsriten als Trauertherapie für die Angehörigen betrachtet. Autopsien sind gestattet.

„Wenn du in der Stille ruhst wie ein zerbrochener Gong, hast du schon den Himmel erreicht, denn aller Ärger ist von dir gewichen. Wie ein Hirte, der seine Kühe auf die Weiden treibt, führen Alter und Tod die Menschen zu einem neuen Leben" (Dhammapada 134–135).

Hindus haben ein anspruchsvolleres Ritual. Der Guru knüpft gewöhnlich einen Faden um Nacken oder Handgelenk des Kranken als Symbol eines Segens. Dieser Faden sollte nicht entfernt werden. Unmittelbar nach Eintritt des Todes wird der Guru Wasser in die Mundhöhle des Toten gießen, während die Angehörigen ihn waschen. Da viele Hindus genaue Vorstellungen darüber haben, wer den Leichnam berühren darf, sollte man vorher fragen. So bald wie möglich werden sie eine Kremation verlangen.

„Niemals wird er geboren, niemals stirbt er,
Nicht ist geworden er, noch wird er werden,
der Ungeborene, Ewige, Alte – nimmer
wird er getötet, wenn den Leib man tötet."

Bhagavadgita, 2. Gesang

Auch wenn die vielfältigen Regeln der verschiedenen Religionen beinahe wunderlich anmuten in ihren Unterschieden, so ist doch, was allen gemeinsam ist, sehr eindrücklich. Alle Religionen verlangen von denen, die sich um die Sterbenden bemühen, daß sie eine möglichst friedvolle Atmosphäre um den Patienten schaffen. Weiter stimmen alle darin überein, daß der Leichnam respektvoll und behutsam behandelt werden muß. Der Grund dafür ist gewöhnlich in Vergessenheit geraten, aber ein Moslem wird darauf bestehen, daß, obgleich die Verbindung zwischen Seele und Leib durch den Tod zerbrochen ist, die tatsächliche Trennung viel länger braucht und jede Nachlässigkeit im Umgang mit dem Leichnam von dem Patienten genauso stark empfunden wird, wie wenn er noch lebte.

Weiterhin fordern alle Religionen, ein Sterbender sollte demütig gehen, sogar indem er um Vergebung bittet durch Bereuen seiner Fehler. Gleichzeitig sollte er aber auch mit Vertrauen und Freude auf die göttliche Barmherzigkeit gehen. Ein Mensch „in extremis" weiß, daß er nichts mitnehmen und daß Gott nicht zum Narren gehalten werden kann. Wer in seinem Leben auf Gerechtigkeit hält, der kann es verständlicherweise mit Angst zu tun bekommen. Der einzige Trost, der ihm angesichts dessen zuteil werden kann, ist, ihn daran zu erinnern, daß Gerechtigkeit nur ein Aspekt der Barmherzigkeit ist und daß diese die erste Eigenschaft darstellt, die von der Gottheit ausgeht, und daß sie grenzenlos ist, über alle Maßen groß.

Wenn das alles auch für jene gilt, die einen in feste Formen gekleideten Glauben haben, so sind die meisten von uns doch nur sehr laue Christen. Für sie kann Religion eine Hilfe sein, sich vielleicht zuletzt als Zugang zur inneren Schatzkammer erweisen. Für solche Menschen muß Religion immer zur Verfügung stehen, jedoch nie aufgezwungen. Tägliche Gebete in den Abteilungen mit

Sterbenskranken werden allgemein geschätzt. Obgleich manche nicht daran teilnehmen, habe ich noch nie einen Einspruch gehört. Wenn ein Patient stirbt, können, wenn ein Bedürfnis besteht, auch konfessionell nicht gebundene Gebete gesprochen werden, z. B. der trostreiche 23. Psalm. Der Geistliche (oder der Seelsorger der Gemeinde, wenn der Kranke zu Hause liegt) sollte sich daher bei jedem Patienten vorstellen, und sei es auch nur ganz allgemein.

Zu unserem Erstaunen stellten wir fest, als wir 1978 in Ost-London Patienten betreuten, die zu Hause starben, daß wir in 31 Prozent der Fälle mit einem Geistlichen zusammenarbeiteten, während die entsprechende Zahl 1977 25% betrug. Bedenkt man, daß nur 8 Prozent der dort wohnenden Bevölkerung Kirchgänger sind, heißt das, daß man die Seelsorger zu ihren sensiblen Antennen beglückwünschen kann.

Die natürliche Religion

Der Seelsorger eines Hospizes sagte, Menschen, die keinen Gedanken an Religion verschwendet hätten, und solche mit einem starken Glauben stürben friedlicher als die mit einem lauwarmen Glauben, deren auf wackligen Füßen stehende Meinungen unter Streß zusammenbrächen. J. M. Hinton hatte diese Beobachtung statistisch bestätigt (1963, 1). Aber die interessanteste Gruppe, fuhr der Seelsorger fort, seien die drei oder vier überzeugten Atheisten, die er habe sterben sehen. Ohne Ausnahme hätten sie sich sehr erregt und seien in großer Unruhe gestorben.

Wegen seiner besonderen Ausbildung ist ein Geistlicher ein wichtiges Mitglied im Team. Ohne ihn wäre unsere Aufgabe viel schwerer. Er wird versuchen, dem Patienten etwas deutlich werden zu lassen, was Leonardo da Vinci so ausdrückte: „Während ich dachte, ich lernte zu leben, lernte ich zu sterben." Der Seelsorger wird dem Kranken helfen, „aus seinem Leben – seinem jetzigen Erdenleben – alle Elemente der Zerstörung, des Verfalls, der Unredlichkeit, der Bitterkeit, der Rache und des Hasses zu eliminieren: alles, was eine Seele tötet" (Anthony Bloom, in: Newsletter, April 1972).

Natürlich ist, wenn kein Priester zur Stelle ist oder der Patient keinen wünscht, nicht einzusehen, warum nicht andere Mitglieder des Pflegeteams diese Hilfe leisten sollten. Die Botschaft könnte lauten: „Ich weiß nicht, warum dies alles geschieht, aber ich weiß, es wird *gut* sein."

Alles, was ich in den vorhergehenden Kapiteln über Beratung gesagt habe – sowohl Sterbender wie Hinterbliebener –, kann zu den Aufgaben des Geistlichen gehören, der in einem Team meistens am besten für eine solche Aufgabe geeignet ist. Es geht darum, verborgenes inneres Wissen aufzudecken.

„In der Tiefe eurer Hoffnungen und Wünsche liegt euer schweigendes Wissen vom Jenseits; und wie Samen, die unter dem Schnee träumen, träumt euer Herz vom Frühling. Vertraut euren Träumen, denn in ihnen liegt das Tor zur Ewigkeit verborgen.

Eure Furcht vor dem Tode ist nur das Zittern des Hirten, wenn er vor dem König steht, dessen Hand ihm in Ehren aufgelegt werden soll. Ist der Hirte nicht voll Freude, obgleich er zittert, daß er das Zeichen des Königs tragen soll? Und doch, ist er sich nicht mehr seines Zitterns bewußt?

Denn was ist sterben anderes, als nackt im Wind zu stehen und in der Sonne zu schmelzen? Und was bedeutet aufhören zu atmen anderes, als das Atmen zu befreien von seinem ruhelosen Auf und Ab, so daß der *Atem* aufsteigen und sich ausbreiten kann, um Gott unbelastet zu suchen?"

Khalil Gibran, Der Prophet

Wenn es sich um Menschen handelt, die einer herkömmlichen Religion angehören, scheint dies alles einsichtig. Aber heutzutage gibt es immer mehr, die an nichts glauben können außer an den Körper und die Persönlichkeit. Für einen Christen kann der Versuch, unter solchen Umständen in ein Gespräch zu kommen, ähnlich sein, als rede er mit einem der Sprache unkundigen Fremden. Es kann durchaus beunruhigend sein, wenn alle eigenen Glaubenssätze und die gewohnte Redeweise in Frage gestellt werden.

Es bleibt aber dies festzuhalten: Wenn ein Mensch einem Glauben anhängt, müssen wir diesen respektieren und ihn als Verpflichtung für uns ansehen. Aber wenn er keine Religion hat, müssen wir auf die „natürliche Religion" zurückgreifen, d. h. auf elementare, naturgegebene menschliche Bedürfnisse. Denn diese Bedürfnisse eines Menschen sind immer noch die gleichen. Das bedeutet, daß man die Fragen des Patienten beantworten muß oder sich mit seinen Ängsten auseinanderzusetzen hat ohne den bequemen Rückhalt an formalisierten Vorstellungen. Das ist das Wesentliche: Man muß die Wahrheit sagen, so wie man sie in diesem Augenblick kennt, neu und lebendig, so wie es für diesen Menschen und seine gegenwärtigen Bedürfnisse angebracht ist.

13. Was ist der Tod?

„Binnen kurzem werde ich von euch gegangen sein, mein Volk, aber wohin weiß ich nicht. Wir kommen von nirgendwo und gehen nach nirgendwo. Was ist das Leben? Es ist das Aufblitzen eines Leuchtkäfers in der Nacht. Es ist der Hauch des Atems eines Büffels im Winter. Es ist der Schatten, der über das Gras läuft und sich in der untergehenden Sonne verliert."

Häuptling Crowfoot

Wenn wir uns der Sterbenden annehmen wollen, müssen wir zuerst mit unserer eigenen Sicht vom Tod ins reine kommen. Für einen Menschen sorgen, der in Not ist, heißt: sich mit ihm gemeinsam dieser Not stellen. Wenn wir das nicht können, lassen wir ihn im Stich. Aber eine eigene Anschauung zu haben bedeutet nicht, alle Antworten zu kennen. Es bedeutet, sich an Prinzipien zu halten und sich zu bescheiden, Einzelheiten später hinzuzufügen, sollte es nötig sein.

Was geschieht?

Die einzige natürliche Ursache des Todes ist das Alter, aber es ist ungewöhnlich, daran zu sterben, und nach den Statistiken zu urteilen, glaubt der Oberste Standesbeamte überhaupt nicht an diese Todesursache! Wenn wir den Tod nicht plötzlich in einem Unfall treffen, dann sterben die meisten von uns an irgendeiner Krankheit. Tritt der Tod nicht plötzlich ein, dann liegt es auf der Hand, daß das Sterben in verschiedenen Etappen verläuft. Auch der physische Tod schreitet allmählich fort. Organe versagen in unterschiedlichem Maß, und wenn der Körper zu sterben beginnt, vollzieht sich dieses Sterben von unten nach oben. Vor den Armen versagen die Beine, die Unterleibsorgane funktionieren nicht mehr, ehe die im Brustkorb ausfallen, die Füße werden kalt vor dem Kopf. Der menschliche Geist kann funktionsfähig sein, bis der Körper stirbt, er kann aber auch als erster verfallen, manchmal ganz allmählich. Der Tod der Persönlichkeit erscheint oft wie der Tod des Menschen selbst, wenn wir in ihm nie mehr als eine sozial funktionierende Maschine gesehen haben. Die Persönlichkeit eines Menschen ist jedoch wie sein Körper nichts weiter als ein Arsenal von Hilfsmitteln. Und es gibt auch das Stumpfwerden dieser Instrumente (vgl. den anonymen Beitrag „Death of a mind", in: Lancet 1950, 1012).

Dieser Geist ist in seiner Funktionsfähigkeit nicht vom Körper abhängig. Ist er jedoch sehr gestört, wird auch der Leib sterben, wie Voodoo-Zauberpraktiken gezeigt haben. Der Theologe Harvey Cox schrieb in seinem Buch „The Church in Secular City" (London 1968, 162):

„Anthropologen, die Zauberbräuche bei Naturvölkern untersuchen, berichten, daß die Verletzung eines Tabus den Tod zur Folge haben kann und daß Menschen, die in effigie getötet wurden durch Voodoo-Praktiken, in der Tat häufiger sterben als durch bloßen Zufall erklärbar. Der Grund liegt darin, daß ein Persönlichkeitszusammenhang organische, soziale und kulturelle Komponenten beinhaltet. Eine Person, deren ganzheitliche Sicht von sich selber die kulturellen Sinngebungen ihrer an Zauber glaubenden Gesellschaft einschließt, wird tatsächlich sterben, wenn diese Kultur ihr zu verstehen gibt, daß sie sterben sollte. Kultur hat einen mächtigen Einfluß auf den Menschen, weit stärker, als wir im 18. und 19. Jahrhundert zugeben wollten, als ein rationalistischer Individualismus über solche Dinge lachte."

Eine wissenschaftliche Untersuchung von M. Alderson über Menschen, die sich vom Tod angezogen fühlen, hat gezeigt, daß solche Kräfte auch in unserer Gesellschaft wirksam sind, wenn auch mehr versteckt. Wer wäre geeigneter zu erzählen, was beim Tod geschieht, als jemand, der ihm schon begegnet ist. Ein Freund von mir war ertrunken, aber wiederbelebt worden, also bat ich ihn, aufzuschreiben, was er erfahren hat. Hier sein Bericht:

„Als ich sieben Jahre alt war, ging ich öfter zu einem Teich im Stadtpark, auf dem man Boot fahren konnte. Für Sixpence konnte ich ein Boot nehmen für eine halbe Stunde.

Einmal blieb mein Boot am Ufer stecken, und bei dem Versuch, es freizubekommen, brachte ich es zum Kentern und fiel ins Wasser. Das Wasser war nicht tief, aber ich ging völlig unter, bis ich von jemand, wahrscheinlich dem Parkwächter, herausgezogen wurde. Ich weiß nicht, wie lange ich unter der Wasseroberfläche des Teichs blieb, vielleicht weniger als eine Minute. Ich werde diese Episode aber so beschreiben, wie ich sie *erfahren* habe, und nicht, wie es gewesen sein ‚muß' oder gewesen sein ‚sollte':

Ich erinnere mich an ein Gefühl von Überraschung, aber nicht Panik oder Angst. Ich verspürte auch keine körperlichen Schmerzen und litt nicht in irgendeiner Weise. Dennoch hatte ich das Gefühl, daß der Tod nahe war. In einem bestimmten Augenblick wurde ich gewahr, daß mein ganzer Körper von mir getrennt war, und dieses Bewußtsein weitete sich aus und schloß Kinder ein, die in einem nahe gelegenen flachen Teich spielten. Ich bemerkte Bäume, die um den Teich herumstanden, den Himmel darüber, Menschengruppen und eine Frau, die einen Kinderwagen schob. Dieses Bewußtsein weitete sich nicht nur im Blick auf die Wirklichkeit über Wasser, sondern auch unter Wasser. Im einzelnen: Ein kleiner Fisch schwamm ins Blickfeld. Mir wurde ganz klar, daß die Empfindung meines eigenen Seins das dieser Kreatur mit einschloß; tatsächlich gab es nicht mehr zwei getrennte Wesen, sondern nur eines, obgleich der Körper des Fisches und mein eigener voneinander getrennt waren. Dieses *Wissen* teilte sich beiden mit als eine gespürte Erfahrung.

Während dieser Zeit machte ich keine Anstrengung, mich zu retten. Ich fühlte mich umschlossen von einer großen Gegenwart, in der ich äußersten Frieden empfand; eine reine stille Freude, die der normalen Empfindung von Vergnügen oder Glück nicht vergleichbar ist, und heute noch kann ich mich an nichts so Aufregendes erinnern; dazu die Gewißheit einer absoluten Unverwundbarkeit – nichts, aber auch gar nichts konnte an das, was ich bin, auch nur im geringsten rühren. Diese Gegenwart war, obgleich ohne Form, *nicht* unpersönlich: man ist eher geneigt, von ER zu sprechen als von ES. Durch diese *Gegenwart,* die mich mit solcher Liebe und Fürsorge umhüllte, war ich gänzlich erkannt.

Während ich mich in diesem Zustand befand, erlebte ich im Bild meine ganze Kindheit; man stelle sich einen Film von sieben Jahren Dauer vor, der in ‚einem Augenblick' vorüberzieht. Es war jedoch mehr als ein Sehen, denn mir blieb ein ‚Geschmack' zurück, eine Art gewonnener Qualität oder Extrakt dieser Jahre. Das war nur eine Beobachtung – ich erinnere mich nicht irgendeiner Wertung.

Seit dieser Erfahrung habe ich bei einigen Gelegenheiten wieder dieses Gefühl der vollkommenen Unverwundbarkeit erkannt, von der ich schon gesprochen habe, und zwar in Augenblicken tatsächlicher oder möglicher Gefahr."

Der Tod ist ein Geheimnis

Sterben ist ganz anders als das, was man sich gemeinhin darunter vorstellt. Und es ist beglückender.

Walt Whitman

Nach englischem Recht ist ein Mensch tot, wenn zwei Ärzte, die weder ein berufsmäßiges noch sonstiges Interesse an seinem Tod haben, ihn für tot erklären. Das englische Bar Council hat es strikt abgelehnt, den Tod noch genauer zu definieren, und soweit ich weiß, ist noch niemand eine bessere Definition gelungen. (Jüngste Erfahrungen auf Intensivstationen haben z. B. gezeigt, daß ein Elektroenzephalogramm bestenfalls ein Hinweis ist, ohne letzte Gewähr.) Die Tatsache, daß es so schwierig ist, den Tod zu definieren, deutet darauf hin, daß es sich um etwas Geheimnisvolles handelt. Der moderne Intellekt hat eine Abneigung gegenüber Geheimnissen. Sogar unsere Architektur vermeidet dunkle Ecken. Alles muß eben und offen sein. Aber der Tod *ist* ein Geheimnis.

Bei einer der wenigen Gelegenheiten, als ich einen Patienten fragen hörte: „Werde ich sterben?", antwortete der Arzt: „Nein. Aber Ihr Körper wird bald sterben." In dieser Form war die Botschaft annehmbar und rief keine Verzweiflung oder Angst hervor. Nur wenn wir etwas „ich" nennen, was nicht „ich" ist, kann der Tod schrecklich sein. Im „Book of Live – Marshall Cavendish Encyclopaedia" finde ich im Kapitel „Mit dem Tod leben" diesen Text:

Bei der Geburt wird das Baby aus der schützenden Abgeschlossenheit des Mutterschoßes hinaus in die Menschenfamilie getrieben. Der Tod zwingt das gleiche Individuum heraus aus der nun vertraut gewordenen Gesellschaft in das Unbekannte und läßt einen physischen Körper zurück, der sich im Grab auflösen wird, und eine Art Lücke in dieser Gesellschaft, die wiederum von anderen ausgefüllt werden wird ... Es ist völlig natürlich und verständlich, daß wir uns vor dem Tod fürchten, denn er verstümmelt Körper und Geist, und damit das Bild, das wir uns von „uns" machen. Er zwingt uns, diejenigen zu verlassen, die uns nahestehen und die wir lieben, und uns von unserer vertrauten Welt sowie von unserem Festhalten am Leben, wie wir es kennen, zu lösen.

Jeder Strudel in einem reißenden Fluß hat sein eigenes Geräusch und seine besondere Form und seine eigene Beziehung zu anderen Strudeln, bis er sich wieder mit dem großen Strom verbindet. Vielleicht bedauert er es? Die herkömmliche Antwort auf solche Geheimnisse, daß man, wenn man stirbt, in den Himmel komme, dort als John Smith und doch von ihm verschieden, möglicherweise mit einer Wartepause im Fegefeuer – das sagt heutzutage vielen Menschen nichts mehr. Wo ein solch einfacher Glaube überlebt, ist er schön, angemessen und tief zu respektieren, aber für die meisten Menschen drückt dieser Gedanke keine Wahrheit mehr aus.

Das ist kein Grund zur Traurigkeit, ist diese Vorstellung doch bestenfalls ein Versuch, das Unsagbare auszudrücken. Sie konnte nie mehr als eine Allegorie sein. Wir sollten daher prüfen, welche Wahrheit ausgedrückt werden sollte und wie diese für Menschen von heute wieder neu interpretiert werden kann.

Also, was ist der Tod?

„Wenn der Humanismus recht hätte, daß der Mensch geboren wird, um glücklich zu sein, wäre er nicht geboren, um zu sterben. Da sein Körper zum Tode verurteilt ist, muß seine Aufgabe auf Erden offensichtlich eher von spiritueller Art sein. Sie kann nicht darin bestehen, das Leben ungehemmt zu genießen. Es kann auch nicht um die Suche nach den besten Wegen gehen, materielle Güter zu erwerben, aus denen man dann fröhlich das Beste macht. Es muß um die Erfüllung einer beständigen, ernsthaften Pflicht gehen, so daß die eigene Lebensreise zu einer Erfahrung moralischen Wachstums wird, so daß man das Leben als besserer Mensch verlassen kann, als der man es begonnen hat" (Alexander Solschenizyn).

Sterbenden zur Seite zu stehen ist eine sehr menschliche Tätigkeit, die Gelegenheit für reines Geben bietet, denn ein Sterbender kann nie zurückzahlen, was er erhält.

In der Stunde unseres Todes gibt es ein großes Verlangen nach Stille, und die ist im Überfluß vorhanden.

„Frieden hinterlasse ich euch, meinen Frieden gebe ich euch; nicht einen Frieden, wie die Welt ihn gibt, gebe ich euch. Euer Herz beunruhige sich nicht und verzage nicht" (Joh 14,27).

Im Augenblick des Todes geht etwas fort, und läßt den Körper hinter sich. Es ist der Augenblick, wenn ein Mensch seinen Körper verläßt. Der Tod ist daher eine Veränderung der Form. Der Glaube ist weit verbreitet, daß eine Seele weiterlebt in irgendeiner anderen Form. Im Osten ist immer geglaubt worden, daß die Seele wiederkehrt, um sich in einem neuen Körper zu zeigen.

Auch Plato vertrat diese Ansicht, wenn er im zehnten Buch seines „Staats" die Tochter der Notwendigkeit zu den Toten sprechen läßt:

„Eintägige Seelen! Es beginnt mit euch eine andere Periode eines sterblichen und todbringenden Geschlechts. Nicht euch erlost das Lebensverhängnis, sondern ihr wählt euch das Geschick. Sobald einer gelost hat, so wähle er sich eine Lebensbahn, womit er nach dem Gesetz der Notwendigkeit vermählt bleiben wird. Die Tugend ist aber unabhängig von jedem Herrn; von ihr erhält ein jeder mehr oder weniger, je nachdem er sie in Ehren hält oder vernachlässigt. Die Schuld liegt an dem, der gewählt hat. Gott ist daran schuldlos ... Dieses Schauspiel nämlich ... sei sehenswert gewesen, wie jede Seele sich ihre Lebensweise gewählt habe; denn der Anblick habe Mitleid, Lachen und Bewunderung erregt. Meist hätten sie nach der Gewohnheit ihres früheren Lebens ihre Wahl getroffen" (Platon, Der Staat, X. Kapitel).

Platons Idee ist sicher reizvoll, da ihr absolute Gerechtigkeit eigen ist und sie dennoch ungehinderte Vervollkommnung erlaubt, indem sie jenseits der Zeit nach einer weiteren Dimension verlangt.

Was immer jemand glaubt, alle großen Menschheitslehrer haben gelten lassen, daß der sterbende Mensch sich für eine andere Welt bereiten muß. In diese Vorbereitung sollte man nie eingreifen. Sie wird unterstützt durch so einfache Dinge wie Güte und Schönheit, mit denen wir den Sterbenden umgeben sollten. Die herkömmlichen Symbole und Feiern unserer Religionen tragen diesem Bedürfnis Sorge. Beim Sterben fallen die geistigen Blockaden eines Menschen, so daß wir ihm im Augenblick des Todes nur die Wahrheit entgegenbringen sollten, und nicht das, wovon wir meinen, daß es ihm gefallen könnte – denn es ist nichts mehr da, dem man gefallen oder mißfallen kann. Und ich wiederhole, er braucht, daß wir still werden.

Also: Was ist der Tod?

Literatur

Die englischsprachigen Literaturverweise der Originalausgabe wurden für die deutsche Übersetzung auf die für den Autor im Zusammenhang der Sorge um den Sterbenden und den Trauernden zentralen Werke konzentriert und um wichtige deutsche Titel ergänzt. Hilfreich für viele angesprochene Aspekte im Spannungsfeld Ethik und Medizin ist auch das von A. Eser, M. v. Lutterotti, P. Sporken unter Mitwirkung von H. G. Koch und F. J. Illhardt herausgegebene „Lexikon Medizin – Ethik – Recht" (Freiburg 1989). Vgl. hier insbesondere folgende Artikel: Begleitung; Behandlungsabbruch/Behandlungsverzicht; Euthanasiegesellschaften; Hospiz/Hospizbewegung; Patient; Patiententestament; Pflegeberuf; Pflegeethik; Schmerz; Sterbebeistand/Sterbebegleitung; Sterbehilfe; Thanatologie; Tod; Wahrheit am Krankenbett.

Wer sich über spezielle medizinische Probleme der Schmerzbekämpfung informieren will, sei auf folgende Publikationen hingewiesen:
I.-Ch. Student, Schmerz-Therapie bei sterbenden Menschen. Die orale Morphintherapie in der Hand des Hausarztes. Erhältlich über Mundipharma, Mundipharmastr. 2, 6250 Limburg/Lahn.
Konzepte zur Schmerzbehandlung. Eine Information für den behandelnden Arzt, hg. vom Christophorus-Hospiz-Verein, Hirtenstr. 2, 8000 München 2.

C. K. Aldrich, The Dying Patient's Grief, in: Journal of the American Medical Association 184, 1963.
M. Arndt, Der Pflegeprozeß (Freiburg i. Br. 1988).
A. Auer / H. Menzel / A. Eser, Zwischen Heilauftrag und Sterbehilfe (Köln 1977).
H. Beutel / D. Tausch (Hg.), Sterben – eine Zeit des Lebens (Stuttgart 1989).
D. Black, Working with Widowed Mothers, in: Social Work Today 6, 1976.
H. Blaha (Hg.), Schutz des Lebens – Recht auf Tod (München/Wien 1978).
J. Bowlby, Processes of Mourning, in: International Journal of Psychoanalysis 42, 1961.
J. Cameron / C. M. Parkes, Terminal Care. Evaluation of Effects on Surviving Family of Care Before and After Bereavement, in: Postgrad. Med. Journal 59, 1983.
H. Deutsch, Absence of Grief, in: Psychoanalysis Quarterly 6, 1937.
Drinkwater / Roberts, Cure or Care in Everyday Practice, in: Journal of Medical Ethics 4, 1978.
J. E. Dunphy, On Caring For the Patient with Cancer, in: New England Journal of Medicine 295, 1976.
U. Eibach, Sterbehilfe – Tötung auf Verlangen? (Wuppertal 1988).
V. Eid (Hg.), Euthanasie oder Soll man auf Verlangen töten? (Mainz 1975).
– / R. Frey (Hg.), Sterbehilfe oder Wie weit reicht die ärztliche Behandlungspflicht? (Mainz 1978).
A. Eser (Hg.), Suizid und Euthanasie als human- und sozialwissenschaftliches Problem (Stuttgart 1976).
A. N. Exton-Smith, Terminal Illness in the Aged, in: Lancet 2, 1961.
A. Fried, Wo man in Frieden sterben kann. Die Hospizbewegung (Wuppertal/Zürich 1988).
P. Fritsche, Grenzbereich zwischen Leben und Tod (Stuttgart 1973).
R. Gillon, Voluntary Euthanasia, Oxford Medical School Gazette 16 (1964).

U. Goldmann-Posch, Wenn Mütter trauern. Mit einem Vorwort von M. Mitscherlich (München 1988).
R. W. Habenstein / W. M. Lamers, Funeral Customs the World Over (Milwaukee 1963).
D. Hastings, Praktisches Handbuch der Hauskrankenpflege (Freiburg 1989).
H. D. Hiersche / G. Hirsch / T. Graf-Baumann (Hg.), Grenzen ärztlicher Behandlungspflicht bei schwerstgeschädigten Neugeborenen („Einbecker Empfehlung") (Heidelberg 1987).
J. M. Hinton, The Physical and Mental Distress of the Dying, in: Quarterly Journal of Medicine 1963.
–, Facing Death, in: Journal of Psychosomatic Research 10, 1966.
–, Talking with People About to Die, in: British Medical Journal 3, 1974.
C. Holden, Hospices for the Dying. Relief From Pain and Fear, in: Science (30. Juli 1976) 389–391.
E. E. Hume, Medical Work of the Knights Hospitallers of St. John of Jerusalem (Baltimore 1940).
J. M. Hunt u. a., Patients with Protracted Pain. A Survey Conducted at the London Hospital, in: Journal of Medical Ethics, 3, 1977.
L. Juchli, Krankenpflege (Stuttgart [4]1983).
– */ M. v. Lutterotti* (Hg.), Was kranke Menschen brauchen (Freiburg i. Br. 1987).
M. Keyser, At Home With Death. A Natural Child-Death, in: Journal of Pediatrics 90, 1977.
G. P. Koocher, Talking With Children About Death, in: American Journal of Orthopsychiatry 44, 1974.
T. Kruse / W. Wagner (Hg.), Sterbende brauchen Solidarität (München 1986).
E. Kübler-Ross, Interviews mit Sterbenden (Gütersloh [13]1986).
– Verstehen, was Sterbende sagen wollen (Stuttgart 1983).
–, Was können wir noch tun? (Gütersloh [4]1984).
H. Kuhse / P. Singer, Should the Baby live (Oxford 1975).
R. Lamerton, Euthanasia (Reprint), in: Nursing Times (21. Februar 1974).
–, The Need For Hospices, in: Nursing Times (23. Januar 1975).
–, Vegetables? (Reprint), in: Nursing Times (1. August 1974).
–, What Does Euthanasia Mean? (London 1973).
– */ S. Lack* (Hg.), The Hour of Our Death (London 1974).
W. Lauer (Hg.), Das therapeutische Team (Freiburg i. Br. 1983).
L. L. Lesshan, The World of the Patient in Severe Pain of Long Duration, in: Journal of Chronic Diseases 17, 1964.
E. Lindemann, Symptomatology and Management of Acute Grief, in: American Journal of Psychiatry 101, 1944.
A. G. Lipman, Drug Therapy in Terminally-Ill Patients, in: American Journal of Hospital Pharmacy 32, 1975.
G. C. Lloyd-Roberts, Developments in Orthopaedic Surgery in Childhood, in: Nursing Mirror 1972 (8. August).
M. v. Lutterotti, Menschenwürdiges Sterben. Kann sich die Gesellschaft auf das Gewissen des Arztes verlassen?(Freiburg i. Br. [2]1987).
S. MacMillan, Margaret. A Study in Perception, in: Nursing Times 1972 (28. Dezember).
B. J. McNulty, Domiciliary Care of the Dying. Some Problems Encountered, in: Nursing Mirror 1973 (18. Mai).
–, The Problem of Pain in the Dying Patient, in: Queen's Nursing Journal 16, 1973.
–, The Nurse's Contribution in Terminal Care, in: Nursing Mirror 1974 (10. Oktober).

R. Melzack u. a., The Brompton Mixture. Effects on Pain in Cancer Patients, in: Canadian Medical Association Journal 115, 1976.
J. Mayer-Scheu, Krankenhaussellsorge im Wandel (Kevelaer 1986).
M. B. Miller, Decision-Making in the Death Process of the Ill Aged, in: Geriatrics 1971 (Mai).
V. Moreton, At St. Christopher's Hospice, in: Physiotherapy 1969 (June).
B. M. Mount, The Problem of Caring for the Dying in a General Hospital: the Palliative Care Unit as a Possible Solution, in: Canadian Medical Association Journal 115, 1976.
M. Nagy, The Child's Theories Concerning Death, in: Journal of Genetic Psychology 73, 1948.
C. M. Parkes, Bereavement and Mental Illness, in: British Journal of Medical Psychology 38, 1965.
–, Broken Heart, in: British Medical Journal 1, 1969.
–, The First Year of Bereavement, in: Psychiatry 33, 1970.
–, Psychosocial Transitions, in: Social Science and Medicine 5, 1971.
–, Determinants of Outcome Following Bereavement, in: Omega 1975.
–, Home or Hospital? Terminal Care as Seen by Surviving Spouses, in: Journal of the (Royal) College of General Practitioners 28, 1978.
A. Player, Casework in Terminal Illness, in: Almoner 6, 1954.
C. M. Saunders, The Management of Fatal Illness in Childhood, in: Proceedings of the Royal Society of Medicine 62, 1969.
–, The Need for In-Patient Care for the Patient with Terminal Cancer, in: Middlesex Hospital Journal (London) 1973 (Februar).
–, Care for the Dying, in: Patient Care (Brüssel) 1976 [2], Nr. 6.
–, This House Believes Some Form of Voluntary Euthanasia Should Be Legalized, in: World Medicin 1978 (20. September).
–, Treatment of Intractable Pain in Terminal Cancer, in: Proceedings of the Royal Society of Medicine 56, 1963.
–, Telling Patients, in: District Nursing 8, 1965.
–, Watch With Me, in: Nursing Times 1965 (26. November).
–, Death and Responsibility. A Medical Director's View, in: Psychiatric Opinion 3, 1966.
R. Sauer, Kinder fragen nach dem Leid (Freiburg i. B. 1986).
P. Sporken, Darf die Medizin, was sie kann? (Düsseldorf 1971).
–, Die Sorge um den kranken Menschen (Düsseldorf [4]1986).
– (Hg.), Was Sterbende brauchen (Freiburg i. Br. [5]1990).
S. Stoddard, Die Hospizbewegung (Freiburg i. Br. [2]1988).
J.-Chr. Student, Das Hospizbuch (Freiburg i. Br. 1989).
R. G. Twycross, Assessment of Pain in Advanced Cancer, in: Journal of Medical Ethics 4, 1978.
–, Choice of Strong Analgetic in Terminal Cancer. Diamorphine or Morphine?, in: Pain (Journal of the International Association for the Study of Pain) 3:2 (April 1977).
–, Clinical Experience With Diamorphine in Advanced Malignant Disease (Reprint), in: International Journal of Clinical Pharmacology 9.
–, The Use of Narcotic Analgetics in Terminal Illness, in: Journal of Medical Ethics 1, 1975.
–, A Plea for Eu Thanatos, in: The Month 1975 (Februar).
S. Yudkin, Children and Death, in: Lancet 1, 1967.

Kontaktadressen der Hospizbewegung

Inzwischen gibt es mehr als eintausend Hospizinitiativen im deutschsprachigen Raum. Adressen können bei den örtlichen Sozialstationen (Caritas, Diakonie) sowie bei den im folgenden angegebenen überregionalen Organisationen erfragt werden.

Überregionale Organisationen:

Deutsche Hospizhilfe e. V.
Reit 25
2110 Buchholz
Tel. 04181/38855

OMEGA – Mit dem Sterben leben e. V.
Kasseler Schlagd 19
3510 Hann. Münden 1
Tel. 05541/71130 und 5356

Internationale Gesellschaft für Sterbebegleitung und Lebensbeistand e. V.
Im Rheinblick 16
6530 Bingen 1
Tel. 06721/10328
Österreich:
Neuklostergasse 1
A-2700 Wiener Neustadt
(Gründung für die Schweiz in Vorbereitung)

Arbeitsgemeinschaft Hospiz – Begleitung Sterbender und ihrer Angehörigen
Büchsenstraße 34/36
7000 Stuttgart 1
Tel. 0711/2054371

Christophorus Hospiz Verein e. V.
Hirtenstraße 2
8000 München 2
Tel. 089/595588

Zentrum für Hospizforschung und -Ausbildung. Arbeitsgruppe „Zu Hause sterben" an der Evangelischen Fachhochschule Hannover
Blumhardtstraße 2
3000 Hannover 2

Hospize in Deutschland

Station für palliative Therapie
Chirurgische Universitätsklinik
Joseph-Stelzmann-Straße 20
5000 Köln 41

Hospiz-Haus-Betreuungs-Team
am St. Elisabeth-Krankenhaus
Mauerstr. 6–10
O-4020 Halle

Hospiz „Haus Hörn"
Johann-von-den-Drisch-Weg 4
5100 Aachen

Hospiz zum hl. Franziskus
Röntgenstraße 39
4350 Recklinghausen

Christopherus-Haus
Krankenhaus GmbH
Roßmarkt 23
6000 Frankfurt/M. 1

Station für palliative Therapie
Robert-Janker-Klinik
Baumschulallee
5300 Bonn 1

Station für palliative Therapie
Malteser Krankenhaus
von-Hompesch-Str. 1
5300 Bonn 1

Elisabeth-Hospiz
Ühmichbach 7
5204 Lohmar-Deesem

AG Ambulante Hospizgruppe
c/o Caritasverband Freiburg Stadt
Herrenstraße 6
7800 Freiburg i. Br.

Österreich:
Hospiz-Team Wien
Pramergasse 14
A-1090 Wien

Schweiz:
„Fondation Rive Neuve"
20, Clos-du-moulins
CH-1884 Villeneuve